恨、空虚与希望

人格障碍的移情焦点治疗

［美］奥托·肯伯格（Otto F. Kernberg）　著

罗萱 段锦矿　译

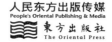

人民东方出版传媒
People's Oriental Publishing & Media

东方出版社
The Oriental Press

图字：01-2023-5040

First Published in the United States by American Psychiatric Association Publishing, Washington, DC. Copyright © 2023 American Psychiatric Association. All rights reserved.

First Published in the the People`s Republic of China by Beijing Senmiao Culture Media Co. Beijing Senmiao Culture Media Co.is the exclusive publisher of Hatred, Emptiness, and Hope, first edition, © 2023 authored by Otto F. Kernberg, MD in Simplified character Chinese for distribution Worldwide.

Permission requests for use of any material in the translated work must be made to the American Psychiatric Association.

图书在版编目（CIP）数据

恨、空虚与希望：人格障碍的移情焦点治疗 / (美) 奥托·肯伯格 (Otto F. Kernberg) 著；罗萱，段锦矿 译 . -- 北京：东方出版社，2025. 3. -- ISBN 978-7-5207-4156-9

Ⅰ . R749.910.5

中国国家版本馆 CIP数据核字第 2024G4L418号

恨、空虚与希望：人格障碍的移情焦点治疗

HEN KONGXU YU XIWANG：RENGE ZHANG'AI DE YIQING JIAODIAN ZHILIAO

作　　者：[美] 奥托·肯伯格
译　　者：罗萱　段锦矿
策划编辑：鲁艳芳
责任编辑：黄彩霞　黎民子
出　　版：东方出版社
发　　行：人民东方出版传媒有限公司
地　　址：北京市东城区朝阳门内大街 166 号
邮政编码：100010
印　　刷：北京兰星球彩色印刷有限公司
版　　次：2025 年 3 月第 1 版
印　　次：2025 年 3 月北京第 1 次印刷
开　　本：700 毫米 ×1000 毫米　1/16
印　　张：18.25
字　　数：278 千字
书　　号：ISBN 978-7-5207-4156-9
定　　价：79.80元
发行电话：（010）85924663　85924644　85924641

出版声明

　　本出版物从英文到简体中文的翻译由北京森喵文化传媒有限公司承担并全权负责。APA（美国精神病学协会）没有参与本出版物从英文到简体中文的翻译，也不对本出版物翻译中的任何错误、遗漏或其他可能的缺陷负责。从业者和研究人员在评估和使用本出版物的内容时，必须始终依靠自己的经验和知识。由于医学科学的不断进步，应该对诊断和治疗进行独立的验证。在法律允许的最大范围内，APA或其任何作者、编辑或投稿人不承担与本出版物翻译相关的责任，也不承担因使用本出版物而造成的任何伤害。

　　作者已尽力确保，本书在出版时所载信息是准确无误的，符合一般的精神病学及医疗标准，且有关用药剂量、疗程及给药途径等资料均准确无误，符合美国食品和药品管理局及医学界设定的标准。然而，随着医学研究与实践的不断进步，治疗标准也可能会发生变化。此外，一些特殊的病例可能需要一些特定的治疗方法，这些都不在本书中。考虑到这些因素，以及可能产生的人为误差和机械误差（mechanical errors），我们建议读者遵循那些直接负责他们或其家人治疗的医生的建议。

　　本书由美国精神病学协会出版社出版，仅为呈现作者个人的研究成果、结论和观点，不代表美国精神病学协会出版社或APA的政策及观点。

目　录

推 荐 序

六人俱行，各遗其囊。鸿鹄失珠，无以为明。

——《焦氏易林·临之师》

引言

写作此文之时，我本准备向国内同行全面系统地介绍一下肯伯格的生平和各种著作，因为中文的资料中，只有一本多年前的书专门介绍了他（林万贵，2008）。

然后，我找到他的最新简历，发现居然有 52 页之多。其中包括 30 本 278 篇自己完成的论文，74 篇与他人合作的论文，137 篇短评、书评与推荐序。而这一切都只是到 2020 年 1 月的成就，在此后的四年之间，这位 1928 年出生的老人仍然充满生机与活力，又出版了几本书，发表了不少论文。这本《恨、空虚与希望》就是他 2023 年的新作。拿到这本书的推荐序邀请时我又惊又喜，惊的是我当时正在为精神分析的另外一位大师奥格登（Ogden）的书写作推荐序，说巧不巧，和奥格登相辅相成的肯伯格的书，居然也来找我写推荐序了；喜的是，我本以为肯伯格的书，因为过于精深，是不会受欢迎的；没有想到的是，居然有人翻译了；更没有想到的是，还有人出版了。感谢翻译者罗萱、段锦矿和出版者郭光森，他们三位亏本出书，而且还不见得能够赚吆喝。正因为一些"亏本型人格障碍"患者存在，人类文明才得以不断进步。

人格障碍的心理治疗，有"四大天王"，分别是 MBT（心智化基础疗法）、TFP

（移情焦点治疗）、DBT（辩证行为治疗）和 ST（图式疗法）。

四大天王中历史最悠久的，应该就是 TFP 了，用 20 世纪 90 年代香港歌坛的四大天王来打比方，TFP 就相当于张学友，出道时间最久，有深入广泛的群众基础。

正如一场演唱会不可能把张学友的所有名曲听遍，此文也不可能完整地介绍肯伯格的所有著作。

而且，我转念一想，好像也没有必要：一个人居然胆敢翻开肯伯格的书，如果不是一时冲动买错了，如果不是迫于伙伴压力买一本放在书架上充面子，这个人显然应该是一位资深的心理咨询师，大概是具有了自学成才的能力，可以自觉自发地阅读完肯伯格的其他著作。

肯伯格的著作其实并不难，我认识的不少精深咨询师，看了肯伯格的书之后，都产生了被看到、被理解、被指导的感觉，也就是阅读肯伯格的书，产生了科胡特的疗愈感。这是因为，肯伯格的书没有废话，没有诗意，都是硬扎猛打，直接告诉你在治疗过程中会遇到什么，应该怎么治疗，于是，咨询师们躁动的心立即平静了下来。

那么，为什么很多人会觉得很难和看不懂呢？问题就在于"精深"两字。就像是《易经》，它是写给皇族长老、王公大臣们看的，是写给贾宝玉他爸爸及其家族高层管理者看的，宝玉、黛玉这样的家族第三代接班人，在青春期把它当作星座和 MBTI（迈尔斯 - 布里格斯人格类型测试）玩一玩当然也无伤大雅，但是想要理解和应用，那还隔着一串串岁月的伤痕、中年的危机以及天命的沧桑。

故而，此文会根据"精深"这一原则，来评点这本书的十二章内容，不再复述这些章节的内容，而是着重于扩展阅读、研究和评价。

本书论文评述

本书第一章"客体关系理论和移情分析"貌似简短，参考文献也只有9篇，好像是给精深咨询师做的普及讲座。但是，精深咨询师当然要看参考文献，这时就不难发现这9篇中就有4本书：TFP的3本手册和肯伯格2018年出版的书《治疗重性人格障碍：解决攻击和修复情欲》（*Treatment of Severe Personality Disorders : Resolution of Aggression And Recovery of Erotism*）。

一旦开始阅读肯伯格，就是一入书海泛舟古今了。而且，这已经是肯伯格近年来比较收敛的文风。在他以前的文章中，更是动不动就配上几页参考文献。要读懂他这篇短文，最好把TFP从早至今的操作手册都读一篇。本人曾经为这些手册中的一本写过推荐序（李孟潮，2022），其中评价了各本手册的优劣，有心者可以参考。

这篇文章的第一个部分，试图纳入神经认知心理学分支——情绪理论——来整合精神分析的两个传统理论：一个是精神分析的本能论，一个是发展心理学。

精神分析的本能论，也就是"爱本能 + 死本能"这两大本能，现在对接上了情绪心理学中的正性情绪系统和负性情绪系统。

精神分析发展心理学，简单地说，就是一个人在两大本能的推动下，如何首先发展出自体和客体，然后再逐渐地通过自体–客体的排列组合、辩证互动，形成超我–自我–本我这样的结构。超我–自我–本我相当于一栋大楼，自体和客体相当于组成这栋大楼的砖瓦，而把自体和客体粘连在一起的水泥，就是情绪。

在这篇文章中，肯伯格从"自体–情绪–客体"出发，简要重述了精神分析的发展心理学理论，整合了自我心理学、广义客体关系中的克莱因学派和经典精神分析的发展心理学理论。与此同时，他也论述了精神分析的心理病理学，因为精神分析从古到今的假设，就是万病源于发展路线走错了。在本书的第十一章，我们看到这个假设出问题了，这是后话。

这篇文章充分体现了肯伯格作为"精神分析整合之王"的文风。当然，成也萧何败也萧何，它的缺点也在于整合不足：第一，没有整合精神分析发展心理学的全部内容，尤其是埃里克森等人的毕生发展心理学的内容，而只是论述了婴幼儿期的心理发展，容易让人产生万病源于五岁前的错觉；第二，没有横向整合竞争友商的理论，比如 MBT 和 DBT，这就像张学友开演唱会，你不请其他天王助场害怕被抢风头情有可原，但是居然不翻唱一二首其他歌手的歌曲，就显得小气了。

这篇文章的第二部分，阐述了 TFP 的拿手菜移情分析。这一部分基本上是 TFP 手册技术的简要总结，而且很多关键技术的位置没有突出，尤其是以前手册中的自体－客体关系配对图和配对关系逆转图。但是，这一部分有一个亮点，就是指出了自恋人格障碍者具有的一种特殊移情——"不移情"的移情。这对于治疗师及早分析这种移情是很有帮助的。

在本书的第二章"神经生物学的新发展对精神分析客体关系理论的启发"，他继续进行第一篇文章前半部分的工作，也就是把精神分析的理论基础建立在神经科学上，这在现在已经形成了一个小学科，叫作"神经精神分析"。文中我们看到，肯伯格甚至试图寻找自体－客体关系的大脑定位，相比于第一篇，此文参考文献丰富了很多，还引用了中国精深咨询师们比较熟悉的吉奥格·诺瑟夫（Georg Northoff）的文章。在动力性无意识这一部分，引用了很多认知心理学的概念和文献，可以说，这个概念基本上已经认知科学化了。

但在论述死亡驱力时，我们看到，参考文献仍然只有肯伯格本人和法国分析师安德烈·格林（André Green）的文章。这也是精神分析的困境：一方面，死亡驱力是弗洛伊德和克莱因的独门秘籍、成名金曲，当然不可能放弃它；另外一方面，它本身已经超出了科学研究的范围，到达了哲学和宗教的领域，认知科学家们连人工智能都没有搞清楚，怎么可能往国家自然科学基金的标书上随便填词，把"死本能"这样的词往上面填。

在临床运用部分，这篇文章有两个值得注意的特点。其一，把婴幼儿期创伤体验重新纳入，作为心理病理、人格病变的基础，这和目前把"复杂性创伤"当作人格病变的趋势大体一致。

其二，我们惊奇地看到，他居然引用了克里斯托弗·博拉斯（Christopher Bollas）和奥格登这两位非常文艺的精神分析大师的文献，这就好像张学友在演唱会上，不单复刻了刘德华的名曲，自己居然还在《饿狼传说》一曲中配上了郭富城的舞蹈，中途的特邀嘉宾则是吹着笛子上台的窦唯。

本书的第一部分就此结束。如果要看懂这一部分，显然要回到精神分析基础理论，从弗洛伊德的《精神分析引论》开始，把基础理论过一遍。

这一部分要扩充阅读的话，可以参考肯伯格本人的如下著作：

1992 年出版的《人格障碍与性倒错中的攻击性》（*Aggression in Personality Disorder and Perversions*）的第一部分（第一章和第二章）。

2012 年出版的《爱和攻击性之不可分割本性：临床及理论视角》（*The Inseperable Nature of Love and Aggression：Clinical and theoretical perspectives*）的第八章和第九章。

2018 年出版的《治疗重性人格障碍：解决攻击和修复情欲》的第一部分（第一章和第三章）。尤其是在此书第一章，他对于"什么是人格"这个概念做了研究，提出了自己的看法。

1976 年出版的《客体关系理论和临床精神分析》（*Object-relations Theory and Clinical Psychoanalysis*）的第一部分。看了这本书，才可能理解他后面的著作，乃至 TFP 的各本手册。

1980 年出版的《内心世界与外在现实：客体关系理论的运用》（*Internal World and External Reality：Object Relations Theory Applied*）的第一部分，对于客体关系理论进行了系统评述。

看完上面列举的最后两本书，大家可能会理解，为何肯伯格的所有文章几乎只针对精神分析界说话，而没有针对心理治疗的其他流派同行喊话。这大体上就是路径依赖、习惯成自然的结果，因为肯伯格在 1970 年代出道之时，精神分析一家独大，能够和他对话的人也只有精神分析师们。这就像迈克尔·杰克逊在世的时候，美国流行音乐一家独大，所以即便他来中国开演唱会，也没有翻唱高胜美的"大哥哥好不好，咱们去捉泥鳅"。而同时期的港台歌手则需要入乡随俗，比如山东女孩、亚洲巨星邓丽君，既翻唱了迈克尔·杰克逊的 *Beat It*，又翻唱了中岛美雪的众多歌曲，变成了自己的名曲，而到了香港，她也是又唱粤语歌，又参加谭咏麟的电视节目。

本书第三章"精神分析技术的拓展：标准精神分析和移情焦点疗法的相互影响"，主要的写作对象其实是国际精神分析协会会员（IPA），尤其是认证的各个培训中心的负责人。这一章的主旨是，认为 TFP 保留了标准精神分析的五大核心元素（自由联想、诠释、移情分析、技术性中立和反移情应用），只是浓度有所稀释，所以 TFP 可以被各个研究培训中心无缝引进和衔接，况且 TFP 的适应证比标准精神分析广泛很多。要了解这篇文章的背景，需要了解精神分析界，尤其是 IPA 内部的文化背景和组织内斗。这方面可以参考肯伯格有关精神分析教育的另外一本书，即 2016 年出版的《十字路口的精神分析教育》（*Psychoanalytic Education at the Crossroads：Reformation, change and the future of psychoanalytic training*）。当然，关于精神分析教育的批评和反思，他还写了其他一些文章，但是一般来说，如果不是做精神分析机构历史研究，读这本就足够了。

在 2018 年出版的《治疗重性人格障碍：解决攻击和修复情欲》的第四章、第六章和第八章，肯伯格对精神分析治疗和精神分析也做了进一步区分。

本书第四章"不同人格病理的移情结构的治疗意义"再一次明确提出，所谓爱本能和死本能，其实就是自体－客体关系配对，如这段话所说："我们所知道的驱力都是一种表征和情感；按照当代客体关系理论，我们可以说，驱力是由自我表征和客体表征之间的二元关系来表达的，这种二元关系负载着带有强烈的力比多或攻击性的'积极'或'消极'情感。"这一章还特地把 TFP 早期手册和课件中的各种图表都集合起来，补充了第一章过度简略的不足。

第五章"主导情感、二元关系与心智化"，强调了使用直觉和情感，来捕捉个案和治疗师在分裂和投射性认同中上演的自体－客体关系配对，这一章的案例片段都特别有意思，尤其是那个讽刺攻击肯伯格被维也纳抛弃和驱逐的个案。

这一章也试图通过比较来整合另外一个精神分析疗法——MBT。它的不足，仍然是局限于精神分析，谈到运用直觉，其实应该使用"易经"、塔罗等灵性心理学的手段；谈到情绪，最应该整合的首先是DBT中的情绪调节模块技术，其次是EFT（情绪聚焦心理治疗），这也是更加复杂的整合（李孟潮，2017，2021）。

第六章"有关督导的思考"，开始时看起来平淡无奇，只是一位老督导师在讨论自己的督导经验，大部分都是督导常识，有一些内容让人啼笑皆非，比如各个流派对于分析风格的"政治内斗"居然影响到督导风格，让人想起当年谭咏麟和张国荣歌迷的内斗。眼看这篇文章要结束了，小标题"督导的局限性"之下的内容却给读者们来了个闭幕雷击。他老人家说：

> 督导工作的最大困难，可能来自那些无法以共情的方式走进病人生活的受督者：他们在智力或人格上存在缺陷，而且无法在督导过程中得到有效的解决。通常来说，职业培训可以筛选出那些对该心理治疗感兴趣，并且具有足够的智力和能力从事这一职业的人。然而，令人遗憾的是，由于某些未被诊断出的智力局限，以及对这一工作的性质的错误理解，有些受训者的能力达不到精神动力性心理治疗的实际要求。……如果受督者存在智力局限或者人格病理，帮助其在其他专业领域与病人工作也许是个不错的选择。

按照中文版读者们不理解就怪翻译的原则，或者不想理解就怪翻译没有翻译好的原则，也就是"无能感"和"坏感觉"必须投射给翻译者的原则，从而保护作者肯伯格是个亲切仁慈的好客体，我首先怀疑翻译错了，但是检查原文后，发现并没有出错——肯伯格的确是在爆料啊，也就是说，他爆出了三条令人尴尬的真相：第一，不少受训分析师要么是智力不够，要么是病入膏肓有自恋人格；第二，这些人本来应该在入学的时候被淘汰被劝退，但是为了名利为了办班，只好把他们招进来；第三，这些人最后可能还是要被劝退。

这篇文章可以和2012年出版的《爱和攻击性之不可分割本性：临床及理论视角》中的第七章联合起来看。这一章特别举例，如何建议一个不胜任的被督导者从事神经心理测查的工作。

第七章"分裂样人格的心理动力学及其治疗"以及第八章"精神病性人格结构"可能是TFP的下一个发展方向。TFP已经攻克了边缘性人格障碍和自恋性人格障碍这两个B族人格障碍（边缘性人格结构）；针对C族人格障碍（神经症性人格结构），也出版了DPHP（高水平人格病理的心理动力学治疗）这样的操作手册；而在A族人格障碍（精神病性人格结构）中，最有可能突破的，大概就是分裂样和分裂型人格障碍这两个病种了，而且，精神分析的不少理论，尤其是克莱因和比昂的理论，就是建立在为这类人群做治疗的基础上。

第九章"爱情关系中的自恋性病理"，我认为是肯伯格最重要、最有意义、最独特的独家秘方，甚至可以说是整个肯伯格–TFP学派最具有竞争力的内容。因为在其他针对人格障碍的治疗方法中，要么是很少谈到爱情和婚姻的内容，要么是谈得非常不深入。在这一章，读者们可以看到个案中令人瞠目结舌的性生活，是如何与其人格障碍发生千丝万缕的互动的。应该说，心理咨询之所以要把"忠诚保密"列为职业道德的第一红线，就是为了让我们的个案能够畅所欲言，尤其是让他们讨论自己性生活的隐私。心理咨询不讨论性爱，就像不让张学友唱中文歌，不让泌尿科教材出现生殖器图谱一样荒唐，但是，这种荒唐的事情却正在发生。

而肯伯格则坚守了这一职业祖训，在其著作中，几乎都会谈到如何帮助个案面对自己的性爱生活。这方面的集大成著作是其1998年出版的《爱情关系：常态与病变》（*Love Relations：Normality and Pathology*），这本书已有中文版。

此书收集了肯伯格有关爱情的不少论文，据说是因为同行批评他只懂恨不懂爱，他一怒之下到浪漫之都巴黎休假，闭关写作而成。但是，千万不要以为肯伯格谈论爱情和婚姻的仅仅是这本书，其实在他的大部分著作中，我们都可以看到有关爱情和婚姻的论述。

精神分析如此重视爱情，乃至把是否能够拥有成熟的爱情当作疗愈的指标。这个根源还是要回溯到弗洛伊德的无神论信仰。对无神论者来说，在人生的价值中，首先排除了神圣之爱，即与上帝的联结。然后，生命的意义，就只剩下了吃喝玩乐。这样的话，那人岂不是一种人形动物？人性何在？所以，我们还需要超越吃喝玩乐的意义，那当然就是爱情、事业和家国了，所谓"生命诚可贵，爱情价更高。若为自由故，两者皆可抛"。

因此，爱情就是生命的三大支柱，有时候甚至是唯一的意义来源，因为劳动可能是被异化的，事业可能是被阶层出身阻碍的，至于国家，有时候轮不到你操心。而且，重视爱情，也让弗洛伊德这些世俗主义者和无神论者，与欧洲社会的基督教的传统价值达成了共识，因为基督教也认为在神配的婚姻中修炼德行是人生的终极意义，是基督徒的修行功夫。

当然，在精神分析爱情心理学这方面，肯伯格的研究也有缺陷。第一，伴侣治疗和婚姻治疗界的主流疗法没有被纳入，比如约翰·戈特曼（John Gottman）和苏珊·约翰逊（Susan Johnson）的相关研究。第二，哪怕是精神分析界内部的爱情心理学也整合不足，比如弗洛姆，如果因为他太过理想主义被排除，萨夫（Scharff）夫妻的研究也没有被重视就让人百思不得其解，因为他们是美国客体关系的代表人物，而且其主要工作方向就是伴侣和家庭治疗。第三，有价值观不中立的嫌疑。在夫妻伴侣治疗的历史中，治疗师们从理论到实践都已经自动站队到了"白中基"（白人、中产、基督教）单偶制的价值观这边，精神分析和肯伯格当然也难免如此。但是，联合国100多个国家中有不少国家，从法律到传统文化，都是不支持白中基的单偶制婚恋观的。这些国家中的不少人都移民到了美国，在上海也有这样的各国移民，他们有着五花八门的婚恋观。面对这些个案，咨询师应该秉承中立的性爱婚姻观，单身主义、同性恋夫妻、无性恋者、"多重关系"夫妻，这些常见的非主流婚恋模式，都不应该被列为人格缺陷的必然结果。况且，针对这些人群的心理治疗，现在也有各种教材和手册了。

第十章"人格障碍病人的精神分析性住院治疗：一个被忽视的维度"特别适合病房管理者，也就是科室主任、医院院长来看。肯伯格这位老主任，也是国际精神分析协会的老主席，在医院管理方面也颇有经验。他这方面的文章也不少。他1976年出版的《客体关系理论和临床精神分析》的最后一章，就是总结其病房管理经验的；他1998年出版的《团体和组织中的意识形态、冲突和领导力》（*Ideology, Conflict, and Leadership in Groups and Organizations*）集中论述了这些问题，考虑到本书的读者们大多数都是小资产阶级，其中第16章说到小资产阶级的小资情调是在防御攻击性，特别值得一读。对中国的精神科医院来说，可以实现文中论述的这种高端配置的医院，可能还是局限于北京、上海这些卫生经费充足的地区。在这里，精神病人们才能享受到舒适细心的服务。

第十一章"恶性自恋和大团体退行"，是这本书第二推荐的重点篇章。这一章的重要性在于，它反映了国际风云的一个趋势，也就是人格障碍的心态已经日渐变成了社会主流心态，尤其是自恋性人格障碍和偏执性人格障碍的心态。对社会文化进行精神病理学诊断，让肯伯格在当代精神分析师中显得别具一格。因为当代的心理咨询师们，大多都对社会文化三缄其口。像弗洛伊德那样把犹太教和基督教圣人摩西诊断为精神病人，显然打破了心理咨询师的价值中立原则。咨询师应该采取的态度是对各种文化采取平等无别、雨露均沾的原则。但是，肯伯格不单提出了正常爱情的诊断标准，文中显然也透露出对文化进行诊断的意图。

当然，从政治经济的角度来说，精神分析是维也纳犹太人中产阶级社区发明的一种大健康服务模式，而从精神分析师诊所里获得的人生领悟，是否可以推广到社会文化乃至国际冲突领域？这是让人担心的。

肯伯格写第十二章"精神分析面临的挑战"，说到底还是因为精神分析已经是一位老人，"万里悲秋常作客，百年多病独登台"，精神分析师们当然都希望"让精神分析再次伟大"，肯伯格也的确相当于精神分析历史上的中兴之主。这也是为什么他是唯一一位活着就被写进精神分析历史书的人。

结语

本文虽然名为推荐序，但是也没有只说好话，而是指出了肯伯格这一流派的很多不足，以及需要整合和更新的地方。

这些不足，已经被美国同行充分认识到，并且开始整合，突出的成果之一，就是众多美国治疗师一起创立的整合模块疗法，有兴趣者可以参考《人格障碍的整合模块疗法》（*Integrated Treatment for Personality Disorder*）。这本书的主编之一，就是 TFP 的干将约翰·克拉金（John Clarkin）。看这本书就像看到了张学友、刘德华、黎明和郭富城举行四合一演唱会，伴唱是窦唯、张楚、罗大佑，而在后台伴奏的是 Beyond 和唐朝乐队。

根据这种打破流派的大整合趋势，精神分析的心性学说，可以整合为附录"表 1：精神分析心性发展表"，其中包括精神分析的各家之言，尤其是把埃里克森的毕生发展心理学的八阶段框架纳入，在超我的道德发展这一块，则跳出了精神分析的圈子，吸收了发展心理学家劳伦斯·科尔伯格（Lawrence Kohlberg）的学说。客体关系的理论主要体现在十六个自体 – 客体关系配对中，这些关系配对，在肯伯格团队的 TFP 手册中有非常详细的论述。

这些发展配对、防御机制和发展过程中的各种记忆形成了八大情结，这里总结了心理治疗界对这些情结的治疗流派，形成了附录"表 2：情结发展疗愈表"供本书的同行们参考。

自古以来，大顺之时伏至险，至静之中藏不测，精神分析的衰败，在于方盛之时未防其满极而图永久，"故狃安富则骄侈生，乐舒肆则纪纲坏，忘祸乱则衅孽萌"。

幸有肯伯格这样的英雄，文思沉郁、音情顿挫、阖辟消长、广纳包容、才谋德业、众所畏服，救精神分析于水火之中。其学说固有优劣之处，但这种专业精神则无论何时何地都值得我们学习。

——李孟潮（心理学博士、精神科医生、个人执业）

表1：精神分析心性发展表

发展分期	本我发展1（生本能关系配对）	本我发展2（死本能关系配对）	自我发展（防御机制）	超我发展（自我理想）	超我发展（道德禁忌）
婴儿期	慈爱母亲－信任婴儿【自恋之爱】	死亡母亲－恐惧婴儿	战－逃－僵－讨自恋性认同、分裂	信任婴儿	利己主义
幼儿期	规训父母－自主幼儿【控制之爱】	操纵父母－害羞幼儿	投射性认同	自主幼儿	逃避惩罚
小儿期	相爱父母－主动小儿【三角之爱】	敌对父母－内疚小儿	压抑部分客体认同	主动小儿	乱伦禁忌（利益权衡）
少年期	民主老师－勤奋少儿【学习之爱】	独裁老师－散漫少儿	转移、象征化超我认同	勤奋少儿	他人中心
青春期	欣赏长辈－浪漫少年【浪漫之爱】	功利长辈－空心少年	理想化、幽默自我身份认同	浪漫少年	遵纪守法
青年期	关爱社会－有爱青年【名利之爱】	冷漠社会－隔绝青年	升华人格面具认同	有爱青年	社会契约
中年期	感恩家国－繁衍中年【家国之爱】	吸血家国－停滞中年	利他家国认同	繁衍中年	普适价值
老年期	抱持宇宙－统整老人【宇宙之爱】	无情宇宙－绝望老人	自性原型认同	统整老人	超越道德

表 2：情结发展疗愈表

情结	情结疗愈整合
自恋情结	安全感圆环、躯体疗法，药物治疗，中医，音乐治疗、绘画治疗，布雷萧内在小孩，静观自我关怀，正念，人本主义（罗杰斯＋动机访谈），辩证行为，图式治疗自恋版整合模块
权威情结	辩证行为，布雷萧内在小孩，移情焦点，图式治疗，静观自我关怀，正念，情绪释放疗法，情绪聚焦（Greenberg 版），意象对话、整合模块
三角情结	精神分析（经典＋自我心理学）
学习情结	艺术治疗，贝克认知行为，积极想象，精神分析性释梦
青春情结	贝克认知行为，亚隆存在－人本治疗，精神分析（经典＋自我心理学）
名利情结	情绪聚焦伴侣治疗版，戈特曼伴侣治疗，存在－人本治疗，精神分析
家国情结	祖先疗愈，积极想象，荣格式梦工作，夫妻－家庭治疗，精神分析（文化无意识分析）
生死情结	正念、积极想象，荣格式梦工作，超个人心理治疗，宇宙无意识分析：易经＋禅修＋清明梦

参考文献

[美]伊芙·卡利格:《人格病理的精神动力性治疗:治疗自体及人际功能》,仇剑崟等译,化学工业出版社 2022 年版。

[美]马修·麦克凯等:《当情绪遇见心智:应对日常情绪伤害的 10 种策略与方法》,萧达译,北京联合出版公司 2017 年版。

陈玉英:《探索情绪痛苦:以 EFT 为基础的整合心理疗法》,人民邮电出版社 2021 年版。

林万贵:《精神分析视野下的边缘性人格障碍:克恩伯格研究》,福建教育出版社 2008 年版。

Kernberg OF: Aggression in personality disorders and perversions, New Haven: Yale University Press.

Kernberg OF: Object relations theory and clinical psychoanalysis, New York: Jason Aronson.

Kernberg OF: Internal World and External Reality: Object Relations Theory Applied, New York: Jason Aronson.

Kernberg OF: Love relations: Normality and pathology, New Haven: Yale University Press.

Kernberg OF: The inseparable nature of love and aggression: Clinical and theoretical perspectives, American Psychiatric Publishing, Inc.

Kernberg OF: Treatment of severe personality disorders: Resolution of aggression and recovery of eroticism, American Psychiatric Publishing, Inc.

Kernberg OF: Ideology, conflict, and leadership in groups and organizations, New Haven: Yale University Press.

Livesley WJ, Dimaggio G, & Clarkin JF (Eds.): Integrated treatment for personality disorder: A modular approach, Guilford Publications.

译者序

作为奥托·肯伯格的受督者，我为能有机会翻译他的新作《恨、空虚与希望：人格障碍的移情焦点治疗》而深感荣幸。我也想向和我共同承担翻译工作的罗萱老师表达感谢，她负责本书第1—6章，我负责第7—12章。我们首先分别翻译，然后又进行了互校，我们之间的合作是愉快的。我也要感谢一起策划引进这本书的开森心理和东方出版社，许多人的共同努力才促成了这本书的出版。

肯伯格出生于1928年，虽已高龄却笔耕不辍。这本书是他的最新著作，汇集了他最近几年对精神分析客体关系理论的理论总结，以及关于移情焦点疗法的技术思考。尤其是他结合神经生物学的新发展，特别是关于情感的神经科学研究，对经典精神分析的动机理论做了修改和新的阐述。他在书中写道：

> 经典精神分析理论认为力比多和攻击性（或死本能）是心理冲突的根源……根据今天的知识和理解，这个基本提法必须加以修改。神经生物学的研究已经证明，原始的、先天的、遗传决定的和与生俱来的情感系统的运作是个体的主要驱动力，它可以归类为积极情感系统和消极情感系统。

在这里，我深切感受到了肯伯格的学术开放性和整合性。一方面，他非常乐于吸收最新的实证科学研究成果，不惧怕对经典的精神分析理论做出修正。

他的团队构成也体现了这一特点。我留意到TFP的研究小组里有人擅长整合神经科学与精神分析，有人专攻心智化和依恋理论的实证研究，甚至有人擅长研究设计和数据分析，这极大地促进了他所倡导的精神分析实证研究和治疗手册化工作。与其他精神分析学院相比，这是 TFP 团队的一个鲜明特征。

另一方面，他显然对精神分析抱有最深切的情怀和信任。他在书中写道：

> 在精神分析领域有一个普遍共识，那就是，精神分析正处在一个非常困难的时期，许多人认为这是一场真正的危机。

为了解决这一危机，近年来他努力推动精神分析与时俱进。比如，他试着对精神分析技术进行清晰的概念化，定义了精神分析的基本元素：诠释、移情分析、技术性中立和反移情应用。

他还试着区分精神分析、精神分析性心理治疗以及基于精神分析理论的支持性治疗，它们以不同的"浓度"和方式使用精神分析元素，但又有不同的适用指征和禁忌。这样的区分和相应的澄清，有利于将精神分析更有效地运用于不同病理程度和人格组织水平的来访者身上。

在接受肯伯格督导的过程中，我深刻地感受到他的现实主义。针对某些来访者，他会说：

> 这个案例功能严重受损，不适合精神分析和 TFP，你需要使用动力取向的支持性方法，需要运用常识来工作。你仍然可以运用对精神分析的理解来帮助来访者，但使用的方式会不同，我愿意在支持性方法层面给你督导。

他也对伴侣治疗感兴趣，而且在督导伴侣个案的过程中非常重视整合性。在最近的一次课程中，在谈到伴侣治疗的方法时，他说：

在避免伴侣之间的病理性互动方面，认知－行为方法很有用……即使你采用无意识冲突的动力学视角，仍然可以考虑这些实用的原理……但也要保持技术性中立。

有人批评他过分关注恨和攻击性，但其实他对爱一直很感兴趣，并致力于研究人格病理对爱的影响。他很早就出版过《爱情关系：正常与病理》，并在这本书中总结了自恋性病理对爱的影响——"爱情关系中的自恋性病理"。在督导个案时，他经常问"你的来访者爱他的伴侣吗"，这个问题促使我去思考伴侣关系的性质，即一段关系是基于双方的欣赏、信任和互相关心建立的，还是基于某种有害的投射性认同，甚至是剥削和利用建立的？

最后，我想到有人把他称为精神分析中的"鹰"派，有些欧洲的分析师认为他的指导性太强，"等不得花开"。我想这确实是他的鲜明风格。此时浮现在我脑海中的，是他在督导中经常说的一句话："你需要更直接，礼貌但直接、冷静但坚定。"

段锦矿

中文版前言

《恨、空虚与希望：人格障碍的移情焦点治疗》代表了我的临床研究和实践工作的结合，包括治疗人格障碍患者、培训心理健康专业人员，以及尝试推进我们在精神病理学、心理治疗方法等领域积累的知识，并拓展神经生物学、心理结构和个体在社会和文化互动中的更深层次的联系。我所提出的精神分析客体关系理论提供了一个总体理论框架，促进了神经生物学、内部心理和社会适应互动模式的整合，并能预测在这种复杂互动中可能出现的失败。

我的工作面对的是"西方"文化假设和批评，而本书可能会给中国读者留下深刻印象，其中包含来自不同文化和科学环境的冲突和争论。同样，在许多临床和科学领域，中国积累的与美国相似的经验可能会揭示出一些问题的普遍性，以及一些研究结果的特殊性，从而突出差异并激发中国经验做出潜在贡献。我承认，我希望主要心理挑战和精神病理表现出的普遍性能使你们对我的探索工作产生兴趣。

在我看来，有共同理解和潜在差异的具体问题包括以下几点：（1）东西方的神经生物学发现可能既有相似性，也有互补性；（2）作为神经生物学和心理动力学发展之间桥梁的情感理论，也许令人感觉新奇，但很容易被接受；（3）就特定个体的性发展和性抑制而言，爱与性之间的关系可能会凸显出其在社会接受、控制和对立上的差异；（4）精神分析流派及其技术的变化与争议可能会让人感到惊讶，并使客体关系理论的整合更具挑战性；（5）个体心理与群体心理、个人责任与社会责任、依赖与自主之间的关系可能会受到影响个体行为的不同文化倾向的强烈影响。

所有这些，都与试图为情感疾病和精神疾病患者提供帮助的心理健康专业人士息息相关，我希望本书能为大家提供新的理解和新的治疗干预。

导　言

　　这本书是我对严重的人格障碍的精神病理学及治疗所做的进一步研究。本书着重分析了人格病理的具体临床表现，并详细描述了当代精神分析客体关系理论。作为治疗的一般理论框架，它能够使我们更好地理解正常人格与人格障碍的本质。这本书也包含了我对理解神经生物学倾向及其与精神动力学发展的关系的最新贡献，同样，这些发现也分别涉及正常人格和人格病理两个方面。最后，本书还讨论了客体关系理论在团体形成、爱情关系以及治疗师的培训中的应用。

　　这本书的第一部分是对主要理论的论述。第一章"客体关系理论和移情分析"，对当代客体关系理论及其与移情分析的关系做了简要介绍，移情分析是 TFP 的基本治疗方法。本章总结了在治疗严重的人格障碍方面的最新进展。第二章"神经生物学的新发展对精神分析客体关系理论的启发"，总结了神经生物学对人类情感系统的发现，并探讨了情感在内化的自我 – 客体二元关系的构建中的基本动机作用。本章展示了大脑的边缘部分和皮层部分的结构与功能，以及它们在基本的自我概念和重要他人概念的构建中的作用。我在这一章里提出，这种自我 – 客体二元结构的构建是高级心理功能的一项基本任务。

　　第二部分为技术层面，我介绍了威尔康奈尔医学院人格障碍研究所最新的实证研究，该研究扩展了 TFP 的应用范围。我也探讨了 TFP 与标准精神分析技术之间的关系，总结出一套适用于精神分析及其衍生心理疗法的综合技术理论。第三章为"精神分析技术的拓展：标准精神分析和移情焦点疗法的相互影响"，以精神分析技术为对照，我介绍了有关 TFP 的最新观点，以使这两种技术方法被更清楚地区分开来；我还讨论了如何在这两种模式下对治疗师进行有效的培训。在第四章"不同人格病理的移情结构的治疗意义"中，我概述了严重的人格障碍治疗中的各种移情发展，以及对相应的移情分析技术所做的修正。这是对 TFP 实际操作层面的高度专业化描述。第五章"主导情感、二元关系与心智化"，重点介绍了治疗师进入每次治疗的两个基本前提，即对主导情感（affective dominance）的警觉，以及对相应的主导二元客体关系的诊断。我将通过临床案例对该方法进行阐述。在这一章中，我还指出了 TFP 和 MBT（心智化疗法）的异同点，后者是另一种治疗严重的人格障碍的精神动力性方法。第六章"有关督导的思考"主要描述了我的个人经验，以及对精神分析及其衍生治疗的督导的一般争议。同时，我也详细介绍了多年来我们在人格障碍研究所对 TFP 临床治疗师进行培训和督导的集体经验。

第三部分"特定的精神病理类型"涉及严重的人格障碍这一广泛领域中的具体类型。第七章"分裂样人格的心理动力学及其治疗"介绍了我们治疗这些复杂障碍的经验。相对于其他类型的严重的人格障碍（如边缘性人格障碍和自恋性人格障碍等），分裂样人格障碍近年来受到的关注较少。这一章介绍了诊断方面的最新进展，以及 TFP 技术在治疗分裂样人格方面的具体贡献。第八章"精神病性人格结构"探讨了边缘性人格组织与精神病性人格组织的不同。这一章建议将精神病性人格的发展描述为边缘性人格组织病人的一种暂时退行和仅在治疗期间出现的精神病性结构的反映。这一章指出了对于治疗期间出现的暂时性精神病性发展、移情性精神病（true transference psychosis）及严重精神病三者在治疗技术上的相应差异，同时也讨论了在移情分析中病人现实检验能力的性质和转变。第九章"爱情关系中的自恋性病理"探讨了自恋性人格的特殊病理学特征，包括这类病人在建立及维持深入的爱情关系方面存在的巨大困难。此外，本章还探讨了有关性行为和爱情能力的一般性研究，这也是所有严重的人格障碍病人的诊断评估的一个组成部分。同时，本章也讨论了治疗师自身的情感成熟度对治疗师进行爱情方面的评估工作的影响。

第四部分探讨了客体关系理论在住院治疗、集体退行、政治领导以及精神分析培训中的应用。第十章"人格障碍病人的精神分析性住院治疗：一个被忽视的维度"，对人格障碍病人的住院治疗进行了研究，这种治疗在美国一直被忽视。虽然住院治疗最早出现于美国，但是欧洲近年来又有了新的进展，这相对扩大了关于严重的人格障碍病人住院治疗的研究。本章总结了北美和欧洲最近使用这一重要疗法的经验，但主要是由于经济因素，这一疗法在美国还没有得到充分运用。这种疗法提供了治疗某些边缘性病人的重要技术工具，这些病人往往反复接受短期住院治疗，而不是接受精心安排的长期住院治疗。它可能会为将来针对病情处在严重退化阶段的病人开发出更好的疗法奠定基础。第十一章"恶性自恋和大团体退行"运用精神分析客体关系理论，以及人格障碍的社会功能发展方面的知识，探究了在组织和政治框架下，领导者的严重病理与导致大团体退行的心理条件之间的相互作用。这一章对厘清这些潜在的威胁和破坏性的社会发展是有帮助的。第十二章"精神分析面临的挑战"尝试运用精神分析方法（这是本书的基础），来分析当今精神分析作为一种职业、一项教育事业和心理健康科学领域内的一种社会组织的特定条件。在这一章及本书的结尾，我提出了一些革新性的建议，以加强精神分析作为一种职业、一种治疗方法和一种社会组织的作用。本章提出了解决组织问题的方案，特别强调了发展实证研究、精神分析性心理治疗和彻底改革教育结构的迫切需要。

第一部分

主要理论

第一章

客体关系理论和移情分析

精神分析客体关系理论

接下来我将介绍 TFP 的基本理论和技术。TFP 是一种改良的精神分析性治疗，适用于那些患有人格障碍，特别是严重的人格障碍的病人。它源于精神分析理论和技术，是精神分析模型的延展，适用于不同严重程度的人格障碍病人。TFP 以当代精神分析性心理治疗模型为基础，并根据与精神动力相关的领域（特别是情感神经学以及伴侣和小团体心理学）的实证研究和科学发展进行了更新（Yeomans et al. 2015）。

经典精神分析理论提出，人格障碍症状和众多症状性神经症（包括抑郁反应、焦虑综合征、性困难、特定的抑制和严重的人际障碍）的病因，都与婴儿期和儿童期的致病性发展所引发的无意识内部冲突有关。这些无意识的内部冲突，本质上源于力比多和攻击性，弗洛伊德将之描述为人类基本动力系统的基本驱力，而与之相对应的，则是以压抑为核心的一系列防御机制。在以压抑为核心的防御出现，使得心智分化出防御性"自我"（ego）和压抑性"本我"（id）之前，首先出现的是分裂及其相关的防御机制。这样我们便弄清楚了最原始的心理结构。这些结构以分裂的理想化和迫害性的内在客体关系为核心，分别反映了力比多和攻击性。因此，经典精神分析理论认为力比多和攻击性（或死本能）是心理冲突的根源，而内在的无意识因素则对心理冲突的维持和表达（包括神经症症状和病理性人格特征）产生影响。这也是精神分析理论的基本观点。

然而，根据今天的知识和理解，这个基本提法必须加以修改。神经生物学的研究已经证明，原始的、先天的、遗传决定的和与生俱来的情感系统的运作是个体的主要驱动力，它可以归类为积极情感系统和消极情感系统。积极情感系统包含依恋、情欲和玩乐，或指向同一物种其他成员的普遍的亲和冲动。这些积极而愉悦的情感系统推动着个体与重要他人建立关系，以满足积极情感连接的基本心理需求。它们结合了对依赖、性亲密和归属的享受的渴望，共同构成了弗洛伊德所说的力比多驱力。另外，战斗－逃跑和分离－恐惧的消极情感系统则共同构成了弗洛伊德所描述的攻击驱力或死亡驱力，并代表了消极情感倾向的整个谱系。此外，探索性或搜索性的情感系统反映了积极探索环境的普遍兴趣，它可能会在积极情感系统获得满足或消极情感系统感到威胁被激活时得到加强。从一般的生物学角度来看，情感系统让个体和物种得以生存，因为它们促使个体寻求养育、保护、社会合作和安全，并确保物种的繁殖，同时让个体做好对抗或逃避有害刺激或危险环境的准备。因此，情感系统构成了一种稳态机制，其运作超越了有机体的稳态控制的需要（如维持体温、血压和排泄功能），扩展到心理功能，使人类能够在与他人保持亲密接触的同时兼顾自己的需求。

这种对经典精神分析动机理论的修改——从最初的双重驱力理论转变为基于情感系统的神经生物学理论——最终在个体与他人互动的背景下，将积极情感系统和消极情感系统整合在一起。在临床上，涉及爱和攻击的无意识斗争——作为积极情感和消极情感的更高水平的整合——反映了无意识内部冲突的基本性质，必须在心理治疗过程中被发现、理解和解决（Kernberg 2018）。

经典的无意识内部冲突理论的另一重要改变，是人们对构成许多精神病理的主要致病因素的无意识心理过程的多重功能进行了研究。这些过程包括感官知觉的认知整合、维持学习技能等稳态功能的程序性记忆，以及反映前面提到的无意识冲突的特定无意识陈述性记忆过程，也就是那些激发了心理症状和人格障碍的发展的动力性无意识。我们现在认为，动力性无意识起源于母婴互动中最初的有意识的情感体验，即受到有意识的情感激活的影响。由于婴儿的海马体在 2 岁之前还未发育成熟，因此这种涉及情感的、长期陈述性记忆存储的中枢神经生物学结构还不可用。所以，这些早期的情感体验通过习得的技能和行为模式留存了下来，却没有作为主观体验保留下来。这就是婴儿遗忘症（infantile amnesia）的成因。只有在生命的第二年之后，个体才能有意识地将积极和消极的情感体验分离开来。这发生在一种结构性的心理条件下，即婴儿可以通过基于分裂的防御操作，在有意识但分离的水平上表达内心的冲突。理想化和迫害性的内在客体关系通过分裂的主观体验表现出来。只有在生命的第三年，随着身份认同整合的实现，压抑机制才会占主导地位。内部冲突遂将成为具体意义上的动力性无意识（本我）。因此，动力性无意识，以其真正无意识的、被压抑的致病冲突的高级形式，只涵盖了与这些冲突动力相关的精神病理的高级心理内部结构。简而言之，动力性无意识的概念已经演变为心理发展的复杂阶段，每个阶段都有不同的方式来组织心理内部冲突和防御（Kernberg 2021）。

精神分析客体关系理论提出，与过去未解决的动力有关的冲突性的情感系统的激活总是表现为一种关于"自我"的特定体验，这种体验与"重要他人"有关，并受到某种主导情感的影响。换句话说，情感的激活，不论是积极的还是消极的，总是涉及一种主观的人际体验的激活，以及它在与重要他人或客体的关系中的表达。关于"自我"的特定体验总是与关于"客体"的特定体验联系在一起，从而构成了一个基本的心理实体。在陈述性的作用下，该实体构成了心理运作主观性的核心特征。积极和消极的情感单元及其相应的自我表征和客体表征，构成了心灵的基石。二者的整合会促进一个与重要他人互动着的自我的整合，反过来，自我的整合也体现为对重要他人的积极和消极看法的整合。简而言之，精神分析客体关系理论认为，在高峰情感状态的影响下，自我和重要他人的关系的内化构成了心灵的基本二元结构。

这些二元单位的巩固和逐渐整合，形成了更复杂、更高级的结构，导向了自我、超我（superego）和动力性无意识（本我）三元结构的发展。这些巩固和整合也体现在以下三个方面，即以自我为核心的功能性特定组织（自我）、冲突而压抑的动力性无意识被压抑的部分（本我），以及内化道德规范的整合系统的建立（超我）。这种理解，将传统的精神分析三元模型转变为从内化的二元单位到随后的三元客体关系结构的一系列阶段。我们认为，这些基本的内化二元单位最初是在情感的高峰状态下形成的，既有积极的部分，也有消极的部分，分别决定了"全好"和"全坏"的理想化和迫害性的心理结构。在正常情况下，这些二元结构最终会被整合到三元模型中。

整合的自我（integrated self）包括对自我的自传式觉知（autobiographical awareness），以及在对重要他人的稳定觉知和兴趣下的想象和期待（自我体验的时间维度）。这些"重要他人"指的是我们在现实生活中感受到并与之产生共情，且在情感上渴望、不喜欢或害怕的人。

这些二元单位由自我和重要他人的表征以及决定它们互动的主导情感构成，早期内化的客体在情感上被分为积极和消极两类，并最终分别形成了理想化和迫害性的内在客体关系。这些单位是无意识幻想的一部分，它们放大了那些期待和渴望的理想关系，以及厌恶、痛苦和恐惧体验所带来的威胁和创伤。积极的体验融入一个理想关系的世界中，而消极的体验则合并在一个难以忍受、充满迫害性关系的世界中。极度消极的内在客体关系与创伤性、无法忍受的攻击和性的体验有关，它们与积极的表征保持着动力性的分离。它们以这种方式保留了由这些消极体验所形成的自我和他人表征的特质，并且如果过度的话，就会阻碍积极与消极的体验最终整合为一体。这种以攻击性为主导的永久分裂，在边缘性人格组织中得到了体现，而只有在神经症性人格组织和正常人格组织中才实现了整合。正常人格组织意味着一个整合的自我，并关联着整合的重要他人表征。这也适用于神经症性人格组织，但神经症性人格组织有着僵化和受限的性格模式。

情感记忆（affective memories）积累的发展在健康和病理情况下的临床表现有

着很大的不同。首先，婴儿期的体验是有意识的，包括决定人际关系参与的情感系统的激活、积极或消极情感的自我－他人二元配对的内化，以及基于这些早期体验的习惯性行为模式的建立。这些体验都是有意识的，但还不能转化为长期记忆。这些最早期的客体关系的影响，无论是正常的还是创伤性的，都只存在于结构化的原始行为模式中，也许还存在于某些由严重创伤带来的特定的感官知觉的影响中。在两三岁之前，个体尚未发展出长期记忆能力，这导致其无法在这一时期保留任何心理内容，以及有意识或无意识的情感认知。因此，个体在生命最初几个月或几年中所经历的严重创伤，可能会导致其在行为互动上出现病理模式，却不会留下关于创伤起源的有意识或无意识记忆。理解这一点，对心理治疗技术来说具有重要的意义。

在正常情况下，这些最早期的体验会与第二个发展阶段融合在一起，涉及长期有意识和无意识记忆能力的形成。在生命的第二和第三年，个体发展出的典型情感结构的主要特征是早期理想化与迫害性内在客体关系之间的分离。这种发展与梅兰妮·克莱因（Melanie Klein）所描述的偏执－分裂心位（Klein 1946）相对应。如果消极和攻击性的体验占据主导地位，理想化与迫害性的内在客体关系就无法整合，结果就会出现像边缘性人格组织那样固着的情况——在这种人格组织中，分裂机制和理想化与迫害性的内在客体关系之间的动力冲突占据主导地位。这时候，个体的情感体验是有意识的，但却保持着分离。诠释性心理治疗干预措施的目标就是解决那些占主导地位的原始防御机制，比如分裂、投射性认同、否认、原始理想化、贬低和全能控制。所有这些防御操作都妨碍了正常的身份认同整合，以及神经症性人格组织和正常人格组织的形成。这种固着的分离会导致个体的身份认同弥散（identity diffusion），这属于严重的人格障碍的范畴。TFP是一种基于精神分析客体关系理论的治疗方法，专门治疗这类病症，因为过去未解决的致病冲突会在病人和治疗师的关系中被重新激活。

第三个阶段，从生命的第三或第四年开始，是理想化与迫害性的内在客体关系整合在一起的阶段——对应克莱因理论中的抑郁心位。这种整合促进了正常身份认同的发展，以及以压抑为主的相关防御机制的发展，包括理智化、合理化、反向形成，以及成熟的投射和否定（negation）。这一发展阶段的标志是形成了一个巩固的三元结构，其中意识和前意识（自我）与动力性无意识（本我），被一道压抑的屏障所分开。在这个点上，心理治疗技术的目标是诠释与压抑相关的防御机制，使被压抑的无意识进入意识。

自我概念和重要他人概念（包括好的和坏的）的整合，促进了自我理想（ego ideal）的发展，后者也整合了一个人理想自我和理想客体中向往的方面。同样，这种整合也促成了一套更现实的内化指令和禁忌，从而构成了一个整合的超我，其中攻击性被驯服，性也以一种可容忍的方式被整合。所有这些童年期的过程在青春期都会得到更新，超我会得到进一步的组织，对动力性无意识的压抑屏障也会得到巩固。

移情分析

经典精神分析通过一种技术方法来接触致病性的无意识冲突，即邀请病人进行自由联想，持续地说出脑海中的想法，而分析师则通过分析病人主观体验中涌现的内容（包括防御机制及相应的潜在冲突）进行诊断。对这些防御及其动机的诠释，使得被压抑的力比多或攻击性冲突能够呈现在意识中。随着时间的推移，人们在精神分析技术的应用中发现，过去未解决的无意识心理冲突不仅仅是通过病人的主观体验来呈现的，而且最终主要是通过病人在治疗关系中的行为模式反映出来。因此，被压抑的无意识冲突不仅会出现在治疗的言语内容中，也会出现在动机行为（motivated behaviors）的非言语表现中。在与精神分析师的关系中，病人的人际关系模式通常会引发分析师强烈的情感反应，这将有助于分析病人行为的意义。因此，由诠释促成的致病性无意识冲突的呈现，其最重要的表现形式是它们在当下的无意识重复。移情的出现和分析，成为精神分析治疗带来的探索和改变的主要来源（Sandler et al. 1969）。

在当代精神分析客体关系理论中，移情的重要性得到了强调，因为人们越来越清楚地认识到，无意识的冲突不仅仅是力比多和攻击性冲动之间的冲突，还是积极情感投注的内在客体关系与消极情感激活的内在客体关系之间的冲突，而且，防御操作和它们所防御的冲动都是由理想化或迫害性的内在客体关系所代表的。移情意味着被压抑或解离（dissociated）的内在客体关系的激活，这些内在客体关系体现为自我表征和客体表征组成的二元配对，并由特定的情感倾向联系在一起。它表现为病人和分析师之间特定情感关系的激活，反映了需要分析、诠释和解决的致病性的动力性无意识冲突的一个方面，无论是防御还是冲动。这种在移情中对过往体验的再次激活，并不仅仅是过往的简单再现，而是结合了实际和幻想的体验，以及对二者的防御（Klein 1952）。

过去内化的客体关系的再次激活，反映为病人自己活现了过往冲突的自我表征，同时将活现的客体表征投射到了分析师身上，或者反过来——病人自己认同了过去关系的客体表征，而将相应的自我表征投射到了分析师身上。不论是哪种情况，主导的积极或消极情感都会反映出在移情中被激活的相应客体关系的具体含义，分析师从而可以根据病人的情感来澄清被激活的客体关系。更普遍的是，过去未解决的心理冲突依然保持着活跃状态，不仅表现为被解离或压抑的记忆，还表现为重复这些冲突的强烈倾向——这是一种无意识的努力，病人试图在当下处理那些过去未解决的心理冲突。力比多和攻击性分别是积极和消极情感激活的内在客体关系的更高级的整合，被再现为一种二元配对，即由相应的主导情感连接的自我表征和客体表征。这些构成了病人在移情中呈现的不同情感–认知体验（emotional–cognitive experiences）的内容。

病人在当下人际交往中的不当行为，反映了他们试图处理过去创伤体验的无意识倾向，这是未解决的过往的鲜活表现。我们的一般性格倾向，即构成我们性格的一组动力性整合起来的习惯性行为模式，不仅受到遗传和气质倾向的强烈影响，而且最重要的是受到我们早期人际互动体验的强烈影响。学习与重要他人建立关系的过程，在某种程度上总是充满冲突的，所以我们当下的特定行为模式也代表了过去这种冲突关系的结果。

在正常情况下，行为怪癖是相对无关紧要的，病人在一般的社会交往中往往可以抑制或抵消这些怪癖。而患有严重的人格障碍的病人则表现出更高程度的扭曲模式，给他们的日常生活、工作和事业、爱情和性，以及社会生活和创造力的发挥造成了困难。正是这些扭曲的模式和随之而来的困难促使他们来接受治疗。这些病理性行为模式在病人身上占据主导地位，这预示着在治疗过程中很有可能会出现退行性移情发展和病理性行为模式。这也是治疗师在将精神分析客体关系理论应用于严重的人格障碍病人的治疗时，需要将移情分析和移情处理放在核心位置的根本原因。

对移情发展的系统分析，是理解和解决病人身上主导的过去无意识冲突的途径。TFP 聚焦于移情分析，其主要的技术手段就是对病人在治疗中出现的行为进行诠释，因为这些行为反映了特定移情的激活及其隐含的冲突（Kernberg 2018）。对于这些主导的内在客体关系的激活，治疗师的诠释既包括它们的防御功能，即作为一种对试图回避的对立关系（opposite relationships）的保护，也包括它们的冲动方面，即这些内在客体关系反映了更深层的、原始的、受情感驱动的行为，这些行为无法以适应性的方式得到满足，从而形成了一种想要被实现的永久压力，导致病人不得不对其进行防御。因此，诠释无意识激活的移情，运用治疗师的反移情反应，以及保持一种关切的、技术性中立的客观立场，是治疗人格障碍病人的基本技术方法。移情诠释包括：澄清病人的主观体验，巧妙地面质其非言语的行为模式，以及对病人在与治疗师的关系中出现的行为的意义形成具体假设。反移情应用是对移情分析的重要补充。病人冒着极大的风险否认或回避的当下的重大冲突，也可能反映了移情关系的激活。简而言之，TFP 所运用的主要的精神分析技术是：诠释、移情分析、技术性中立和反移情应用。

对移情的分析需要一个"正常"的治疗框架，根据这个框架，治疗师可以对病人被激活的移情行为进行评估。病人被鼓励进行自由联想，这是一项特定的治疗要求，治疗师必须明确地告诉病人这是他们的主要任务。病人被鼓励在心理治疗关系的正常范围内自由地表达自己。治疗师要阐明自己的职责是诠释治疗中所呈现的内容的深层含义。治疗师对这些深层含义的表达，将帮助病人加深对自己的理解。由于一些严重的移情性退行（transference regression）可能会给病人的生命、健康和人际关系带来威胁，因此治疗师要根据具体的精神病理来设定相应的治疗限制和协议。治疗师必须对病人的自由联想、非言语交流和自己的反移情进行综合的分析，同时对紧急的移情状况保持警惕。这项工作的第一步是对任何明显偏离病人任务（自由联想）或治疗师任务（诠释）的行为以及主导情感保持敏锐的觉察。

主导情感指的是在治疗师的整体印象中，病人在治疗中出现的各种行为所呈现出来的最强烈的情感（Caligor er al. 2018）。有时候，在情感上占据主导地位的是病人带着强烈的情感描述的发生在治疗之外的事情，或者是病人提到的某些记忆。在另外一些时候，治疗师的反移情可能会占据主导地位，必须结合与病人的关系进行分析。有时，治疗师会体验到一种与病人谈论的内容平行发展的特殊行为模式在情感上占据了主导地位。治疗师的一项重要任务是学会评估主导情感是什么，与之密切相关的另一项平行任务是识别主导情感所代表的特定客体关系。一旦主导情感的客体关系被确定下来，评估谁活现了病人的自我表征，谁活现了相应的客体表征，就变得更加清晰了。

并不是每件事都是移情。病人对治疗师的某些行为（或不为）所产生的强烈情绪反应，可能反映了一种移情反应，也可能是对治疗师不恰当行为的现实反应。病人对治疗师行为的抗议必须得到仔细探索，并考虑其现实性。治疗师不仅要诚实地探索自己的行为，还要能够承认引发病人抗议的客观因素。在处理这类事件时，治疗师不应过度防御或内疚，而应真诚并持续保持一种反映对病人客观关切（objective concern）的技术性中立。对于治疗师来说，维持"正常"的治疗关系是一项非常微妙且始终如一的任务。

同时，主导情感可能与病人治疗之外的人际关系，而非与治疗师的关系有关。然而，病人对于移情发展的防御，往往是通过投射到治疗之外的其他人身上或其他情境上来进行的。我们强调整体移情（total transference）的概念，是指移情分析不仅需要包括在自由联想中发展的移情，还应包括那些发生在治疗之外的事件，这些事件起初似乎与病人－治疗师的互动没有关系（Joseph 1985）。

经常出现的情况是，治疗开始于分析病人与治疗之外的人或情境发生的某些冲突的情感含义，但很快就会转变为分析移情过程中的主导情感议题。在移情过程中，阻碍病人觉察内在冲突的两种相对常见的防御操作是付诸行动和躯体化。付诸行动是指病人通过坚决的行动而不是对情绪的觉察来表达冲突。病人通过行动将他们在意识层面无法忍受的内容外化出来。当无法忍受移情反应带来的情感影响时，病人可能会在治疗过程中发展出躯体反应、焦虑和抑郁的身体表现或特定的转换症状。在这些情况下，治疗师需要将付诸行动和躯体化"翻译"为病人试图回避的带有情感的移情情境。

有时候，病人的躯体或情绪症状，或他们与重要他人的关系中出现的困难，在性质上似乎都与治疗关系的发展毫无关系，以致让人怀疑是否存在移情。发现外部问题和与治疗师的关系的联系可能需要时间，并且这种发现可能会在对某个特定的移情进行分析之后出乎意料地出现。有了一定经验后，治疗师会发现没有明显的移情也是一种移情。这通常是自恋性人格障碍的特殊病理的一个方面。自恋性移情的特征是病人难以接受对治疗师的真正依赖。病人在与治疗师的关系中保持着一种友好的或置身事外（noncommittal）的"客观性"，这反映了他们没有能力依赖治疗师。TFP 已经开发了一些具体的技术来处理这一困难，这些技术不仅是有效的，而且在解决严重的自恋病理方面具有根本性的作用 (Kernberg 2018)。

病人使用的一种有效地防御移情性退行的方法，事实上也是防御主导移情反应出现的方法——将自由联想变成与治疗师的持续对话，这种对话将治疗关系维持在一种浅表的水平上。治疗师可以根据一些特征来诊断主导的、被激活的移情倾向，这些特征包括：病人能够进行自由联想，还是缺乏自由联想的能力；病人经历了一段时间的沉默，却否认自己心中有任何想法，或者反复讲述一连串表面的抱怨，却不尝试去探索或理解它们；病人持续地保持沉默和"酝酿"（pregnant）。病人难以自由流动地交流其主观体验，这表明有什么东西干扰了病人与治疗师建立连接的能力。

移情的发展有几种主要的类型。正性移情和负性移情这两种传统的划分方式对临床来说几乎没有什么帮助。然而，识别移情的典型特征对于系统地分析移情阻抗具有重要意义。例如，在偏执性移情中，强烈的不信任、超敏感和负性情感占主导地位。抑郁性移情以强烈的内疚感和抑郁反应为特征，病人还会把治疗师体验为严厉且苛刻的权威。在精神病性移情（psychotic transferences）中，病人认为治疗师是不诚实的，或者实际上病人才是不诚实或有欺骗性的。自恋性移情的特征是病人与治疗师之间存在巨大的情感距离，治疗关系明显缺乏发展或特定的情感反应。在分裂样移情中，病人的情感体验呈现出严重的碎片化（fragmentation），病人对自我的体验无比混乱。在"共生"（symbiotic）移情中，病人无法忍受治疗师有任何和他们不一样的感觉或想法，治疗师的任何独立思考都被体验为野蛮的攻击、入侵或抛弃。最后，在严重的带有攻击性的精神病性移情中，病人已经失去正常的现实检验能力，可能会出现幻觉或妄想，或者病人可能已完全搞不清他们的想法和感觉是来自治疗师还是他们自己。对这些不同类型移情的诊断和特定治疗，是 TFP 技术的一个重要方面。对这些主要移情类型的了解，有助于治疗师在典型的主导移情出现时对其进行诊断，此时移情关系中特定客体关系的每次激活都带着这种主导移情的色彩（Kernberg 2020）。

总而言之，当代精神分析客体关系理论提供了一种理解，即正常的和病理性的心理体验在结构组织上的重要区别在于作为基本单元的二元配对（自我－客体－情感）的性质。该理解能够帮助治疗师阐明这些内在客体关系的功能既可能是一种防御，也可能是一种冲动过程。矛盾的内在客体关系之间的冲突在移情中被激活，这构成了致病性无意识心理冲突的临床表现。作为 TFP 的主要技术方法，移情分析的内容包括：分析在移情中被激活的这些内在客体关系，阐明构成这些客体关系的自我成分和客体成分，以及这些成分在病人与治疗师的关系中的主导情感框架内的相互激活。

参考文献

Caligor E, Kernberg OF, Clarkin JF, Yeomans FE: Psychodynamic Therapy for Personality Pathology: Treating Self and Interpersonal Functioning. Washington, DC, American Psychiatric Association Publishing, 2018.

Joseph B: Transference:The Total Situation. Int J Psychoanal 66:447–454, 1985.

Kernberg OF: Resolution of Aggression and Recovery of Eroticism. Washington, DC, American Psychiatric Association Publishing, 2018.

Kernberg OF: Therapeutic Implications of Transference Structures in Various Personality Pathologies. J Am Psychoanal Assoc 67:951–986, 2020.

Kernberg OF: Some Implications of New Developments in Neurobiology for Psychoanalytic Object Relations Theory. Unpublished manuscript, 2021.

Klein M: Notes on Some Schizoid Mechanisms. Int J Psychoanal 27:99–110, 1946.

Klein M: The Origins of Transference. Int J Psychoanal 33:433– 438, 1952.

Sandler J, Holders A, Kawenoka M, et al: Notes on Some Theoretical and Clinical Aspects of Transference. Int J Psychoanal 50:633–645, 1969.

Yeomans F, Clarkin JF, Kernberg OF: Transference Focused Psychotherapy for Borderline Personality Disorders: A Clinical Guide. Washington, DC, American Psychiatric Publishing, 2015.

第二章

神经生物学的新发展
对精神分析客体关系理论的启发 [①]

驱力和情感

接下来是我对精神分析理论的变化，及其在标准精神分析和精神分析性心理治疗中的应用的理解。我的这些思考源自神经生物学和精神分析客体关系理论的最新发展。具体来说，我认为精神分析理论有两个主要领域需要进行修订：驱力理论和动力性无意识理论。

生物学证据：情感系统是基本驱动力

我认为，首先需要对精神分析的驱力理论进行重大的修订。弗洛伊德提出，心理功能的基本动力系统是力比多和死亡驱力，或力比多和攻击性驱力（Freud 1915/1957, 1923/1961）。弗洛伊德认为力比多起源于皮肤和相关黏膜的性感带（erotogenic zones），并详细描述了性驱力的发展，即从多重、多样的性冲动，

① From Kernberg OF: "Some Implications of New Developments in Neurobiology for Psychoanalytic Object Relations Theory." *Neuropsychoanalysis*, 2021.Published online November 25,2021.DOI:10.1080/15294145.2021.1995609. Copyright © 2021 The International Neuropsychoanalysis Society, reprinted by permission of Taylor & Francis Ltd. (http://www.tandfonline.com) on behalf of The International Neuropsychoanalysis Society.

到它们被整合起来由生殖器性欲（genital sexuality）占据主导地位。弗洛伊德进一步将力比多的这些发展与相应的客体关系在俄狄浦斯期的发展联系起来。然而，他并没有描述死亡驱力或攻击性的起源和发展。有人认为，攻击性驱力的最终目标是"涅槃"（Nirvana）或自我毁灭，但这一直是经典双驱理论中存在争议的一个方面。

我认为，虽然在临床上力比多和攻击性冲动之间的无意识冲突仍然是所有无意识冲突共同的基本病因，也是相应的神经症和人格病理的起源以及精神病性病理的一个重要方面，但当今的神经生物学表明，情感系统是人类行为的基本驱动力（Kernberg 2004a, 2006）。我认为，当代情感系统的分类方式——将其分为积极的（依恋、情欲和玩乐）和消极的（战斗－逃跑和分离－恐惧）两类——涵盖了从生命之初到最复杂衍生物的基本心理动机的发展（Panksepp 1998; Panksepp and Biven 2012）。有充分的实证研究证明了这些情感系统所关联的大脑结构和神经递质的存在，以及它们在激活行为和特定主观体验方面的作用（Damasio 2010; Krause 2012）。我曾提出，情感系统被划分为积极的和消极的两类，标志着一种迈向整合的潜在可能性，即分别将积极情感系统整合为主要的整体驱力——力比多，将消极情感系统整合为整体驱力——攻击性（Kernberg 2004a, 2004b, 2006）。这种分类的基础是，积极情感系统有着原始的令人感到愉悦的亲和特质（affiliative quality）；而消极情感系统则相反，有着令人痛苦的排斥或敌对特质。

因此，力比多和攻击性是这些情感系统的组成部分的发展性高级整合（supraordinate integration）。由依恋、情欲和玩乐组成的积极情感系统，分别孕育出了依赖、性、亲和互动（affiliative interaction）这些基本动机驱力，它们共同构成了力比多驱力。它们都包含着一种想要的欲望（"渴望"）和满足的快乐感（consummatory pleasures）。所有精神分析著作对力比多这个概念的分析都在阐明力比多的构成要素：对依赖的寻求及其与被抛弃的恐惧相关的冲突；对性的欲望，以及基本的俄狄浦斯情结的欲望与禁忌、竞争和内疚之间的冲突；对个人友谊和社会参与的寻求，以及人际竞争和自我肯定之间的冲突。消极情感系统，即战斗－逃跑和分离－恐惧系统，表明了攻击驱力的主要成分，包括对抗并摧毁那些危险的、有破坏性的和有威胁性的客体或情境的攻击性努力，以及逃离那些无法克服或消除的危险情境的努力。分离－恐惧这一紧急情感系统（emergency affective system）是幼年动物在身体或心理层面的生存遭到直接威胁时产生的一种情绪反应，往往在它们与照料者分离时出现；该系统也代表了逃避或否认无法忍受的生命威胁的现实努力。最后，一个附加的原始的情感系统是"寻求"系统，它代表了一种探索环境以及想要接近令人满足的客体或情境的一般情感倾向。

我们现在知道，某些大脑网络参与了这些情感系统的激活和控制（Panksepp 1998; Panksepp and Biven 2012）。相应的情感体验和情感驱动行为的激活，涉及脑干和大脑边缘的广泛区域。意识的激活和对现实的专注警觉性，产生于脑干区域，而与情感相关的认知情境化和控制，则产生于大脑皮层区域（Roth 2001; Roth and Strüber 2014）。

情感是生物适应环境的基本驱动力，它的作用是维持基本生理需要的内部平衡，响应痛苦和快乐，并通过更具适应性的心理活动来调节与重要他人有关的内部和外部关系。在基本的脑干水平上，情感有维持内稳态的功能，通常是无意识的，比如控制体温、血液循环和呼吸等。在紧急情况下（例如体温过低、窒息等），其中一些平衡机制的确会进入意识层面。情感激活的意识程度，可能取决于导致不适或痛苦体验的感官刺激，也可能来自对预期痛苦或快乐的认知评估。这些刺激经过大脑皮层区域的加工处理，然后通过大脑广泛地分发出去。感官体验是一种原始的、无意识的皮层功能，只有传送到联络皮层区域（associative cortical region）后，才会演变为有意识的体验。然而，疼痛作为一种感觉，似乎是在中脑导水管周围灰质（PAG）水平上产生的。

在较高水平的边缘结构（中脑和间脑结构）中，与其他人类客体相关的情感需求的激活，支配着一个人与其当前的心理社会环境（psychosocial environment）连接的愿望。自我和对其重要的人类客体之间的情感联系，代表着最高的边缘水平，将中脑和其他的皮层下结构与联络皮层连接起来。联络皮层将有意识的情感体验细化为自我表征和他人表征的核心成分。在这里，情感体验得到了强化，皮层功能将有意识的感官体验、认知框架以及日益发展的长时记忆能力整合起来，形成了对于情感体验的意识和自我觉知（self-aware）。个体所经历的心理社会情景环境（psychosocial contextual environment）最初是婴儿与母亲的关系，被内化为情感体验和意识的双重方面，即一方面是自我体验（self-experience），另一方面是对母亲或重要他人的体验。渐渐地，个体认识到自己对他人的体验是一种有意的行为（willful behavior），自我的同理心因此不断增强，最终对他人的想法产生了现实性的认识，并且能够对重要他人产生高度个性化的情感投注（Förstl 2012）。这一过程代表了心理内部二元结构发展的神经生物学基础，作为由情感连接的自我表征–客体表征的体验单元（experiential units），这些二元结构是构成人类心灵的"积木"，也是无意识幻想的组成部分（Northoff 2011）。

在我看来，情感系统将个体与其心理社会环境联系起来，这一功能可以说是人类心理最杰出的发展。在大脑边缘系统的最高水平上，它将亲密关系中特定情感的表达与联络皮层区域的认知功能结合起来。这一过程在"工作记忆"（working memory）的功能中达到巅峰，包括发展出一个整合的自我概念，即对自我的跨越时间和空间的整合看法，有着自主行动的能力（authority of movement）、记忆的运用以及对自己与特定重要他人相关的情感需求的觉知。同样，这个过程还包括构建一个关于重要他人的内部世界，以及与之并行的想象中的（逐渐能更现实地评估的）情感现实（Svrakic and Divac-Jovanovic 2019）。

自我和他人的表征

个体的自我概念包括一种自传式的觉知，以及对重要他人在连贯的觉知和稳定兴趣背景下的想象和预期，同样，这些重要他人能被现实地感知、共情，并在情感上被需要。在我看来，自我的这种综合能力主要涉及腹内侧眶前皮层和前额叶皮层、扣带前部、脑岛以及顶叶和颞叶内的广泛区域。而与此同时，前额叶皮层的背外侧、顶叶－颞叶交界处以及其他的外侧皮层区域，主要关注的是人类客体的性质（nature of the human other），以及自我与其寻求、渴望和恐惧的客体的关系（Kernberg 2018; Northoff et al.2016; Roth and Strüber 2014）。从本质上讲，存在一个定义自我和他人关系的情感体验组织，该组织会不断进化，并最终被内化为情感记忆。从婴儿出生开始，情感记忆就在无数次的母婴互动中不断被重复，被内化为海马体的核心功能——"记忆室"（Roth and Dicke 2006）。与海马体这一功能相关的神经网络将用于评估关于重要他人的新体验的积极或消极方面，并与联络皮层一起，为有意识和无意识的内在客体关系世界的构建做出根本性的贡献（Svrakic and Divac-Jovanovic 2019）。

正如我之前提出的（Kernberg 2001, 2012），由自我表征、重要他人表征和决定它们互动的主导情感构成的二元单位，在情感上将所有早期的内化体验划分为积极的和消极的两类，并最终分别形成理想化的和迫害性的内在客体关系。这些单位是无意识幻想的组成部分。因此，它们作为深层的情感记忆，会保留在海马体和其他情感性的和程序性的记忆回路中。我们从情感激活的神经生物学原理以及对婴幼儿的观察中了解到，积极的和消极的体验单位最初是分裂的和彼此分离的，所有的积极体验往往融合为一个理想化的关系世界，而所有的消极体验将融合为一个无法忍受的、迫害性的世界。我认为，这些体验在后期所进行的整合性的汇集、调节和更现实的整合是联络皮层的一种功能，与个体有意识地对情感体验的细化有关（Kernberg 2012; Northoff et al. 2016）。我进一步提出，正是由于前额叶皮层、眶前皮层、环形和岛状皮层的功能整合了原本分裂的自我和重要他人概念的"好"与"坏"的方面，从而实现了现实性的客体关系的整合，并相应形成了神经症性人格结构和正常人格结构。

那些处于动力性分裂状态、严重冲突且让人无法忍受的内在客体关系，保留了被极端情感所框定的自我表征和客体表征的特质，要么是无意识地极度渴望的，要么是无意识地极度恐惧的。它们构成了动力性无意识的组成部分。

我认为，这种将自我 – 客体 – 情感关系单元作为构建人类心灵的积极和消极"积木"的概念，与精神分析克莱因学派所描述的无意识幻想的本质是相对应的 (Isaacs 1948; Spillius et al. 2011)。我认为，每一个无意识幻想，从本质上来说都是一个极度渴望或恐惧的、包含着自我／客体表征关系和相应情感的单元，反映了一种在意识层面无法忍受的幻想。

在强化型精神动力性治疗中，这些内在客体关系在病人和治疗师的移情中被激活，它们是病人过去未解决的无意识冲突的主要表达。移情分析，指的是分析相应激活的自我表征和他人表征，以及将它们连接起来的主导情感，这些情感代表着渴望的或恐惧的互动。在这些互动中，客体表征可能被投射到了治疗师身上，而相应的自我表征则由病人活现出来，这种情况普遍存在于神经症性人格组织中。或者，在边缘性人格组织中，随着角色的快速互换，病人可能会认同客体表征，相应的自我表征则被投射到了治疗师身上。移情诠释是指在同时保持外部视角的背景下，对主导的、意识层面激活的客体关系配对进行分析。作为被排除的他者（excluded other），治疗师的诠释功能提供了一种三角关系，这有助于提高病人的洞察力，并发展出能涵容这种三方视角的情感能力（Yeomans et al. 2015）。

到目前为止，我已经指出了动机系统概念发生的一个重大转变——从弗洛伊德最初的双驱理论转变为一种情感驱动理论，后者认为弗洛伊德所说的驱力是上位的（supraordinate），位于发展的第二层次。由此构想的驱力在临床情境中被激活时，会包含一种情感倾向和相关的客体关系等组成部分。这种关于驱力的构想，与精神分析的当代客体关系理论非常吻合。在我看来，它并没有取代弗洛伊德提出的双重驱力概念，而是将其置于一个基本的情感动机系统的背景下，该系统反映了我们对决定精神生活的神经生物学因素的最新研究。在临床上，无意识冲突仍然主要是爱与攻击的冲突。

死亡驱力

弗洛伊德提出死亡驱力理论是基于他对严重自毁性精神病理的临床观察，包括强迫性重复、施虐／受虐、负性治疗反应、重度抑郁和非抑郁人格结构下的自杀行为，以及群体过程中的破坏性和自毁性发展及其社会影响（Kernberg 2009）。从今天的经验来看，无论是严重精神病理形式的诊断与治疗，还是过去 100 年来大众心理条件下社会冲突的现实，都极大地证实了弗洛伊德关于自我导向的攻击性的观察。在弗洛伊德描述自我导向的潜在致命性攻击的所有这些重要领域，通过对边缘病理内部动力发展的分析，或者是对严重的社会自毁性发展的意识形态前提（ideological preconditions）的分析，我们发现这种严重的自我导向的攻击是消极情感系统过度占据主导地位所导致的病理结果。换句话说，婴儿从出生开始，特别是在生命最初的几年，在相对正常的心理发展条件下，积极的情感系统通常占据主导地位，相应地，如果严重消极的、带有攻击性的情感倾向占据主导地位，则会在根本上导致严重的精神病理。在某些情况下，过度消极的情感系统可能是由遗传、体质和气质因素导致的，但在大多数直接攻击自我的病理类型中，环境因素占主导地位。不安全依恋，遭受身体、情感或性虐待，早年被遗弃，长期混乱的家庭环境，再加上儿童期和青春期早期遭受的进一步的严重剥夺、攻击和性创伤，这些都是导致自我攻击的主要原因（Kernberg 2004b）。

安德烈·格林首先指出，弗洛伊德的死亡驱力概念反映了他对格林所说的"消极自恋"的认识，格林认为，对自我结构的投注不仅与力比多或积极情感系统有关，还与一定数量的消极情感系统有关，这对于战斗和攻击性的自我肯定来说是必要的，因为这是正常发展的一个人的自主性、自我肯定、复原力和处理日常社会生活矛盾的一部分（Green 1993, 2007）。只有在严重创伤的情况下，在精神病理的发展中，原本是积极的、有功能的自我对攻击性的投注（连同对主导的力比多性质的积极情感系统的认同），才会转变为弗洛伊德所说的死亡驱力。简而言之，死亡驱力是一个继发的动机系统，它反映了对消极情感系统的病态的、过度的自我导向投注，在正常情况下，对于消极情感系统的这些投注主要是指向自我以外的。

动力性无意识

除了驱力的概念，经典精神分析中另一个需要修正的主要概念是动力性无意识。虽然无意识过程在心理发展中的普遍性已经得到了充分证实，但在我看来，无意识的结构和它对意识的主要影响，需要一个新的理论来建构。

神经生物学的最新研究表明，从婴儿一出生，意识和无意识便开始并行发展（Roth and Strüber 2014）。无意识可以分为"初级无意识"和"次级无意识"，前者包括所有大脑皮层下区域和非联络皮层的功能，后者指的是婴幼儿在联络皮层成熟之前逐步积累的情感加工过程。次级无意识还包括无意识的程序记忆，即在最初的有意识体验之后，早期学习的技能变成了自动化反应，并持续存在于无意识行为中。然而，这种早期学习，也包括对于自我如何与环境建立联系的学习，这决定了最早的但可能非常有影响力的自我结构和重要他人的表征。这些过程虽然最初发生在意识层面，但由于婴幼儿的长期记忆能力还未发展成熟（只有在生命的第二和第三年，随着联络皮层和海马体的成熟，婴幼儿的长期记忆能力才会发展起来），它们被从有意识的记忆中抹去，或者可能从未被陈述性地（declarative）记录下来（Solms 2015）。

我认为，这些最早期的学习过程以无意识程序记忆的形式影响着行为，但还没有形成一种长期的动力性无意识，也从来没有被意识所使用，因为它们除了带来某些立即激活和习得的行为，没有留下任何痕迹。除此之外，在整个童年发展的过程中，有意识的学习活动，即感觉过程和运动过程的整合，可能会以程序记忆的形式沉淀到无意识中，例如学习如何骑自行车或如何弹钢琴。

大约在生命的第二年末和第三年期间，随着海马体作为"情感记忆储存设施"的成熟和联络皮层的发育，长期记忆的发展才成为可能，有意识的体验才可以转化成动力性无意识，并形成动力性无意识本身。因此，动力性无意识与长期陈述性记忆的能力有关，因为在我看来，根据定义，动力性无意识的内容最初是有意识的，但在发展过程中被压抑或解离了。因此，从广义上讲，无意识既包括程序性的、无意识的记忆，也包括外显的、情境性的陈述性记忆。然而，只有后者才是动力性无意识本身的基础。再强调一遍，所有的皮层下区域和非联络皮层构成了初级无意识。在联络皮层和海马体发育成熟之前，婴幼儿的情感过程和情绪体验会留下重要的行为痕迹，但没有留下记忆，只有后来那些被压抑和解离的体验才决定了动力性无意识。

需要指出的是，如前所述，所有感官刺激最初都是无意识的，只有在经过非常快速和复杂的、选择性和无意识的皮层和皮层下过程后，才会选择性地进入意识，这个过程决定了输入到联络皮层区域的内容，即意识（Le Doux 2019）。所有的感官刺激都被广泛地传递到大脑的各个区域，通过感觉丘脑系统和情感激活的边缘结构的输入，它们的新颖性、重要性、积极或消极的情感价值得到了系统性的探索（在300毫秒内）。这些边缘结构包括腹侧被盖区、伏隔核以及激活的杏仁核。海马体和背侧纹状体也参与了决策过程，决定哪些刺激会进入意识。所有被选中进入意识的感知觉都是通过丘脑进行传递的，后者是皮层意识的"入口"和"出口"（Roth 2001）。意识最初是由下边缘层决定的，特别是PAG、网状结构、蓝斑和中缝核。意识由基本的情感系统激活，比如对疼痛的感觉反应，以及最重要的是，由体温、血液循环、饥饿和口渴的稳态需求激活（Roth and Strüber 2014）。在生命的第一年，正是通过我上面概述的涉及每段人际关系和所有主要情感系统的激活，才产生了意识（Roth 2014）。

最终，一个人的意识会涵盖以下方面：对自我的认识，对自己身体的认识，自我和身体在空间和时间中的位置感，关于身份认同和自传连续性（autobiographical continuity）的体验，行动能力和心理活动能力，以及逐渐对现实和想象进行区分。这些方面作为自我的背景特征汇聚在意识中，依赖于来自多个大脑区域的信息的整合，特别是后扣带皮层、后顶叶皮层和背侧前额叶皮层，它们构成了实际意识的"工作记忆"。除了上述所有的意识方面，工作记忆还包括一个人对自身所处环境的当下意识，对需求、情感和情绪的当下意识，对自身与环境关系的特定方面的关注，以及一般的思考、想象和记忆功能。简而言之，意识从根本上涵盖了一个人对自我的认识，对自己的期待、欲望和恐惧的认识，以及在自我对心理社会环境的评估，后者包括如何体验他人、与他人的关系，以及在人际互动中自我和他人如何相互影响。

在建立自我结构的同时，关于重要他人的心理结构也逐渐形成，这有赖于认知觉察能力的发展，其他边缘结构的发展带来的共情能力、心智化能力，以及与他人直接的情感和认知互动 (Förstl 2012)。我此前已经提到了背外侧前额叶皮层的相关功能，在这里我想补充的是，岛叶和顶叶 – 颞叶交界处也发挥着重要作用。

因此，我认为无意识在决定人类体验和行为方面比弗洛伊德所假设的更重要，这些无意识包括由感官和运动体验衍生出的程序性记忆无意识，以及由自动化学习衍生出的长期程序性记忆。陈述性记忆无意识，也就是同时包含外显记忆片段和语义记忆的无意识，使动力性无意识的发展成为可能。我现在认为，动力性无意识的发展可以分为三个主要的阶段。

动力性无意识的发展阶段

第一个发展阶段，从出生一开始，婴儿的体验就是有意识的，因为情感系统的激活决定了婴儿的人际关系参与，正是基于这些早期的体验，婴儿形成了习惯性的行为模式。这些体验是有意识的，但还不能转化为长期的陈述性记忆。这一早期阶段与正常的婴儿失忆症（infantile amnesia）相对应。此外，承载着情感的自我 – 他人二元配对在这一时期开始内化（Hart 2008; Kernberg 2012; Stern 1985）。因此，最早的客体关系的影响，无论是正常的还是创伤性的，都只会反映在一个人的气质和最初的行为模式上，或者表现在某些特定的创伤效应上（Coates et al. 2003）。在这方面，弗洛伊德关于动力性无意识的无意识起源的观点是错误的。正如马克·索姆斯（Mark Solms）首先指出的那样，基于当代的情感理论，特别是潘克塞普（Panksepp）的贡献，动力性无意识最初是有意识的（Solms 2015）。如果我们把习惯性行为模式的建立看作自我控制系统的一部分，那么自我一开始是没有意识的，因为习得模式有时候反映的可能是没有留下任何心理内容的重大创伤性经历。

第二个发展阶段涉及有意识和无意识的长期陈述性记忆能力的发展，主要表现为理想化和迫害性内在客体关系之间的分离，这是在生命的第二年和第三年发展出的典型情感结构。这与梅兰妮·克莱因所描述的"偏执－分裂心位"（Klein 1946）相对应。正如我在其他地方详细描述过的那样（Kernberg 2001, 2012），如果消极的和攻击性的体验占据主导地位，那么理想化和迫害性的内在客体关系就无法实现整合，从而导致边缘性人格组织的固着，也就是说，固着在了一个主要用分裂操作来处理理想化和迫害性内在客体关系之间的动力冲突的人格组织中。在这里，情感体验是有意识的，却与那一刻的其他体验分离。治疗中的诠释性干预旨在解决占主导地位的原始防御操作（包括分裂、投射性认同、否认、原始理想化、贬低和全能控制等），这些操作干扰了正常身份认同的整合，以及神经症性和正常人格结构的建立（Yeomans et al. 2015）。

最后，从生命的第三年或第四年开始，占据主导地位的第三个发展阶段，是理想化和迫害性内在客体关系的整合时期，与梅兰妮·克莱因所描述的"抑郁心位"相对应（Klein 1946）。该阶段的发展成果是促成了正常的身份认同和以压抑为主的防御机制，包括与之相关的防御机制：理智化、合理化、反向形成，以及成熟的投射和否定。这一发展阶段的标志是形成了一个巩固的三元结构。在这个三元结构中，意识和前意识（自我）与动力性无意识（我们可以称之为成熟形式的本我），被一道压抑的屏障所分开。在这里，心理治疗技术的重点是诠释与压抑相关的防御机制，以使被压抑的无意识进入意识（Kernberg 2018）。

临床启示

关于无意识心理冲突发展阶段的这些概述，对人格障碍的诊断和治疗具有临床意义。在生命的前两年，如果极度创伤的环境占主导地位，个体就无法发展出关于自我和客体的无意识表征，而只会留下极端的消极情感倾向和潜在的碎片化情感体验，以避免恐惧‒分离系统的激活。这些创伤性的心理体验也可能对神经生物系统和大脑功能产生持久性影响（Heim and Nemeroff 2001）。这些病人表现出严重的行为病理倾向，在移情中会出现一种怪异的互动，这是严重的分裂样人格的典型发展。治疗师可能会在治疗中的"此时此地"体验到这些病理发展的意义，这近似于博拉斯（Bollas）所说的对"未经思考的"想法或经验的重新建构，我们只能根据这些体验后来的、次级的发展来推导出这些想法或经验（Bollas 1989）。这意味着治疗师需要在移情中进行极其缓慢的试探性工作，并充分重视反移情反应的运用。

和严重的分裂样和精神分裂症病人工作的临床经验显示，存在一种非常原始的机制——情感体验碎片化，它的作用是减少对外部世界的关注和投注，这可能会使病人在人际关系中混淆好和坏的体验，导致普遍的人际回避，以及对人际交往体验的严重不信任（Rosenfeld 1950）。严重的分裂样人格结构可能需要特殊的治疗方法。在最坏的情况下，病人在认知上的严重受损——无法区分自我和他人——可能会导致现实检验能力的丧失以及易患精神病的倾向（Dammann and Kernberg 2019）。

更常见的情况是，严重的创伤和攻击性病理会影响第二阶段（2—5岁）的发展，使得分裂机制占主导地位，这将导致这个阶段形成一种潜在的固着，继而发展为边缘性人格组织。这时，虽然以迫害性内在客体关系形式出现的消极情感的激活在严重程度上占主导地位，但分裂的积极关系仍然能建立起来。虽然创伤性的早期客体体验是主要的致病因素，但由遗传决定的神经递质系统的差异使某些个体对消极体验过度敏感，以及杏仁核或其他消极情感激活结构的过度活跃，都可能形成过度攻击性反应的器质性倾向。在边缘性病人身上，理想化和迫害性的内在客体关系明显占主导地位，并会在典型的移情中被激活，这时心理治疗的诠释性工作，需要特别关注分裂、投射性认同、否认和其他相关的原始防御操作。俄狄浦斯冲突和前俄狄浦斯期的冲突以多种方式结合在一起，这两个领域都普遍存在攻击性的客体关系和情感（Kernberg 2018）。

如果主导性的病理发生于心理组织的第三个发展阶段，即理想化和迫害性体验整合的阶段，那么正常的身份认同和成熟的防御机制已经普遍形成。此时，"成熟形式的"动力性无意识会占主导地位。无意识幻想在这个时候反映出病人所渴望的和恐惧的关系之间的冲突，具有典型的俄狄浦斯冲突的特征，但其包含的攻击性强度相对较小。现在，理想自我和理想客体的表征被整合进自我理想中，成为整合的超我的一部分，其中早期阶段的原始施虐性超我（primitive sadistic precursors）和后来的俄狄浦斯禁忌也被整合在一起。自我、超我和本我的三元结构反映了这种整体上的整合。这个阶段的病理，包括典型的神经症症状和神经症性人格水平上的人格病理。

整合的自我概念（包括好的和坏的方面）和整合的重要他人概念（同样包括好的和坏的方面）的发展，促进了自我理想的发展，后者整合了一个人的理想自我和理想客体中那些让其向往的方面。同样，这种整合也促成了一套更现实的内化指令和禁忌，换句话说，这是一个更成熟的超我的组成部分，在这个超我中攻击性已经被驯服，性也以一种可忍受的方式被整合（Jacobson 1964）。所有这些过程都将在青春期得到更新，超我会得到进一步发展，对动力性无意识的压抑屏障也会得到加固。

从一般意义上讲，人格的发展通常始于二元客体关系和分裂机制的内化，并逐渐演变为一个明确的三元结构——自我、被压抑的动力性无意识（本我）和超我——

作为整合的内化价值系统。在极度创伤的条件下，最早的分裂阶段会出现情感碎片化和心理退缩，如果在这个阶段发生防御性固着，便会导致人格结构罹患最早期的精神病理。

我们发现，在整个发展过程中，自我的组织及其整合或分裂的程度，是影响一个人形成稳固的习惯性行为模式或性格特征的基本结构。而且，在形成整合的自我之前，在对早期的创伤体验进行心智化的理解之前，这些最早期的行为模式就已经被确定下来。有趣的是，相较于对自我结构各部分的发展过程进行分析，神经生物学家不怎么关注重要他人概念如何实现整合的平行发展。我们在临床工作中发现，一个人的无意识幻想反映了其主观内心体验，而且，其内在客体关系世界的性质，包括重要他人表征的发展，与自我的性质同样重要。我们可以说，自我与重要他人之间的关系是影响一个人的行为组织和主观情感体验（从狂喜到绝望）的最重要的心理结构。公平地讲，弗洛伊德之后的精神分析忽视了对内在主观心理结构的神经生物学根源的研究。同样，神经生物学的研究也忽视了一个重要方面，即内在客体关系世界的建立是个体神经生物发展的最终、最高级的目标。神经生物学也忽视了内在客体关系世界的自主动力，以及人格的结构和功能取决于神经生物因素和精神动力发展的相互作用这一事实。梅兰妮·克莱因认为，无意识幻想是内在世界的基本结构，是驱力的心理表征和早期防御操作相互作用的产物，由内化的客体、自我、驱力的情感衍生物共同构成（Klein 1946; Isaacs 1948）。我认为，这种表述非常吻合当代客体关系理论所描述的基本二元结构，与由自我表征、客体表征、积极或消极的特定情感所组成。精神生活的神经生物学和精神动力因素之间的关键联系也在于此。

上面谈到的无意识冲突理论、精神病理的无意识动力和精神分析治疗的目标，对我们的临床工作有一定的启发。首先，早期人格扭曲最严重的病例与其出生后第一年遭受过严重的创伤有关，可能主要是由于在不安全的依恋环境中受到了伤害，同时也伴随着在情感体验、控制和整合的正常发展上的失败。这种极度严重的病人通常遭受过创伤性的身体虐待、性虐待、令人痛苦的严重疾病、被遗弃以及长期不可预测的养育。这些病人在治疗中呈现出的移情，不会清晰地反映自我和他人之间的任何特定互动（因为病人对这些互动没有记忆），而是活现了病人从这种早期发展状态产生的行为模式。这类病人可能会发展出奇怪而混乱的移情，其典型特征是：缺乏情感、出现分离恐惧以及有着原始的攻击性。治疗师可以根据病人的早期生命体验，尝试性地诠释移情中这些特殊的客体关系的主要意义。我认为，这就是奥格登所说的早期"自闭-毗连"（autistic-touching）发展阶段（Ogden 1997），也是其他学者所说的基本分裂样困境（the basic schizoid dilemma）。治疗师在诠释这种原始的精神状态时需要使用自己的反移情，这种反移情会非常强烈，尽管其已经努力进行了管理（Dammann and Kernberg 2015）。

我们一般认为，这些是"前象征性的"（pre-symbolic）情绪体验，早于有组织的语言和象征性思维能力的发展。然而，在临床上，这些病人通常能够在日常生活的其他时刻以正常的方式思考和交谈。人们可能会问，在移情中发生了多大程度的防御性退行（这些退行需要得到诠释），以及这些早期体验在多大程度上可以被转化为象征性的诠释，从而真实地反映当下重新被激活的情感的本质。格哈德·罗特（Gerhard Roth）认为，由于前额叶皮层和眶前皮层的背外侧区域之间缺乏直接的边缘沟通（limbic communication），所以纯粹的认知方法不足以解决深层次的情感冲突。与此形成鲜明对比的是，含有重要情感成分的干预措施则是有效的，因为这些干预措施与腹内侧前额叶、眶前皮层以及扣带前部有关，从而触及了海马体中更深层次的情感体验。我在早期的著作中描述了一种与分裂样人格相关的技术方法。该疗法的结构能够使病人在一个安全的环境中表达情感，也能使治疗师谨慎地帮助病人提高理解和调节自我与他人的情感联系的能力。

对边缘性人格组织病人的治疗，TFP（Yeomans et al. 2015）已被证明在应用精神分析技术方面是有效的。该疗法根据病人的需要制定了具体的治疗策略和战术，并根据边缘性人格组织病人的主要特征结构进行了修改（Caligor et al. 2018）。也就是说，我们需要针对边缘性、自恋性和分裂样人格障碍对精神分析技术进行修改，因为在治疗中，二元关系的角色反转会快速被激活，其中病人和治疗师在预先设定的原始情感的支配下，交替地活现自我表征和他人表征。对这些病人的治疗需要一种不同于标准精神分析的技术，因为原始情感的激活会引发病人强烈的行为表现，他们无法忍受情绪思考而会将之付诸行动，同时，治疗师还需要保护治疗框架不受病人付诸行动的影响。相反的是，标准精神分析只适用于某些存在严重性格病理和退行性发展的病人，他们需要具有整合的身份认同、稳固的自我以及与重要他人的稳定的内化关系。对典型的神经症性病人来说，精神分析可能是治疗神经症症状和性格病理的最有效方法（Caligor et al. 2018; Kernberg 2018）。

我的结论

简而言之，我认为精神分析理论需要进行以下修订：

（1）情感系统才是最基本的动机系统，力比多和攻击性代表了积极情感和消极情感的次级整合。驱力归根结底还是源于神经生物学属性，但它被组织和表现为在投注了情感的内在客体关系中爱与攻击之间的无意识冲突。

（2）爱与攻击之间的冲突最初是有意识的，这里的背景是，婴儿的情感系统首先是在与他人（也就是母亲）的关系中被激活。但是，如果环境是极度创伤性的，这些冲突只会通过行为模式和碎片化的情感保留下来。如果创伤不那么严重，这些冲突会被吸收到第二个发展阶段，即分裂机制和边缘性人格组织中。在这里，理想化和迫害性的客体关系之间的相互分离占主导地位。

（3）在身份认同趋向整合的第三个发展阶段，压抑机制和三元结构（自我、本我和超我）得以不断巩固和发展，并有着真正巩固的动力性无意识。身份认同整合的实现，意味着这类病人适用于经典精神分析技术，而无须对其进行修改。

（4）无论在哪一种情况下，在技术性中立的背景下对被激活的移情倾向的诠释，以及对移情所包含的情感含义的修通，都构成了精神分析和精神分析性心理治疗的特征。

参考文献

Bollas C: The Shadow of the Object: Psychoanalysis of the Unthought Known. New York, Columbia University Press, 1989.

Caligor E, Kernberg OF, Clarkin JF, Yeomans FE: Psychodynamic Therapy for Personality Pathology: Treating Self and Interpersonal Functioning. Washington, DC, American Psychiatric Association Publishing, 2018.

Coates S, Rosenthal J, Schecter D: September 11: Trauma and Human Bonds. New York, Routledge, 2003.

Damasio A: Self Comes to Mind. New York, Vintage Books, 2010.

Dammann G, Kernberg OF (eds): Schizoidie und Schizoide Persönlichkeitsstörung, Stuttgart, Germany, Kohlhammer, 2019.

Förstl H: Theory of Mind. Heidelberg, Germany, Springer, 2012.

Freud S: Instincts and Their Vicissitudes (1915), in Standard Edition of the Complete Psychological Works of Sigmund Freud, Vol 14. Translated and edited by Strachey J. London, Hogarth, 1957, pp 111–116.

Freud S: The Ego and the Id (1923), in Standard Edition of the Complete Psychological Works of Sigmund Freud, Vol 19. Translated and edited by Strachey J.London, Hogarth, 1961, pp 12–66.

Green A: Le Travail du Négatif. Paris, Les Éditions de Minuit, 1993.

Green A: Pourquoi les Pulsions de Destruction ou de Mort? Paris, Éditions du Panama, 2007.

Hart S: Brain, Attachment, Personality. London, Karnac, 2008.

Heim C, Nemeroff CB: The Role of Childhood Trauma in the Neurobiology of Mood and Anxiety Disorders: Preclinical and Clinical Studies. Biol Psychia Try 49(12):1023–1039, 2001.

Isaacs S: The Nature and Function of Phantasy. Int J Psychoanal 29:73–97, 1948.

Jacobson E: The Self and the Object World. New York, International Universities Press, 1964.

Kernberg OF: Object Relations, Affects, and Drives. Psychoanal Inq 21(5):604–619, 2001.

Kernberg OF: The Concept of Drive in the Light of Contemporary Psychoanalytic Theorizing, in Contemporary Controversies in Psychoanalytic Theory, Techniques, and Their Applications. New Haven, CT, Yale University Press, 2004a, pp 48–59.

Kernberg OF: Hatred as a Core Affect of Aggression, in Aggressivity, Narcissism, and Self-Destructiveness in the Psychoanalytic Process: New Developments in the Psychopathology and Psychotherapy of Severe Personality Disorders. New Haven, CT, Yale University Press, 2004b, pp 27–44.

Kernberg OF: Psychoanalytic Affect Theory in the Light of Contemporary Neurobiological Findings. International Congress Series 1286:106–117, 2006.

Kernberg OF: The Concept of the Death Drive: A Clinical Perspective. Int J Psychoanal 90:1009–1023, 2009.

Kernberg OF: The Inseparable Nature of Love and Aggression. Washington, DC, American Psychiatric Publishing, 2012.

Kernberg OF: Resolution of Aggression and Recovery of Eroticism. Washington, DC, American Psychiatric Association Publishing, 2018.

Klein M: Notes on Some Schizoid Mechanisms. Int J Psychoanal 27:99–110, 1946.

Krause R: Allgemeine Psychodynamische Behandlungs- und Krankheitslehre. Stuttgart, Germany, Kohlhammer, 2012.

LeDoux J: The Deep History of Ourselves. New York, Viking, 2019.

Northoff G: Neuropsychoanalysis in Practice. New York, Oxford University Press, 2011.

Northoff G, Vatter J, Böker H: Das Selbst und das Gehirn, in Neuropsychodyna–mische Psychiatric. Edited by Böker H, Hartwich P, Northoff G. Berlin, Springer, 2016.

Ogden TH: Reverie and Interpretation: Sensing Something Human. Northvale, NJ, Jason Aronson, 1997.

Panksepp J: Affective Neuroscience: The Foundations of Human and Animal

Emotions. New York, Oxford University Press, 1998.

Panksepp J, Biven L: The Archaeology of Mind. New York, W.W. Norton, 2012.

Rosenfeld HR: Notes on the Psychopathology of Confusional States in Chronic Schizophrenia. Int J Psychoanal 32:132–137, 1950.

Roth G: Fühlen, Denken, Handeln wie das Gehirn Unser Verhalten Steuert. Frankfurt, Germany, Suhrkamp, 2001.

Roth G, Dicke U: Funktionelle Neuroanatomie des Limbischen Systems, in Neurobiologie Psychischer Störungen. Edited by Förstl J, Hautzinger M, Roth G. Berlin, Springer, 2006, pp 1–74.

Roth G, Strüber N: Wie das Gehirn die Seele Macht. Stuttgart, Germany, KlettCotta, 2014.

Solms M: The Feeling Brain. London, Karnac, 2015.

Spillius EB, Milton J, Garvey P, et al: The New Dictionary of Kleinian Thought. London, Routledge, 2011.

Stern D: The Interpersonal World of the Infant. New York, Basic Books, 1985.

Svrakic DM, Divac-Jovanovic M: The Fragmented Personality. New York, Oxford University Press, 2019.

Yeomans F, Clarkin JF, Kernberg OF: Transference Focused Psychotherapy for Borderline Personality Disorders: A Clinical Guide. Washington, DC, American Psychiatric Publishing, 2015.

第二部分

核心技术

第三章

精神分析技术的拓展[①]：
标准精神分析和移情焦点疗法的相互影响

本章旨在更清晰地界定标准精神分析和 TFP 之间的差异，并回顾具有精神分析和精神动力学受训背景的临床工作者在学习 TFP 时遇到的特殊困难。在阐述标准精神分析和 TFP 之间的差异时，我将讨论精神分析技术的最新发展如何有助于 TFP 的最佳临床实践。我也将介绍 TFP 的最新发展，这些发展可能也会为标准精神分析技术增添重要贡献（Caligor and Stern 2021; Carsky 2021; Clarkin et al. 2021; Hersh 2021; Ker nberg 2021; Yeomans et al. 2015）。

几个问题也随即出现：随着精神分析治疗不同流派和方法中替代性技术的发展，我们今天真的能谈论"标准"的精神分析吗？"标准"这个词是否意味着对精神分析方法灵活性和丰富性的不适当限制，也就是说，我们能不能将精神分析简化为某些特定的技术？而且，从另一个角度看，是否有可能清晰地区分标准精神分析与精神分析概念应用在精神分析性心理治疗中的各种变体？我希望能够在接下来的讨论中回答这些问题，并证明 TFP 是精神分析技术的一个重要拓展——它将精神分析治疗的应用范围扩展到一部分重症病人，即那些患有严重的人格障碍及其继发症状的病人。这类病人是我们目前治疗的病人群体中很重要的一部分，我们针对这类病人

对精神分析技术做了特定的修改，这显然是精神分析技术的一个拓展，而非与之竞争的疗法。我认为 TFP，尤其是伊芙·卡丽格（Eve Caligor）和她的同事（Caligor 2018; Caligor and Stern 2021）所描述的最新的 TFP 扩展版（TFP-E），是一种发展完善、结构清晰、符合实证的精神分析性心理治疗形式，是目前最接近标准或经典精神分析的一种精神分析性心理治疗。我认为，TFP 有可能被整合到一个培训体系中，让受训者在不会混淆的前提下对基本的精神分析方法进行替代性的应用，同时也能清晰地完善各自的适应证、预后和技术。

标准精神分析与 TFP 的区别

在我较早的著作中（Kernberg 2018），我提出精神分析技术包含的基本工具有：（1）病人的基本任务——自由联想，（2）精神分析师使用的四种基本方法，即诠释，（3）移情分析，（4）技术性中立，（5）反移情应用。这个简单的分类可能会让人感到惊讶，读者的脑海中可能会立即出现精神分析技术的其他方面，如阻抗、涵容、治疗联盟、抱持、性格分析、梦的分析等。我曾经提出，所有这些方面都可以包含在我所说的作为分析师任务的四项基本技术中。关于这一点，我会举几个例子来说明。例如，"阻抗"反映了防御机制的激活，因此对阻抗的分析是"诠释"这一技术所包含的内容之一。确切地说，诠释的内容包含了对本能衍生物和针对它们的防御之间的无意识冲突的分析。与"涵容"相对应的是精神分析师对病人通过投射性认同所施加的影响（即反移情）的容忍，以及作为反移情应用的一部分，对这些投射过来的材料的阐述。"治疗联盟"是分析师的职业角色与病人的理性自我部分之间的联盟，不受移情中探索当前的冲突干扰。通过分析病人的理性自我（rational self）或自我在多大程度上被防御过程所支配，可以让治疗联盟更加稳固。相对健康的病人有能力与治疗师建立治疗联盟，但对于病情非常严重的病人来说，这种可能性基本不存在。在这种情况下，治疗师的任务是系统地分析负性移情，这有助于建立并巩固治疗联盟。在这里，对移情的分析可以稳固治疗联盟，这有别于支持性心理治疗技术，后者用来稳固治疗联盟的方法被认为是正性移情发展带来的一种诱惑性强化（seductive reinforcement）。简单来说，我在这里并不打算对所有的技术工具进行详尽探讨，我相信，经过系统的探索，这些技术工具最终都可以归纳为四种基本的精神分析技术：诠释、移情分析、技术性中立和反移情应用。

TFP 也以同样的基本技术为基础，即作为病人任务的自由联想，以及作为治疗师任务的四项基本技术：诠释、移情分析、技术性中立和反移情应用。但是，这些技术在 TFP 中都经过了重大修改，因此随着时间的推移，心理治疗过程的性质也会呈现出不同的面貌。在接下来的内容中，我将详细说明这些修改和它们的影响。在这个过程中，TFP 与标准精神分析之间的连续性和差异性都会变得清晰。

TFP 完全遵循精神分析技术的基本原理，其核心假设是：无意识冲突是形成人格障碍及其相关的和衍生的精神病理的根本原因。治疗师通过对防御操作的系统分析，以及相应的无意识冲突在意识中的直接呈现（特别是以移情发展的形式），使得这些无意识冲突能够被详细地阐述和解决，从而增强病人的自我力量，优化病人的心理功能。TFP 专注于治疗某些非常严重的人格障碍病人，这些病人大多不适合标准的精神分析。在这些病人中，TFP 强调了原始防御的主导地位，即分裂和相关防御占主导地位，相比之下，在更高的病理水平中是压抑和相关防御占主导地位，这为解决此类病例中的无意识冲突提供了经验。

初始评估和治疗设置

从理论上讲，对功能较好的和较差的病人所做的初始评估应该是相同的，以利于对人格障碍病人进行鉴别诊断、治疗适应证以及评估预后。在精神分析培训的实践传统中，存在着一个问题，那就是忽视了对病人进行详细的评估诊断，认为诊断功能是作为治疗过程的一部分发展起来的。与此相对应的是，当代精神病学存在一种简化的、以精神药理学为导向的趋势，这也导致了对详细的评估诊断的忽视。精神科住院医生所受的训练是只关注主要症状，而忽视对人格结构的分析。所有这些导致出现了一种缺乏对病人进行详细评估诊断的局面，这令人遗憾。我相信，TFP坚持在治疗早期对人格结构进行详细的评估，为精神分析领域做出了重大贡献。

在标准精神分析和 TFP 的每个治疗阶段，工作方法都相同，即指导病人进行自由联想，同时分析师或治疗师采用"均匀悬浮注意"（evenly suspended attention），或者用"无忆无欲"（without memory or desire）来形容更合适。需要澄清的是，TFP 是以面对面的方式进行的，频率是每周 2 ~ 3 次。显然，这与使用躺椅的精神分析治疗不同，后者的频率为每周 3 ~ 5 次。这些安排的一个实际影响是，在标准精神分析中，病人的自由联想比病人在会谈中的非言语表达和总体态度具有更重要的功能。标准精神分析认为自由联想的内容，即病人通过言语交流表达出的主观体验，是反映病人内在生活的主要方式。这种假设对于精神分析的病人来说是合理的，但对于存在严重精神病理的病人来说，我们认为无意识冲突及其衍生物将更多地通过非言语交流来表达，包括言语本身的结构和病人的总体态度。除了面对面接触的沟通功能，严重的人格障碍很早就（而且主要是）以非言语的行为方式呈现了出来，这两个方面的特征都有助于治疗师进行评估诊断。这种差异的一个临床意义是，与治疗不那么严重的人格障碍病人相比，TFP 会更敏锐地关注病人的初始态度及其移情含义。在此，我们可以将治疗互动中病人行为所反映的 "正常"客体关系，与偏离"正常"预期态度的早期移情区分开来。

汉斯·洛瓦尔德（Hans Loewald）对理想的精神分析相遇做了描述：病人有问题，需要帮助，并期待精神分析师不但真诚地对其感兴趣，而且具备足够的知识以提供帮助（Loewald 1960）。这里隐含的前提是，病人信任分析师的良好意愿、知识和经验，而不是认为分析师无所不知或无所不能；同时，病人愿意探索自己的主观世界，并认识到自己可以在分析师的帮助下获得更多理解。然而，对于严重的人格障碍病人来说，这种理论上的理想态度从治疗开始的那一刻起就明显缺失或扭曲了。从一开始，分析师就或多或少地面对着这种扭曲的、微妙的，甚至戏剧性的表现。简而言之，TFP 的优势在于可以快速诊断出主导移情的性质，这不仅因为精神病理越严重，移情的发展就会越早、越有力地扭曲治疗的互动，而且因为面对面的接触促进了对这些移情发展性质的早期和精确诊断。在这一点上，TFP 强化了标准精神分析对整体移情的关注（Joseph 1985, 2013）。

诠　释

TFP 中的诠释，遵循与标准精神分析相同的原理和原则，即由表及里，从防御到冲动，力求在最佳深度水平上进行诠释，并优先对那些在情感上占主导的内容进行干预。所有这些共同的原则并不能将二者区分开来。然而，当涉及诠释的深度时，它们之间的差异就显现出来了。与严重的人格障碍病人工作时，治疗师需要在诠释的准备工作上花费更多的时间和精力，其中包括澄清病人交流的内容，有技巧地面质病人的非言语表现。这些非言语表现，连同言语信息，以及早期激活的强烈的潜在反移情，共同决定着诠释的干预。这些特征结合在一起，使这两种疗法在诠释干预的程度上有所不同。

TFP 对主导情感的强调，是对比昂学派所关注的"选定事实"（selected fact）的一种更具体的表述，对一般的诠释方法做出了贡献（Yeomans et al. 2015）。TFP 建议在综合分析病人的言语、非言语交流和反移情的基础上，将治疗师所感受到的主导情感作为优先进行诠释干预的指征。这对一般的精神分析技术来说是一个新的贡献，但是它并不能反映出我们所比较的这两种主要技术方法的差异。此外，关于什么是"表"、什么是"里"、什么是防御、什么是冲动等问题，在 TFP 对以分裂机制、投射性认同、全能控制和否认为主导的精神病理的治疗中得到了补充。在神经症性病例中，防御结构主要以压抑及其衍生物为主，诠释的重点是那些未被觉察的、被压抑的内容，但在边缘病例中，情况就大不相同了。对于边缘性病人，诠释的重点是那些在情感上解离或分裂出去的内容——在病人的体验中，有意识投注的部分和被解离性否认的部分（尽管它持续存在于病人的意识觉知中）经常发生角色转换。同样，在这点上，TFP 和标准精神分析没有根本性的区别，但 TFP 在对材料的表层和深层内容的关注上进行了扩展：那些在某个时刻属于表层的内容，在另一个时刻可能会变成被分裂出去和否认的深层内容，内在冲突的两个方面会发生角色反转。

移情分析

以当代精神分析客体关系理论为基础，标准精神分析和 TFP 均对移情进行了系统性的分析。然而，TFP 强调的是，移情反映的是一个完整的内在客体关系二元配对，这将影响诠释干预的范围。实际上，当病人将内在客体表征投射到分析师身上时，相应地在病人身上也伴随着自我表征的活现，虽然这通常不那么明显。诠释干预既需要分析被投射的客体表征，也需要分析与之对应的自我表征的活现。在其他时候，自我表征被投射到治疗师身上，病人则活现了相应的客体表征。因此，治疗师的诠释必须涵盖两个参与者所扮演的角色，在相应的积极或消极情感的主导下，它们在同一种解离或压抑的内化关系中交替激活，即"模式是同一个，但角色会反转"。

这一技术在克莱因学派的诠释干预中没有直接言明，但在 TFP 发展的技术方法中变得更加明确。从更广泛的角度来看，它与贝蒂·约瑟夫（Betty Joseph）提出的整体移情分析这一概念相对应（Joseph 1985），该概念对 TFP 技术的发展产生了根本性影响。对移情中的整体客体关系（the total object relationship）的分析，丰富了对移情的诠释。

此外，患有严重的人格障碍的病人普遍存在着付诸行动的问题，这也是他们在治疗期间生活经历的一个重要方面。在 TFP 的临床实践中，我们发现病人在外部环境中的严重自毁行为，和病人在与治疗师的关系中的表现往往是分离的。这使得治疗师可能无法及时做出诊断，因此也不能阻止病人在生活中做出严重的自毁行为。实践教会我们，需要保持对病人外部生活的持续关注，从而对这种被成功分离出去的自毁行为做出诊断，并将其纳入治疗情境。有时，治疗师对病人"无意中"提及的其在外部生活事件中的反应会在反移情中占主导，治疗师从这些事件中推断出病人的生命或心理生存面临着迫在眉睫的危险，而病人却完全没有意识到。例如，基于治疗师对病人外部生活的监测，病人在职业、婚姻或财务上面临的未被承认的危机可能首先通过治疗师的反移情被发现。在某些时候，被否认的外部现实可能会引发治疗师的反移情焦虑，从而推动相关议题在治疗中占情感主导地位，并需要得到诠释。如前所述，这种认识是对整体移情分析的潜在扩展，丰富了这方面的技术方法。

大卫·塔克特（David Tuckett）对移情的分析方法进行了总结，并指出了移情诠释的两个主要阶段：第一个阶段描述主导的无意识移情扭曲及其伴随的含义，第二个阶段主要探索过去重要的内在客体关系的活现（Tuckett 2005, 2019）。这与 TFP 是一致的。然而，严重的人格障碍病人可能会在移情中经历严重的退行，在这种情境下，病人会丧失现实检验能力，将现在与治疗师的关系视为与过去的某些关系的重合。病人无法认识到自己被激活的无意识幻想，和其与治疗师互动的实际现实之间的区别。换句话说，精神病性移情发展的激活，或狭义的移情性精神病，成为严重的人格障碍病人在 TFP 治疗中的一个重要问题（Kernberg 2019）。在这一点上，我们已经发展出了针对"不一致现实"（incompatible realities，即治疗师认为病人对关系或关系的某个方面的体验是不真实的。）的技术——治疗师与病人分享自己的看法，一方面，治疗师承认病人可以对正在发生的事情有自己的看法，同时治疗师也会告诉病人自己的、完全不同的看法。治疗师以这样的方式承认二者的观点存在不一致，但不会试图消除这种不一致。相反，治疗师会邀请病人共同探索这个问题的本质（尽管他们对这个问题有着完全不同的看法），并探索这个问题的重要意义——它是与病人有关的重要且深刻的冲突的某种表达。换句话说，治疗师的任务是确定在移情中激活的精神病性核心议题，这是对其进行共同探索的先决条件，重点不在于对其真实性提出疑问。该方法可以让治疗师将病人的精神病性信念，作为其无意识过去的一种深刻的重新激活来加以阐述。一旦相应的冲突得到解决，病人的现实检验能力就会恢复，并能够在意识和更现实的水平上容忍相应的冲突。我认为这是 TFP 对精神分析技术做出的重大贡献。如果分析师可以容忍这里暗含的对技术性中立的暂时偏离，那么它也可以与标准的精神分析治疗完全兼容。这将我们带到了下一个基本的精神分析技术及其在实施过程中表现出的差异，即技术性中立。

技术性中立

技术性中立指的是分析师不加入在主导移情中激活的无意识冲突的任何一方。正如安娜·弗洛伊德（Anna Freud）所指出的那样，技术性中立代表一种与病人的本我、超我和执行自我（acting ego）保持等距的立场，以及作为一个被排除在外的"第三方"参与其中（Anna Freud 1936, 1974）。这一立场意味着治疗师要与病人自我中不冲突的部分建立一种工作关系，即治疗联盟。技术性中立并非冷漠，而是治疗师以一种关心的客观态度，使病人的移情充分、不受阻碍地呈现出来。在这里，TFP 提出了一种技术上的修改，这种修改与标准的精神分析方法明显不同，即当严重的付诸行动威胁到治疗时，治疗师会暂时放弃技术性中立以保护治疗框架，保护病人及与其相关的人的生命与安全。在这种情况下，治疗师会采取措施设定条件，以确保病人维持与治疗安排一致的正常社会行为。在临床实践中，病人危险的付诸行动、严重的自残行为、自杀企图、危险的反社会行为，或者严重侵犯他人（包括治疗师）的权利、安全或健康的诸多情况，均提示治疗师应该放弃技术性中立。在危险或破坏性行为无法用诠释手段加以控制的情况下，治疗师为了建立（或重新建立）继续治疗的必要条件，可以放弃技术性中立。如果这些行为无法得到澄清和诠释，治疗师必须设定相应的限制作为继续治疗的条件，这显然意味着放弃技术性中立。当这种干预变得必要时，治疗师一方面继续诠释病人相应的无意识冲突，另一方面也需要持续地对病人的行为进行相应的限制，并分析病人在治疗中需要这种改变的原因。这样，在这一过程的最后，治疗师就可以通过诠释这一事件的功能和意义，最终恢复技术性中立。很明显，这是在治疗患有严重的人格障碍的病人时，需要对标准精神分析做出的必要且有效的修改。

正如弗雷德·布施（Fred Busch）对精神分析技术所做的出色评论所暗示的那样，技术性中立还涉及诠释干预的一个更微妙的方面（Busch 2014）。分析师不应问一些暗示对病人的特定行为有偏好的问题，也不应质疑病人行为的某些方面，简而言之，不应提出代表分析师"欲望"的问题。治疗师对病人外部现实的关注，可能会揭示出病人对其外部生活的现实方面的明确否认。这种否认反过来又促进了病人严重自毁行为的付诸行动，而且这些在移情中的言语交流中是缺失的。对现实的否认可能会在病人的交流中表现为某种混乱或不清晰。在 TFP 中，治疗师的任务首先是对看上去无法理解或奇怪的内容进行澄清，其次是探索病人能够在多大程度上对其进行客观评估。治疗师会针对那些看似无法理解的事情提出一系列问题，表面上看，这似乎背离了技术性中立，但其想要做的就是诠释病人对某些现实方面的否认。TFP 在这方面的积极努力可能有别于传统的标准精神分析的做法，后者强调不提出疑问以保持技术性中立。当接受精神分析治疗的病人出现这种并发症状时，TFP 的这种技术可以很好地被整合到标准精神分析工作中。

反移情应用

众所周知，反移情反应的强度，即分析师在治疗过程中感受到的快速变化的情感影响，在严重的人格障碍病人的治疗中尤为明显。快速的移情退行和移情的突然转变，可能会引起分析师的反移情反应，这可以作为分析师对病人在交流中所呈现内容的早期预警信号。因此，TFP 治疗师会持续保持对反移情反应的警觉，有时它会显著地影响治疗师关于"在移情中什么在情感上占主导"的决策过程。在精神分析和 TFP 中，治疗师的任务都是要容忍反移情体验的发展。这种容忍使得反移情体验在治疗师的心理内部得到了充分的发展，这有助于澄清反移情反应的意义，并明确这种反应在多大程度上是来自病人，在多大程度上是来自分析师自身的相应冲突，以及在多大程度上为进一步澄清移情中发生的事情提供了依据。治疗师从这个复杂而快速的心理过程中了解到的东西，最终可能会丰富对移情意义的诠释。因此，治疗师并不会直接向病人分享自己的反移情，而是将其作为构建移情诠释的一个重要元素。如果反移情过于强烈或无法控制，并以某种方式（即使只是部分）表现在治疗师对病人的反应中，那么必须承认这是治疗师带到治疗中的议题，而不是否认它。如果病人面质治疗师的反移情付诸行动，而这恰好是一个符合现实的观察，那么治疗师就必须接受这个观察，但其不需要向病人分享自己行为的无意识动机。这些一般原则既适用于标准精神分析，也适用于精神分析性心理治疗。然而，在一些精神分析取向的治疗中，特别是采用关系性方法的精神分析师的治疗中，直接与病人交流反移情可能包含在他们的精神分析技术中。在治疗非常严重的人格障碍病人时，唯一的潜在问题就是反移情反应可能会涉及非常原始的攻击性、依赖或性等方面，这些方面对治疗师来说是可怕的或难以忍受的，如何处理这些反移情是 TFP 学习中的一个特定任务。

出于同样的原因，当 TFP 治疗师接受反移情中原始的、退行性幻想的激活，并敢于充分地体验它们，而不是将其视为威胁时，就能够更自由地诠释病人在治疗过程中所表达的相应移情。治疗师会因此变得更自由，可以直接在移情中探索原始形式的施受虐、倒错、嫉毁、报复和攻击性依赖等行为，而在起初，这些行为可能会导致治疗师认为病人无法承受这种深度的体验。我们发现，在与重症病人工作时，如果治疗师能够忍受在治疗过程中直接谈论病人的原始愿望和恐惧，从而为病人提供一个认知框架，那么反过来，病人也能够更好地忍受这些愿望和恐惧，而不是像治疗师担心的那样无法忍受。对治疗师来说，这可能是一种重要的矫正性情绪体验。当有经验的 TFP 治疗师在适当的认知框架内进行诠释，特别是对病人原始的攻击性和性幻想进行诠释时，可能会变得更加放松，因为这个认知框架为先前令人害怕的原始恐惧和欲望提供了一个抱持性结构（holding structure）。

总而言之，在对精神分析的四种基本技术的基础应用上，TFP 与精神分析并没有什么不同。但在这些基本技术的具体应用上会存在一些差异，比如对梦的分析。在 TFP 治疗的早期，很难让病人对显梦的内容片段进行精细、复杂的自由联想，他们尚不具备这方面的技能。与适合进行标准精神分析治疗的病人相比，TFP 所治疗的病人自由联想的能力上的发展要慢一些。然而我相信，这个或其他例子并没有改变 TFP 和精神分析的基本一致性，像我前面概述的那样，这些基本技术在应用中的不同仅仅体现在量的差别上。但如果仔细观察一段时间，你就会发现，TFP 除了采用较低的治疗频率，以及病人与治疗师面对面（不使用躺椅）之外，这两种治疗方法在整体上还有着质的不同。TFP 做出的特定修改扩大了精神分析的治疗范围，使之能够用于那些看起来不适合标准精神分析治疗的最严重的病例。

培训问题：争议和经验

接下来我将讨论 TFP 治疗师的工作方式，这可能与治疗师早先的培训经历、身份认同，以及他们如何走上心理治疗之路有关。就之前的培训经历带来的影响而言，在标准精神分析培训之后进行 TFP 培训，在 TFP 培训之前进行各种精神分析性心理治疗模式的综合培训（结合了表达性和支持性技术），在没有提前或并行接受精神分析培训的情况下进行 TFP 培训，以及对没有接受过任何精神分析性心理治疗培训的治疗师进行 TFP 培训，这些都有各自的优点和缺点。我们在康奈尔大学的团队主要是由具有多年标准精神分析经验的心理治疗师组成，他们对 TFP 的治疗过程和结果进行了研究。团队成员也都有多年的一般精神分析性心理治疗经验，对精神分析理论、精神分析技术以及它们如何应用于心理治疗非常感兴趣。基于在本土和欧洲、北美、拉丁美洲，以及中国培训治疗师和精神分析师的经验，我们得以观察到在培训中出现的具体问题，以及与治疗师专业背景有关的具体困难。这些观察无法涵盖所有可能的困难和发展，但是对于精神分析和 TFP 的教学、督导以及实践而言，仍是非常有益的。根据治疗师不同的背景和受训经历，我按照上面总结的几个技术将这些观察进行了整理，包括有效的经验和值得商榷的方面。

评估诊断和治疗目标

如上所述，一个令人遗憾的方面是，各类精神分析培训机构都不够重视评估诊断，甚至普遍存在严重的偏见，反对进行详细的初始评估。这种培训上的失败通常被合理化为一种担心，即担心详细地评估诊断会阻碍病人进入治疗或改变移情的性质。我认为这些担心是完全没有根据的。有很多因素导致治疗师在诊断技巧和实践上存在不足，例如批评"医学诊断"的意识形态立场，对传统精神病学的失望和不信任，对当代精神病学诊断体系中肤浅的描述性分类的不满，某些没有精神病学、临床心理学或临床社会工作背景而进入精神分析或心理治疗培训的治疗师缺乏足够的临床训练，以及缺乏在普通精神病学机构中积累的个人临床经验（这是治疗师整体临床培训的一部分）等。在这里，我只想强调初始评估的重要价值，包括对人格结构、防御组织的主要性质、身份认同和客体关系受损程度的诊断，以及它在确定精神分析或精神分析性心理治疗（特别是 TFP）是否是最佳治疗选择上的重要性。

详细的评估诊断过程包括一组简单且基本的问题：病人的主要目标，即病人想通过治疗改变或实现什么；治疗师的主要目标，即治疗师认为病人需要改变或实现什么。一般来说，即使病人和治疗师的治疗目标可能有所不同，但他们至少需要在其中一个基本问题上达成一致，而治疗就是要改变或解决这个问题。这虽然看起来微不足道，但在出现强烈的负性移情，病人对是否继续接受治疗产生怀疑时，这个问题就变得至关重要。当然，良好的评估诊断最重要的作用是确定病人是否适应精神分析的治疗模式——实际上，这也是它蕴含的预后意义，即精神动力学疗法的适用范围可以扩大到各种不同类型和严重程度的心理疾病。

言语交流和自由联想

在这方面，接受过标准精神分析训练的 TFP 治疗师具有非常明显的优势：所有的精神分析流派都认为，自由联想对于病人来说是非常重要的，这一点表现为分析师非常注意病人的言语交流，能够忍受长时间的沉默，并关注病人在扭曲的言语交流中所隐藏的防御操作。没有接受过标准精神分析训练的治疗师更容易忽视病人这些在治疗中的表现，更容易被诱导进入与病人的持续对话，而后更难做出诊断和分析防御操作。因此，对于没有标准精神分析受训背景的 TFP 治疗师来说，这是一个特别的困难。

另一个相关的问题与言语的系统性扭曲有关：病人说话的方式要么非常不连贯，无法深入到任何特定的主题；要么经常快速地从一个主题转换到另一个主题，从而导致言语交流的混乱。这是严重的人格障碍病人普遍存在的问题，常伴随着病人非言语行为的扭曲，从而导致治疗师无法关注整体的问题，也无法进行最终的分析探索。在这方面，如果治疗师接受的训练是高度关注自由联想的，很可能会受到诱惑，从而长时间地容忍病人相对抽象的语言——这种抽象的语言可以让病人避免谈论与他人相关的具体情感体验。TFP 会非常深入地评估移情中随时会出现的主导客体关系，因此可以迅速地诊断出这样的语言滥用。

通过对言语材料的密切关注，治疗师还可以快速诊断出病人用言语来和治疗师竞争的自恋现象——病人充当自己的监督者，也监督着治疗师的干预。在自恋性病人的治疗中，这会很快地呈现出来。病人可能会无视治疗师的具体干预而持续进行自由联想，这种态度会帮助 TFP 治疗师诊断出自恋性病人对自由联想的滥用。因此，与使用躺椅进行联想的病人相比，采用面对面方式的病人对治疗师所说的话的贬低和否定态度能更早地显现出来。

在精神分析中，病人在交流中存在的混乱（作为对现实的防御）可能会逐渐显现，较高的分析频率能够让分析师认识到同样的混乱问题在较长的一段时间内反复出现，并最终能够通过诠释进行处理。因此，防御性混乱最终也许可以在治疗过程中得到解决，但要付出的代价是它在很长一段时间内都不明确。这种时间因素保护了技术性中立，但也可能遮蔽了某些微妙的付诸行动——直到分析师对病人的外部生活有了清晰的认识。相比之下，严重精神病理中强烈的移情发展和 TFP 治疗师对病人外部生活的高度警觉，可能有助于治疗师更快地进行调查和干预，发现病人在混乱的交流中隐藏的本质问题，从而加快诊断和治疗，以保护病人。但有时，这会带来失去技术性中立的风险。然而，TFP 更加强调要警惕这种行为，即病人通过言语交流来掩盖外部现实中的重大问题。当治疗的频率较低，并且病人出现严重的付诸行动，迫切需要进行干预时，需要治疗师进行积极的诠释性参与，以加快对严重精神病理的治疗节奏。这种做法在上述情况下是有效的，而对更健康的病人，高强度的询问可能会导致治疗师的反移情付诸行动。不同的精神病理及退行程度，需要与之相匹配的诠释速度与强度。

治疗干预

如前所述，由于病人的分裂机制占据主导地位，表现出严重的付诸行动以及快速的突发变化，所以治疗师可能需要迅速地进行干预。TFP 治疗师可能不得不先进行澄清和面质这两项基础工作，直到对移情的含义有了足够清晰的理解，才可以进行深入诠释。然而，TFP 治疗师对病人原始情感发展的近距离接触，使得其可以用言语来表达这些冲突，并做好尽早进行深入诠释的准备。训练有素的 TFP 治疗师可以更容易地指出病人的原始移情（特别是涉及强烈的攻击），而不会担心病人的反击，并且可能更愿意分析病人对其诠释的反应。如前所述，传统的精神分析师可能不愿意对移情中的原始攻击进行直接的诠释。

无论在哪种治疗模式下，某些移情发展都会首先且主要发生于病人与外部第三人之间，这就带来了一个技术问题，即治疗师应该在多大程度上直接诠释这些移情发展。在标准精神分析中，当移情不那么强烈时，如果病人主要关注的是自己与外部他人的关系，那么病人与治疗师之间的冲突可能需要一些时间才能出现在移情中。在 TFP 中，更强烈的和负性的移情极大地促进了这一过程，因此当治疗师试图分析病人与他人冲突的无意识意义时，往往会激发病人和治疗师之间的冲突关系，从而促进移情的分析。在严重的人格障碍病人的治疗中，移情更加明显，也更不稳定。这些移情在治疗早期就表现出来，这为治疗师提供了许多机会来诠释它们的含义。

总之，情感主导的移情在 TFP 中的快速发展促进了治疗师的移情诠释，从而加快了整个诠释过程。一个悬而未决的问题是，这些发现可以在多大程度上应用于标准精神分析中，使治疗师基于技术性中立的立场做出更快速的干预。

对于那些没有接受过标准精神分析训练的治疗师来说，存在一个困难，即如何自然地进行整体诠释：首先关注冲突的防御方面，其次关注这种防御的动机，最后阐明病人在防御什么，以及是什么激活了相应的冲动。这种防御、动机和冲动三者之间的自然顺序，是诠释中非常重要的结构要素，我们在对精神分析候选人进行督导的过程中，常常几乎是无意识地去关注它。对神经症水平的病人来说，这是一种合理的诠释顺序，因为他们主要采用了压抑这一防御机制——防御那些不想要的、无法忍受的情感。然而，人格障碍病人采用的主要防御机制是分裂和投射，因此，对防御、动机和冲动的诠释，旨在整合分离的自我－他人二元配对，而不是被压抑的体验。TFP 擅长分析由防御性的自我－客体二元配对所构成的移情发展，这些关系配对防御的是另外一些相对立的二元配对，后者代表着病人内在冲突中的冲动方面。

在对严重的人格障碍病人进行面对面的治疗时，病人的态度很快就会反映出对一个"正常的"病人角色的移情性偏离，因此 TFP 治疗师更容易快速识别出移情表现和付诸行动的本质，从而更快、更早地意识到这一点，并以病人可接受的方式进行移情诠释。

在这一点上，将标准精神分析与 TFP 相结合的培训会带来巨大好处。这种优势直到最近才得到承认——在一些精神分析学院中，TFP 培训已经成为通用分析课程的组成部分。我认为，在培训精神分析候选人时，TFP 培训也应该成为一项标准内容。不过有一种广泛的担忧是，这种精神分析性心理疗法的培训会"稀释"精神分析技术的培训。恰恰相反，根据我们的经验，清晰地阐明适用于标准精神分析的精神分析技术理论，以及它与精神分析性心理治疗中所做修改的区别，有助于治疗师轻松自如地完成两种相关但明显不同的操作模式的转换，这将丰富治疗师的技能，让他们在不产生混乱的前提下拥有更大的自由度。在这方面，一个重要的理论基础是精神分析与 TFP 具有内在的一致性，这可以帮助治疗师根据每一位病人是否符合这两种治疗方式的最佳适应证选择性地进行使用。

受过 MBT 训练的 TFP 治疗师，能很容易地评估诊断出移情中占主导地位的二元关系。MBT 关注病人对治疗师的意图和行为的歪曲体验，旨在提高病人对治疗师的现实认知，并消除病人对治疗师的扭曲认知。这也是 TFP 评估当下主导的二元关系的性质的第一个步骤。MBT 治疗师需要进一步学习的是病人对他人的认知与对自我的认知的二元配对性质，其目的不是使其正常化，而是为诠释移情中自我认同和客体认同的互换做准备。TFP 中移情诠释的初始阶段所采用的操作方式，与MBT 是相一致的。

我们的经验表明，用 TFP 治疗严重人格障碍的病人时，不仅可以在治疗之初就对严重的移情退行进行分析，而且还可以纠正在过往存在的一些有关重症病人的错误偏见，比如认为重症病人是"脆弱的"，他们对任何移情诠释，甚至对任何诠释性干预都会"过度敏感"。我们发现，病人从治疗早期开始，就能令人惊讶地理解并接受诠释。

如果治疗师能以一种清晰且简单的方式阐述诠释，从表层（即病人的有意识感知和行为）开始，逐渐深入到病人的反应所涉及的整体客体关系，那么即使是复杂的移情发展也可能得到诠释性的澄清。这甚至适用于那些陷入强烈情感危机或严重情感退缩的病人，比如分裂样或有严重创伤经历的病人。

有些病人营造出一种脆弱、无法忍受直接干预的氛围，这可能也会让治疗师变得小心翼翼。在标准的精神分析中，这一困难可能会导致长时间的沉默。分析师对此缺乏言语反应，并且由于病人在非言语行为上的表现很有限，以及相应的反移情恐惧（害怕给病人带来二次创伤），都给诠释相应的移情带来了额外困难。这可能导致治疗师与病人的无意识共谋，避免讨论任何对病人有情感压力或挑战的材料，从而造成治疗的停滞。这种关闭言语交流渠道的非言语行为，反映出病人无法碰触那些包含创伤性体验的记忆。在 TFP 中，根据当下被激活的二元关系情境，治疗师能够更容易地对其进行诠释：此刻，病人激活了对一个极度施虐的权威人物的体验，该权威人物认为任何消极情感的表达都是被禁止的、危险的、高度创伤的和"应受惩罚的"。

通过对病人在其整体行为表达中所呈现的与治疗师有关的相应移情的分析，TFP 可以比精神分析更快地打破这些明显的僵局，比如无休止的沉默或沉默的抗议。伊迪斯·雅各布森（Edith Jacobson）在治疗重度抑郁病人时发现，治疗情境中这种明显的沟通障碍代表了一种特定移情的发展（Jacobson 1971）。她发现在会谈过程中，这些病人实际上是在竭尽全力向治疗师证明治疗师没有能力帮到他们，而且他们传递出一种自己注定要承受内在痛苦的满足感，这些移情发展反映了病人对一个强迫自己受苦的施虐超我的认同。与此同时，这种攻击和受压迫的自我体验被相应地投射到了治疗师身上，这使得病人无意识地活现了这种认同中破坏性的方面。

一般来说，极端原始的移情的激活可能表达了某些深层的冲突，这些冲突从未被病人在认知性的象征化语言层面体验过，而只是作为一种非常早期的行为互动倾向被"记住"。我们现在已经知道，生命头两年遭受的严重创伤可能并没有被记录在认知记忆中，以便这些体验的记忆能被重新激活。由于海马体尚未发育成熟，以及未发展出外显长期记忆的能力，对这些早期体验的情感认知被抹去了。由于这些早期的创伤体验无法被记住，所以它们被固着在了扭曲的早期行为模式中。它们只会通过情感反应的重新激活表现出来（可以在情感上理解为重新激活的客体关系），因为病人无法形成相应的分类记忆（categorical memory），并且只有在理解了当下的移情功能的情况下才能得到诠释（Braten 2011）。分裂样人格病人的内部幻想生活极其贫乏，对他们长时间的沉默和慢性焦虑状态的分析，可以从系统地分析移情中的主导客体关系入手，尤其是迫害性的客体与被迫害者之间的角色转换。在这种情况下，反移情分析的运用就成了一个基本的工具，治疗师要非常小心地留意自己的诠释性干预在多大程度上改变了正在探索的情境，并始终对新发展出的情境可能代表的其他含义保持适当的开放态度。

移情诠释

通过对在移情中激活的投射性认同的分析发现，这种认同指的是病人将治疗师置于被投射了客体表征的角色中，而病人则活现了相应的自我表征；或者反过来，病人将分离的内在客体关系的自我表征投射给了治疗师，而病人自己则认同了相应的客体表征。TFP 特别关注这种二元配对的激活，以及当治疗师这个"被排除在外的第三方"以某些特定的诠释方式威胁到被激活的二元关系时，它们最终如何发展为三元关系。

在 TFP 中，对移情的诠释往往会导致移情性质的快速转变，即使是暂时的，也会频繁地回到被诠释过的原始移情情境。例如，病人可能会把治疗师的行为解读为一种攻击，这显然反映了病人过去对重要养育客体的体验。这可能会反复出现在不同的情境下，也许曾经被分析过并且很明显地被解决了，但在某个时刻，它会再次出现。但是，议题的修通会体现在这种模式强度的逐渐降低上，病人将相互分裂的理想化和迫害性部分整合到同一客体的能力也在发展。如果这种发展没有发生，那就表明该客体关系可能被用于防御另一种需要被分析的潜在客体关系。这个过程在TFP中出现的速度比在标准精神分析中出现得更快，这是因为TFP治疗师持续关注主导的二元关系，所做的诠释性干预会快速产生影响，这不仅促进了移情分析，而且能将那些诠释无效的情况凸显出来。在TFP中，关键在于病人在两次治疗之间使用诠释做了什么，移情分析在多大程度上影响了病人的外部生活以及其在治疗中的变化。在标准精神分析中，这些发展的呈现往往非常缓慢，治疗干预缺乏有效性的情况通常也需要经过很长一段时间才能被发现。在这方面，TFP的经验应该可以用于标准精神分析的工作，它可能会加快移情诠释的修通，同时注意时间的有效利用。精神分析培训侧重于病人在治疗过程中逐渐形成对冲突议题的理解，而TFP则侧重于对冲突做出相对快速的评估诊断和相应的治疗干预。

然而，这可能会引发一个问题，即频繁的治疗干预和加速的诠释过程，可能会在多大程度上导致对技术性中立的偏离，并对病人的内在理解和改变所需的必要时间造成干扰。安德烈·格林指出，需要对严重的人格障碍病人进行快速的干预，因为受到分裂机制的影响，主导的移情情境会快速地转换为另一种情境，这会导致治疗难以深入（Green 2012）。治疗师在干预时，应该考虑到从一种移情倾向到另一种移情倾向的转变，同时将重点放在病人对深度体验的回避上，这是所有这些移情转变的一个共同因素。

TFP培训指导治疗师在每一次治疗中都要尽量有效地利用时间，但涉及解决深层问题时需要非常有耐心。这种理念可能有助于避免许多病人（特别是那些有疾病继发性获益的病人）"拖慢"分析进程。当然，这也反映了病人有效的防御操作。这个问题把我们引向治疗师的"恐惧反应"（phobic reaction）：那些有过严重的特定创伤经历的病人会引发治疗师的"恐惧反应"，这些病人主动拒绝讨论他们过去的创伤经历，或者传达出这样的信息——这样的讨论对他们来说将是极度创伤的。

我认为，这是一种普遍存在于精神分析性心理治疗中的幻想，反映了治疗师害怕去面质隐藏在病人这种禁忌背后的负性移情含义。TFP 在这方面有很好的经验，可以系统地分析病人为何害怕面对自己过去的某些议题，以及这种恐惧对移情发展的影响，不必担心这种分析会给病人带来"二次创伤"。因为根据我们的经验，这样的担心是没有根据的。当病人不愿意探索某些材料时，治疗师首先分析这种不情愿的移情含义，病人就会感到更加安全，并最终能够谈论潜在的创伤。"二次创伤"似乎是治疗师和病人的一种共谋，双方都认为某些材料是需要隔离的，不能被讨论。双方都心照不宣地认为某些话题是禁忌，并合谋将过去痛苦的经历抛诸脑后。如果将我们的方法与标准的精神分析技术结合起来，可能会有所帮助。当然，策略和时机也很重要。

技术性中立、常识和日常生活

在这里，TFP 做出了一个明确的技术修改，用于治疗某些特殊的病人。在一般的精神分析设置中，这些病人会因为危险的、不受控制的付诸行动，或因为病情或生活状况出现危机而中断治疗，从而妨碍治疗的持续进行。导致偏离技术性中立的议题一旦得到解决，TFP 将恢复精神分析的技术性中立，从而防止治疗转向支持性模式。简而言之，这保护了治疗的精神分析本质。

然而，如果分析师对移情发展的诠释相对快速和频繁，技术性中立也可能会受到分析师这种过强的"活跃性"的威胁。还有一种危险是，分析师的价值体系——其对待现实的特定方式——可能会过度影响病人。例如，分析师就有关现实不清楚的地方，以及病人在治疗之外可能会出现重大的付诸行动的地方进行提问，都可能会带来影响，即使治疗师采用的是"整体移情"的分析方法。这是一个重要的问题，它可能具有真正的存在性含义（existential implications）。

我认为，为了过上没那么贫乏的生活，病人必须努力克服日常生活中的一些基本问题。我指的是在三个基本领域的要求，即工作和职业、爱情和性、社会生活和创造力。我们有理由期待病人在这三个主要生活领域拥有一定程度的功能，其中有严重缺陷的病人则需要帮助和治疗。实际上，这意味着治疗师要对病人在整体生活中的功能进行"常识性"的评估。这种评估从最初的评估诊断访谈就开始了，并且应该贯穿于整个治疗过程。在这方面很重要的一点，就是根据病人的生活状况、背景、受教育程度、能力和社会环境等因素，运用一般的常识去思考：如果病人没有被这种疾病所困的话，他能达到什么功能水平？我们帮助病人意识到这些问题，并与病人一起探索在这些失败或受抑制的领域可以做哪些改变。分析师的价值体系可能会不可避免地进入这一图景。在这个问题上，确实暗含着对保持技术性中立的质疑，特别是对于重症病人来说。另外，分析师可能会对病人重大的生活局限性视而不见，而病人可能会无意识地试图对分析师或治疗师"洗脑"，使其认为"这是病人所能做到的极限"。重要的是分析师和病人共同进行探索，根据客观常识在多大程度上需要对某些领域进行干预，或在何种程度上存在"狂热治愈"（furor sanandi）的风险，也就是治疗师在为病人创造理想生活方面过度投入，这可能会影响技术性中立和治疗。无论是在精神分析中还是在 TFP 中，这个问题都需要加以探讨。有时候，精神分析没有探索这个问题，是因为病人的生活事件发展得相对缓慢，面对重大生活决策不那么紧迫，所以有更多的时间来思考。对边缘性病人来说，他们活跃的自毁行为会威胁到其生存，这迫使 TFP 治疗以更快的方式来处理这些问题。

在上述三个主要生活领域，对爱情和性的投入通常是最后得到改善的。毕竟，在某种程度上，除了极少数人享有特殊待遇，所有的病人都要工作，并且要与他人建立联系，这些都是社会生存必不可少的部分。虽然对爱情生活的抑制可能会带来严重的孤独感，但对一个人的总体生存来说并没有那么重要。与此同时，有非常多的社会偏见、抑制和限制妨碍了人们获得充实和满意的爱情生活，因此我们必须认识到，正是精神分析指出该方面的正常发展会受到婴儿式的抑制，并将其作为一个重要且普遍的人类议题进行详细探索，这具有至关重要的意义。然而在临床实践中，这个维度常常被精神分析性心理治疗所忽视，甚至被精神分析本身所忽视。

可以肯定的是，虽然具体的性问题通常可以通过认知行为干预来解决，但爱的能力以及爱与性的整合是精神分析性心理治疗（包括标准精神分析）所擅长的一个领域，因此，治疗师有责任处理这个问题。在精神分析治疗的过程中，病人在爱情生活方面的困难通常可以非常详细地呈现出来，但有关他们性功能方面的非常私人的问题可能会在移情中被漏掉，即使对于不同取向的非常有经验的精神分析师来说也是如此。在 TFP 中，治疗师面对的是更具戏剧性的、存在严重缺陷的爱情关系。这是许多病人的一个主要问题，因此也一直是我们治疗工作的核心。对严重退行的、施受虐的性发展，以及抑制病人与伴侣建立令人满意的爱情关系的俄狄浦斯和前俄狄浦斯冲突的分析，是 TFP 和精神分析的一个基本关注点。与标准精神分析相比，TFP 对严重紊乱的爱情关系进行干预的紧迫性更强。在标准精神分析中，爱情关系中的冲突通常出现得更慢、更循序渐进，这就给了我们更多时间去理解和解决它。这个主题需要在治疗师进行 TFP 培训时给予特别的关注。简而言之，技术性中立对于精神分析和 TFP 一样重要，并且在二者中都被同等地执行，但在 TFP 中存在上述暂时性的限制。在 TFP 中受到挑战的风险更高，在精神分析学院接受过培训的 TFP 治疗师在这方面可能会拥有更丰富的治疗经验。

反移情和前期训练

就这点上而言，如果治疗师受过精神分析的培训，或更具体地说，治疗师本人有接受精神分析的经验，对于最佳的 TFP 培训是很有帮助的。我们发现，如果治疗师本人接受过高质量的精神分析性心理治疗，也可以起到这一作用。我们在 TFP 治疗师的培训中发现，由严重的人格障碍病人的移情退行所引起的强烈反移情反应，是一个明显的主要的问题。反移情分析的一个重要方面，是区分反移情中哪些体现了对移情的合理反应，哪些体现了治疗师自身在治疗互动中激活的特定无意识冲突。而治疗师本人作为病人所积累的心理治疗经验，可以有力地支持这项任务的完成。没有这种经验的治疗师会更容易受到反移情付诸行动的影响，并相应地失去技术性中立的位置。

然而在 TFP 中，边缘性人格组织的病人所呈现的强烈而原始的移情退行，可能会促使治疗师更直接地接触到原始的攻击性、施受虐的性冲动和自毁冲动，从而加深治疗师对这些行为在精神分析中的理解。这说明，如果把 TFP 作为精神分析培训的一部分将会有好处。从本质上讲，TFP 中的反移情应用与精神分析中的相应技术并无不同。如前所述，TFP 在这方面与当代克莱因学派、自我心理学派和法国分析学派的技术方法是一致的，但与关系学派有选择地交流反移情的方式不同。

必须承认的是，一些从未接受过心理治疗的 TFP 学员对自身的深层情感体验和冲突表现出惊人的开放性和反思意识，这对其培训有很大帮助。这与大多数精神动力学"小白"（naive）形成鲜明的对比，后者通常出现严重的学习困难。另外也需要承认，某些受过训练的精神分析师在人格方面可能存在问题，这限制了他们对反移情的探索和理解。

我的结论

TFP 是对标准精神分析的扩展与修正，基于同样的基本精神分析技术的运用，但做了定量的修改，使之适用于那些无法通过标准精神分析进行适当治疗的严重的人格障碍的病人。这种治疗和实践经验的发展，促进了新的技术方法和态度的产生，这些方法和态度是对精神分析的支持和补充，同时也证实了精神分析训练对于精神分析性心理治疗的重要性。治疗师如果接受过一般的精神分析性心理治疗训练，却没有接受过精神分析训练，就有可能在工作中遇到特定的困难、受到潜在的限制。TFP 的某些特征（如重视自由联想以及根据对防御、动机和冲动的分析来组织诠释）

源于精神分析的训练，但另外一些特征，如认识到在某些情况下需要对技术性中立进行修改，对"不一致的现实"进行分析，以及在严重付诸行动出现的情况下加快干预速度，则说明了 TFP 是对标准精神分析的重要补充。

我们从上述比较研究中得出的一个普遍建议是，在精神分析学院内部进行系统的 TFP 培训有着巨大的好处，是对精神分析技术培训的有益补充。同时，精神分析作为一个专业领域具有普遍的优势，可以被视为一种基于精神分析技术的广泛治疗方式，而精神分析性心理治疗是以特定的方式对其进行了特定的修改。我想说的是，TFP 可能是最接近标准精神分析的一种修正形式，但还有其他的衍生方法值得探索。例如，伊芙·卡丽格及其同事（Caligo 2018, 2021）建议将 TFP 扩展用于治疗不那么严重的人格障碍病人。这些病人相对不那么严重，症状病理只在某些局部出现，这种改进的治疗方式可能是他们的最佳选择。

简而言之，我认为 TFP 是精神分析的一种合理拓展，这与精神分析学院认为精神分析性心理治疗是对精神分析的"稀释"的传统态度截然不同。TFP 并未排斥标准的精神分析技术，虽然它还没有一个明确的、被公认的定义。事实上，TFP 的一个重要贡献就是努力给精神分析技术下一个明确的定义，并将其手册化。TFP 的有效性已经得到了实证研究的证明，这也向标准的精神分析提出了挑战，即对标准的精神分析进行同样的定义、手册化和实证研究。这一进程可能已经开始了，但在我们这样一个周围迅速变化的世界中，该进程需要加快。

参考文献

Braten S: Intersubjektive Partizipation: Bewegungen des Virtuellen Anderen bei Säuglingen und Erwaøchsenen. Psyche 65:832–861, 2011.

Busch F: Creating a Psychoanalytic Mind. London, Routledge, 2014.

Caligor E, Stern B: Editorial Introduction to the Special Issue: Recent Advances in Transference-focused Psychotherapy: Extending and Refining the Rreatment Model. Psychodyn Psychiatry 49(2):173–177, 2021.

Caligor E, Kernberg OF, Clarkin JF, Yeomans FE: Psychodynamic Therapy for Personality Pathology: Treating Self and Interpersonal Functioning. Washington, DC, American Psychiatric Association Publishing, 2018.

Carsky M: Managing Countertransference in the Jreatment of Personality Disorders. Psychodyn Psychiatry 49(2):339–360, 2021.

Clarkin JF, Caligor E, Sowislo J: TFP Extended: Development and Recent Advances. Psychodyn Psychiatry 49(2):188–214, 2021.

Freud A: The Ego and the Mechanisms of Defense, in the Writings of Anna Freud, Vol 2. New York, International Universities Press, 1974, pp 3–176.

Green A: La Clinique Psychoanalytique Contemporaire. Paris, Les Éditions d' Ithaque, 2012.

Hersh RG: Applied Transference-focused Psychotherapy: an Overview and Update. Psychodyn Psychiatry 49(2):273–295, 2021.

Jacobson E: Depression: Comparative Studies of Normal, Neurotic, and Psychotic Conditions. New York, International Universities Press, 1971.

Joseph B: Transference: The Total Situation. Int J Psychoanal 66:447–454, 1985.

Joseph B: Here and Now: My Perspective. Int J Psychoanal 94:1–5, 2013.

Kernberg OF: Resolution of Aggression and Recovery of Eroticism. Washington, DC, American Psychiatric Association Publishing, 2018.

Kernberg OF: Psychotic Personality Structure. Psychodyn Psychiatry 47(4):353–372, 2019.

Kernberg OF: Thoughts on Transference Analysis in Transference-focused Psychotherapy. Psychodyn Psychiatry 49(2):178–187, 2021.

Loewald H: On the Therapeutic Action of Psycho-analysis. Int J Psychoanal 41:16–

33, 1960.

Tuckett D: Does Anything Go? Int J Psychoanal 86:31–49, 2005.

Tuckett D: Transference and Transference Interpretation Revisited: Why a Parsimonious Model of Practice May Be Useful. Int J Psychoanal 100(5):852–876, 2019.

Yeomans F, Clarkin JF, Kernberg OF: Transference Focused Psychotherapy for Borderline Personality Disorders: A Clinical Guide. Washington, DC, American Psychiatric Publishing, 2015.

第四章

不同人格病理的移情结构的治疗意义[①]

在这一章，我想要说明的是，不同类型的人格病理会表现出不同的移情结构。这些不同的移情发展在神经症性、边缘性、分裂样、自恋性和明显的精神病病人中是相当稳定和一致的，在分析性治疗的背景下，它们会呈现在移情/反移情中。它们是内在客体关系世界中独特的特定组织，决定了人格的整体类型或特征。同时，我认为，正是它们把具体的无意识幻想的内在世界（投注了本能或情感的内在客体关系世界）与区分人格类型的性格结构联系在一起。

移情结构对精神分析技术的运用也具有治疗意义。精神分析技术的某些方面在特定的治疗情境中会变得尤为重要，比如，重视反移情分析、对技术性中立的暂时放松、敏锐地关注病人外部现实的特定方面等。在这里，我将对这些理论上的建议加以澄清和说明，但首先，我会探讨这一非常简要的概述中或许存在的问题和可能引起的误解。

第一，我所说的"移情结构"指的是被激活的自我表征和客体表征之间的典型关系，以及相应的无意识冲突：这不是指病人在每次治疗中呈现的具体的无意识幻想内容（这些幻想显然是无穷无尽、高度个性化和不可预测的），而是指内在客体关系在多大程度上反映了一个整合的自我，自我和内在客体之间是否有明确的区分，还是过度分裂导致心理体验是完全支离破碎的。因此，我将研究的是内在客体关系

---

① Reprinted from Kernberg OF: "Therapeutic Implications of Transference Structures in Various Personality Pathologies." *Journal of the American Psychoanalytic Association* 67(6):951–986, 2020. Used with permission.

的结构，而不是每次治疗中被激活的特定无意识冲突。

第二，无论病人身上主导的人格病理是什么，都不应影响治疗师在每次治疗中对病人的分析性理解。在每次治疗中，治疗师都应该"无忆无欲"。人格病理的程度和类型，影响的是病人接受精神分析的总体可能性和适应证，以及总体的预后（Kernberg 1999, 2018）。精神分析技术经过改进后的最新应用，扩大了精神分析的使用范围，为严重精神障碍病人提供了一种精神分析性心理治疗，同时，精神分析及其衍生的疗法也在扩展着分析性治疗的领域。从这两点来看，现在的人格理论和人格评估，都与精神分析技术的扩展息息相关。

第三，在之前的工作中，我试图界定所谓标准或经典的精神分析技术的主体，包括对它进行修改，使之用于精神分析性心理治疗（Kernberg 1999）。在《严重的人格障碍的治疗：攻击性的解决和情欲的修复》（*Treatment of Severe Personality Disorders: Resolution of Aggression and Recovery of Eroticism*）一书中，我简要描述了在运用精神分析技术时存在的差异（Kernberg 2018）。

我所说的标准的或经典的精神分析技术，是指由当今占主要地位的各个流派或理论所共有的精神分析方法，包括自我心理学、克莱因学派、英国独立学派、关系学派、新比昂学派，也包括拉康学派。这一共性的核心，是通过诠释那些针对无意识冲动（这些冲动源自力比多和攻击性驱力）的防御操作来揭示和处理病人的内在无意识冲突，这些无意识冲突往往在移情中被激活。移情分析和相应反移情的探索，是标准的精神分析技术的主要工具，分析师在进行这些探索时采取中立但不"冷漠"的立场。虽然在一般的精神分析实践中往往可以更自由地运用这些基本技术，但我们在门宁格研究项目（the Menninger study）中发现，这些工具经过特定修改后，可以为那些不适合精神分析的严重病人提供有效的治疗（Kernberg et al. 1972）。这项研究表明，对于存在严重自我缺陷的病人，结合移情分析和外部支持的"表达性"心理治疗比纯粹的精神分析或支持性心理治疗更有效。在门宁格研究项目中，沃勒斯坦（Wallerstein）发现一些支持性技术经常被用到精神分析中（Wallerstein

1986），这促使他们继续在后来的工作中进行探索（Rockland 1989）。

门宁格研究项目促成了一种特殊的精神分析性心理治疗——TFP 的发展（Kernberg 1975），其有效性已经通过实证研究得到检验（Clarkin et al. 2007; Doering et al. 2010; Kernberg et al. 2008; Yeomans et al. 2015）。事实证明，一种更有差异性的、特定形式的支持性心理治疗是有用的，尽管不如真正的精神分析那么有效。这些发现标志着以精神分析为基础的治疗方法的扩展，这在其他地方也得到了独立的研究（Rudolph 2013）。我试图界定精神分析和精神分析性心理治疗的基本技术共性，并厘清二者之间的差异。我发现，诠释、移情分析、技术性中立和反移情应用构成了精神分析技术的核心。这些技术经过不同程度的修改和组合，就构成了某些特定的精神分析性心理治疗（Kernberg 2018）。

诠释，是对防御和阻抗（防御操作的临床表现）的持续分析。移情分析，已经成为不同精神分析性心理治疗所共有的主要治疗元素。技术性中立在不同的精神分析方法中有着不同的应用，这也是它们的一个主要区别。反移情应用带来的一个问题是：治疗师是否应该和病人交流自己的反移情，如果需要，那么应该交流到什么程度。反移情应用指的是分析师的内部过程，而不是与病人交流自己的反移情。对移情 / 反移情动力的分析性理解，涉及相关的"主体间场域"（intersubjective field）概念。

如果仔细探究其他主要的精神分析技术，如性格分析、梦的分析、活现和付诸行动、修通、涵容和遐思、强迫性重复、负性治疗反应、躯体化、治疗结束等，你会发现它们只是诠释、移情分析、技术性中立和反移情应用这四种基本技术的一些应用（Kernberg 2018）。

第四，鉴于如今许多精神分析流派和取向都在蓬勃发展，人们有理由质疑在这个时候是否应该去讨论一种经典或标准的精神分析技术。我已经阐述了我自己的方法（Kernberg 2004b），这种方法结合了自我心理学和客体关系理论，它与克莱因的观点非常接近，或者说整合了克莱因的观点。然而，在对精神分析技术进行一般性定义的过程中，我完成了更广泛意义上的技术定义，其中包含了关系视角。接下来我将对一些干预措施做出评论，这些评论可能会引发克莱因学派或关系学派的质疑，但我会澄清这样做的原因。关于克莱因学派的观点，我和同事的工作非常接近贝蒂·约瑟夫的移情诠释方法，但是我们多了对投射性认同中涉及的客体关系的额外观察，并扩展了整体移情概念（Joseph 1985）。关于关系性精神分析方法，一个主要的问题是对反移情发展的诠释和管理，特别是在治疗严重障碍病人时。我将说明这种以关系性方法进行的对话的含义。

第五，为了说明不同精神病理的典型移情结构在治疗过程中的激活和转变，我将尝试描述治疗随着时间推移而发生的变化。在使用案例材料来说明不同类型的移情结构时，我将仅介绍每个案例的治疗片段，因此可能无法呈现精神分析最感兴趣的过程材料。尽管存在上述局限性，但我还是希望能够就一些发展过程做些交流，来说明我和其他同事的分析工作。

第六，也就是最后一点，令人欣慰的是，康奈尔人格障碍研究所（the Cornell Personality Disorders Institute）和其他精神分析学者的工作已经有效地使精神病学界认识到，自我的核心本质及其与重要他人之间的关系，是区分人格障碍严重程度的基础，这一点在《精神障碍诊断与统计手册（第 5 版）》的"人格障碍替代模型"的标准 A 中有所体现。值得强调的一点是，在精神分析性心理治疗中，区分特定的人格障碍类型具有重要的临床意义，精神分析对此的启示是，在人格障碍评估中需要将分类标准与维度考量（严重程度）结合起来。我希望接下来的评论能够有助于澄清这个复杂的问题。

经典精神分析理论认为，神经症症状群和性格病理都来自驱力和防御操作间无意识的婴儿式冲突。简单地说，可以这样认为：精神分析通过对防御机制的系统性诠释，让被压抑的、通过症状来表达的驱力衍生物逐渐呈现于意识之中。这样，有意识的自我便能够凭借成人式的整合和升华能力，对先前不能忍受的冲动进行相应的阐述，并解决相关的症状。

当代客体关系理论对这些基本的精神分析概念做了重新阐述，认为驱力衍生物和防御操作反映了在高峰情感状态（代表着这些驱力衍生物和防御性的冲动）主导下自我和他人之间关系的内化（Fairbairn 1954; Greenberg and Mitchell 1983; Jacobson 1964; Kernberg 1985, 2004a, 2004b; Klein 1946, 1958; Winnicott 1965）。换言之，举例来说，当代精神分析客体关系理论，并不会将过度友善的强迫性格特征定义为无意识的攻击冲动和反向形成防御之间的妥协形成，而是认为攻击冲动在本质上是一种攻击性的内在客体关系，即危险的、有敌意的客体表征和愤怒的自我表征之间的关系。病人表面上的友善是为了对抗攻击冲动而做出的相应防御，它反映了另一种内在客体关系，其中包括一个顺从的自我表征与一个强大但具保护性的、仁慈的客体表征。因此，冲动和防御都是通过相应的内在客体关系来表达的。从客体关系理论的角度来看，现在的精神分析技术基本上是指对防御性和冲动性的内在客体关系的系统性诠释，这些客体关系在病人与重要他人的病理性互动中，尤其是在移情中反映出来。

移情是这些被压抑或解离的内在客体关系被激活的最佳场域，其中（按照病人的体验）分析师和病人扮演着相应的自我和客体表征的角色，既有防御性的，也有冲动性的。分析师和病人在互动中呈现的主导情感，反映了活现在移情中的自我和客体之间潜在的、幻想性的互动。在这个框架内，精神分析技术可以被定义为对移情的防御方面所代表的防御性内在客体关系，以及随后在移情中逐渐被激活的冲动性客体关系的系统性诠释。

弗洛伊德观察到，我们所知道的驱力都是一种表征和情感；按照当代客体关系理论，我们可以说，驱力是由自我表征和客体表征之间的二元关系来表达的，这种二元关系负载着带有强烈的力比多或攻击性的"积极"或"消极"情感。这些二元关系单元是构成人类内心生活的基石。最终，它们会被巩固成为自我、本我和超我，作为总体上整合的一种结构。但与此同时，某些关系单元（自我表征和客体表征）在治疗中会被激活，从而形成某种移情倾向，而这正是分析师必须具体诠释的目标。

客体关系理论运用到心理发展的研究，揭示了人类心理生活两个主要阶段的结构发展：首先是在心理发展的早期阶段，根据其积极、奖赏的或消极、厌恶的特征，内在客体关系保持着显著的分离或分裂（Kernberg 1985; Kernberg and Caligor 2005）。我们可以认为情欲、依恋和玩乐的积极情感系统共同构成了力比多驱力，它与战斗–逃跑和分离–恐惧系统所代表的消极情感倾向是完全分裂开的，而后者共同构成了攻击性的死亡驱力（Panksepp and Biven 2012）。内在客体关系的这种两极化（取决于被激活的是积极的或消极的情感系统）使得个体的自我表征无法实现整合，也导致重要他人的表征缺乏整合，因此自我的理想化方面和被贬低的方面被分离开来，重要他人的理想化方面和迫害性方面也被分离开来。

上述早期阶段就是克莱因学派所说的偏执–分裂心位，也是我提出的早期认同弥散阶段（Kernberg 2012）。该阶段的病理性固着是边缘性人格组织所具有的基本心理结构特征。在正常情况下，婴儿在出生后的最初几年会逐渐迈向第二个发展阶段，其特点是自我表征(包括积极和消极的两个方面)的整合，以及客体表征的整合，即重要他人的理想化和迫害性表征被"调和"得更为现实。这种整合的自我，再加上周围整合的重要他人世界，构成了一个人正常的身份认同，是正常人格组织和神经症性人格组织所具有的特征。

虽然当代客体关系理论认为所有的防御机制以及受冲动驱动的行为，都对应于潜在的防御性和冲动性的内在客体关系，但边缘性人格组织与神经症性人格组织的一个主要区别是：前者是以分裂为核心的原始防御操作占主导地位，其中的内在客体关系能被意识到，但在情感上是分裂的（包括理想化和迫害性的），分别代表了防御和潜在的冲动。治疗师对边缘性人格组织的防御操作的诠释，处理的是移情中被激活的防御性和冲动性的内在客体关系，这些关系是有意识的，并且是极端分裂的。

神经症性人格组织中的防御，以压抑和相关的成熟防御操作为核心。这意味着移情中的无意识发展可以被诠释为防御性和冲动性的无意识元素的激活，它证明了在对前意识层面和无意识层面的防御进行阐述的基础上，对无意识冲动内容进行诠释的经典观点是正确的。然而，无论哪种情形，精神分析技术在本质上都是对内在客体关系，特别是（但不限于）在移情中被激活的客体关系的诠释，以及对受主导情感影响的自我和客体表征之间的客体关系的澄清、面质和诠释。在治疗情境中呈现的无意识冲突，通常表现为通过分析师和病人的角色分配活现出来的"防御性"自我–客体关系，与移情中活现的"冲动性"自我–客体关系之间的冲突。不论是哪种情况，对移情的分析都可以帮助我们识别病人相应的无意识冲突，将移情中相应的扭曲的互动与病人外部现实中的平行问题联系起来，并最终追溯到病人的无意识过去。

因此，不管是针对边缘性人格组织或神经症性人格组织，精神分析技术的基本方面都涉及诠释。然而，在正常身份认同或身份认同弥散的情况下进行的诠释分别具有不同的特征。顾名思义，移情分析指的是分析病人在与分析师的互动中呈现的、被激活的过去冲突性的内在客体关系的主导情景。分析师基于技术性中立的立场，从"被排除在外的第三方"的视角来描述那些在移情中激活的冲突。然而，这一立场并没有否定反移情反应的作用，而是把反移情分析当作分析师理解移情发展的一个重要途径。反移情所提供的重要的，有时甚至是关键的信息，加上病人的言语交流和非言语交流信息，让移情诠释变为可能。如前所述，我在其他地方指出（Kernberg 2018），上述四种技术干预（诠释、移情分析、技术性中立和反移情应用）是精神分析和精神分析性心理治疗的基本技术，并且，它们被系统地运用于各种精神分析性治疗模型中，体现了分析性技术的精髓所在。

必须补充的是，为了系统地运用精神分析技术（包括这四种基本技术工具及其衍生的技术干预），我们必须创造一个特定的治疗环境，使移情得以发展，并促进治疗信息和干预的逐渐深入。治疗互动的设置包括治疗师保持一种均匀悬浮注意，以及病人在治疗师的指导下进行自由联想。不过，我在这里无法详细阐述分析师的技术立场的含义和病人自由联想的重要性，但可以说，治疗框架的建立将有助于激活我所提到的那些技术干预。

除了上述四种基本的分析技术外，我们还可以补充一些基本的支持性技术。与分析性探索相比，这些技术倾向于加强病人的防御操作和妥协形成，这可能有助于病人立即改善并适应内部和外部现实。换句话说，如果加上支持性心理治疗技术（这些技术通常与分析性疗法相结合），我们就会有一个关于所有的精神分析衍生技术的列表，并可以将其作为一个潜在的轮廓，帮助我们对所有从标准精神分析衍生出来的心理治疗方法进行区分和分类，包括标准精神分析本身。这些支持性技术包括宣泄、认知支持、情感支持、直接的环境干预，以及通过再教育减少移情的扭曲，它们将作为学习经验"迁移"到病人的外部现实中。这一轮廓能够使我们区分精神分析方法的不同应用，包括标准精神分析、TFP、MBT、一般的精神动力性心理治疗和支持性心理治疗（表4–1）。

表 4–1：精神分析性心理治疗的主要技术 [①]

	Psychoanal	TFP	DPHP	TPOPSY	MBT	Ex-SupP	SPY
诠释	+++	+++	++	++	+	++	-
移情分析	+++	+++	++	+	+	+	-
技术性中立	+++	++	+++	+	+	+	-
反移情应用	++	+++	++	++	++	++	++
宣泄	-	-	-	+	-	+	++
认知支持	-	-	-	-	-	+	+++
情感支持	-	-	-	-	+	+	+++
环境干预	-	-	-	-	-	+	+++
移情的减少和输出	-	-	-	-	+	-	++

注：Psychoanal = 精神分析；TFP = 移情焦点治疗；DPHP = 严重人格病理的精神动力性治疗；TPOPSY = 德国深度心理学疗法；MBT = MBT；Ex-SupP = 表达 – 支持性心理治疗；SPY = 支持性心理治疗。

[①] Reprinted from Kemberg OF: "Therapeutic Implications of Transference Structures in Various Personality Pathologies." *Journal of the American Psychoanalytic Association* 67(6):951–986, 2020.Used with permission.

移情结构的技术含义

精神分析技术最初是在治疗神经症病人的背景下发展起来的。换句话说，标准精神分析及其衍生的精神分析性疗法关注的是相对健康的人群呈现的各种症状和人格病理，对他们来说标准精神分析是首选的治疗方法。然而近年来，精神分析方法已经扩展到边缘性人格组织和严重的人格障碍及其并发症（包括酗酒和成瘾、性变态或"性倒错"，以及严重退行的边缘、自恋、分裂、偏执和疑病型病人），将我们的认识扩展到了更原始的心理功能和结构。它扩展了我们对退行性移情发展的认识，要处理这些移情，就必须根据其特定的移情集群及其所包含的技术含义对精神分析方法进行特定的修改。接下来，我将描述这些退行性移情的一些结构及其技术含义，并将它们与神经症性人格组织的典型移情进行对比。

神经症性人格组织：经典精神分析的治疗情境

经典精神分析技术大多针对具有正常、整合的身份认同的病人，即病人具备整合的自我概念，以及整合的重要他人概念。在当代客体关系理论中，这种结构对应着抑郁心位的实现，即早期体验中迫害性和理想化的部分被整合进自我和他人的完整概念中。这一结构也意味着自我、本我、超我三元结构的充分发展、对矛盾的耐受，以及建立一种深刻而成熟的客体关系的能力（Kernberg and Caligor 2005）。大多数癔症型、强迫型或抑郁－受虐型人格结构的病人都属于这种情况，他们通常会在治疗中发展出一种典型的退行性移情，其中包含婴儿式的自我和相关联的婴儿式移情客体（图4-1）（Caligor et al. 2007）。在这些退行性移情中，病人通常将自己婴儿式的自我与投射到分析师身上的重要的婴儿式客体结合在一起，形成一种防御性或冲动性的关系。对这类移情的分析，是通过逐步探索和处理防御性和冲动性的关系中相应的无意识冲突来进行的，这些冲突既有前俄狄浦斯期的，也有俄狄浦斯期的。

病人主要采用言语交流，然而非言语交流、躯体化和行动化有时也会占上风。反移情很少会成为移情发展的主要信息来源，尽管它始终是一种很有价值的信息。

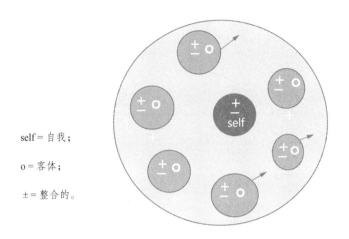

self = 自我；

o = 客体；

± = 整合的。

图 4-1：神经症性移情 [①]

　　下面是一个临床案例：一位 40 多岁的女性，具有癔症型人格结构和明显的受虐倾向，在早期出现的退行性移情中，分析师被体验为与她母亲一样刻板、苛刻和爱操控的人物。病人对被压迫怀有深深的怨恨，并对分析师 – 母亲有一种反抗性的竞争冲动。经过一段时间的工作，主导的移情被病人与她慈爱、软弱而不可靠的父亲的关系所取代，这个父亲没能保护病人，在她遭受母亲的不公平对待时，没有站在她这一边。之后，这种移情演变为对分析师的怨恨和贬低。在她看来，分析师对她表现出的"父亲般的"友好态度是虚伪的，因为其在情感上对她无动于衷。在分析的后期阶段，指向父亲的被禁止的性冲动不再那么令她恐惧之后，一个强大的、具有性挑逗意味的早期父亲形象出现了。移情中包含着性冲动，同时也有对被拒绝和被贬低的恐惧。这种恐惧与她幻想中的自卑感密切相关，她确信自己没有能力与强

① *Source*. Reprinted from Kernberg OF: "Therapeutic Implications of Transference Structures in Various Personality Pathologies." 67(6):951–986, 2020. Used with permission *Journal of the American Psychoanalytic Association*.

大且有主见的女性（"母亲"）竞争。上述对主导移情模式发展过程的分析虽然相当简化和浓缩，但是我们可以发现：病人的自我概念始终保持着连续性，她只是暂时将相应的客体表征投射到了分析师身上。病人的自我概念是相对稳定的，病人在整个治疗过程中都保持着一定的自我反思能力。这种整合的自我使她可以在精神分析的设置下探索在治疗情境中被激活的特定无意识冲突关系。

反移情的强度在整个治疗过程中是比较温和的。病人始终保持着一种"观察性的自我"，而分析师也能在特定的反移情反应和自我反思功能之间保持一致的"分裂"，这表明病人和分析师建立了一种相对稳定的治疗联盟。

边缘性人格组织的移情结构

边缘性人格组织病人在精神分析治疗中表现出来的典型移情结构，代表着早期心理体验中的理想化和迫害性部分之间以及相应的内在客体关系之间的严重分裂，以及分裂的理想化和迫害性关系在移情中的激活（Kernberg 2004b）。在这里，整合的自我概念的缺失和强烈的原始情感促进了这些分裂的客体关系的快速激活，表现为强烈的正性移情和负性移情交替出现，不仅反映了相应的无意识冲突，同时也反映了它们所代表的角色之间的快速反转。自我表征和客体表征在移情中会发生互换。有时，病人会感觉自己是遭到治疗师攻击的受害者，然后让治疗师成为攻击性移情的受害者；另外一些时候，病人会把治疗师体验为一个理想的、保护性的客体，觉得自己正幸福地依赖着这样一个好客体。这种关系往往也是交替出现的——有时病人会"扮演"一个给予的母亲，而治疗师则"扮演"一个快乐、满足的孩子，但很快又会恢复到早期的迫害性关系（图4-2）。

这些情感强烈、转变迅速的矛盾情感状态和相应的客体关系的激活，最初可能呈现为一种严重的混乱，治疗师只能逐步对其进行澄清。病人尚不具备一个基本的、整合的自我，以促使其思考这些激活状态。只有随着病人不断地意识到自身对自我

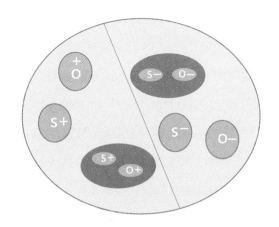

s = 自我；

o = 客体。

图 4-2: 边缘性移情[1]

和客体的双重认同以及它们之间的关系，这些分裂的客体关系才有可能逐渐变得整合。病人也会相应地理解，这些分裂、混乱的内部关系被投射到了当前与他人的现实关系中，这是其所经历的混乱、退行和失败的根源。

TFP 发展出了一种特定的技术方法，该方法关注在治疗过程中呈现于移情中的主导客体关系，并利用病人的主导情感体验对相应的自我表征和客体表征进行诊断（Yeomans et al. 2015）。治疗师通过研究移情中这些客体关系的激活，诊断并诠释与同一个婴儿化客体相关联的理想化和迫害性关系之间的严重分裂，尝试整合病人的自我概念和重要他人概念，并促进正常身份认同的形成。克莱因理论强调投射性认同的基本功能在于将内在客体表征或内在自我体验归因于重要他人，尤其是在移情中。但是，克莱因方法通常并不强调整体客体关系的激活，即病人活现了客体关系配对中的一个方面，而将对应的客体（或自我）方面投射到分析师身上（Spillius and O`Shaughnessy 2012）。

接下来，我将通过一个案例来说明精神分析性心理治疗中的这类移情结构。病

---

① *Source.* Reprinted from Kernberg OF: "Therapeutic Implications of Transference Structures in Various Personality Pathologies." *Journal of the American Psychoanalytic Association* 67(6):951–986, 2020. Used with permission.

人是一位 20 岁出头的年轻女性，患有边缘性人格障碍，长期有严重的自杀倾向、性滥交、药物滥用和学业问题。她在童年早期长期受到姨妈严重的身体虐待，而她那缺席的父亲则被动地容忍了这一切。在治疗过程中，当她的期待和当下的愿望没有得到满足时，她就会表现出强烈的敌意。她对治疗师的言语攻击已经升级到破坏他办公室里的东西，因此有必要制定规则来限制病人在治疗过程中做出的破坏性行为。在其他时候，病人会痛苦地抱怨治疗师的冷漠，她觉得治疗师是为了享受施虐的快感而故意不满足她的需求。并且，她向第三方投诉治疗师对她的虐待行为。有时候，她会无礼地挑逗、取笑治疗师，还会挑衅地坐在他的办公桌上。但当治疗结束她被要求离开时，她又会马上绝望地哭起来，说自己没来得及说出自己真正在乎的东西。在其他时间，她绝望地要求保持电话联系，并要求增加治疗频次，表现出想要依赖治疗师的强烈愿望。她幻想，如果治疗师是一只袋鼠，那她就会成为他的袋鼠宝宝，坐在他的育儿袋中，安心地看着世事变迁。有一次，在得知治疗师遭遇了一场突如其来的灾难后，病人非常担心，她带着一大束鲜花来参加治疗，向她认为遭受痛苦的治疗师表达了母性的同情和安慰。只有在治疗的后期，病人才意识到自己对治疗师的理想化和迫害性的情感，她对自己攻击治疗师的行为感到内疚，并希望修复她幻想中可能对治疗师造成的伤害。

这可能是一个典型的案例，即病人强烈的付诸行动可能会引发治疗师相应的强烈反移情反应，进而发生反移情付诸行动。这也提出了一个普遍的问题，即如何处理这种发展。当我没有满足病人对时间、关注或某种特权的要求时，她感受到强烈的愤怒和挫败，这和她把我看成一个施虐的、控制的和折磨她的客体是一致的。我变成了病人的姨妈，而她也完全相信我的行为和她的姨妈一样，而她则是那个无助、痛苦和愤怒的受害者。当试着维持治疗界限的时候，我能体会到那种拒绝向她屈服的快感。相反，当病人恶毒地攻击我，一次在公共场所侮辱我，还有一次毁坏我办公室里的物品时，我觉得自己是一个无助的受害者：这时她成了她的姨妈，而我则成了病人自己——那个受虐待的小女孩。

同时，我采用的技术手段还包括澄清我在她强烈的投射性认同中代表了谁，以及在她对这个投射客体的反应中认同了谁。这里活现的移情／反移情，是一个施虐的姨妈与一个无助、痛苦和愤怒绝望的孩子的关系。有时候，她在移情中感觉自己是施虐的姨妈，从而活现了这种认同，而我则在反移情中感觉自己是一个无助而愤怒的孩子；在其他时候，我们的关系会反转过来，她感觉自己是一个无助和受虐的孩子，而我则变成了那个施虐的、控制的和折磨她的姨妈。在我诠释了这种角色互换后，病人开始理解自己对受害者和加害者的无意识认同。在同一个客体关系中自我和客体之间的这种角色互换，不断地在移情中被激活。随着时间的推移，病人能够承认她对自我和客体的无意识认同，并能够在自己身上看到以前只能投射出去的东西。因此，治疗师通过分析快速变化的移情，并运用反移情分析，最终能够让病人理解在如此强烈的互动中发生了什么，而不需要向病人分享自己的反移情。我认为这种技术方法不同于关系学派，后者在出现强烈的反移情发展时会和病人交流治疗师的反移情。同时，该方法可能会丰富克莱因理论对投射性认同的诠释，因为它重点关注病人在强烈的投射性认同的影响下是如何体验和回应分析师的。"当你感觉我像施虐狂一样命令你时，你会觉得自己是个无助、无能、被奴役的受害者。"重点是帮助病人理解这种自我－客体关系的激活。

在某些案例中，由于病人严重的付诸行动，治疗师需要设置一些限制来保护治疗框架，虽然这会对技术性中立产生威胁。技术性中立可以暂时放宽，或者完全放弃，但随后必须通过诠释恢复。这需要治疗师对强烈的反移情反应，尤其是对那些原始移情发展所激活的典型的反移情，进行持续而深入的内部工作。虽然边缘性病人可能无法忍受标准精神分析的设置，但 TFP 的灵活性可以系统地运用四个基本的分析技术，从而为这些病人提供与标准精神分析设置不一样的精神分析性心理治疗。

自恋性人格障碍的移情结构

另一种典型的移情结构出现在自恋性人格障碍的治疗中。自恋性人格病人有着不同的病理水平，标准精神分析适用于那些在日常生活中工作能力相对正常，或者有稳定的（即使是表面的）爱情关系的个体（Kernberg 2004b, 2014）。在最极端的情况下，出现严重退行的自恋性病人会完全丧失工作能力，或无法维持任何亲密的爱情关系。他们呈现出一种典型的混合体，具有强烈的性冲动和混乱的性关系，但缺乏柔情或情感投入，并且社会生活严重受挫。退行最严重的自恋性人格障碍在诊断时往往容易和出现退行的边缘性人格障碍混淆，至少一开始如此。在仔细检查病人的精神状态时，常常可以发现病理性夸大自我的存在，这是自恋性人格障碍最基本的临床特征。

自恋性人格障碍的移情结构有一个非常典型的发展过程，并会顽固地存在于精神分析或精神分析性心理治疗过程中。这种移情反映了一种典型的客体关系，其中一方活现了病理性的夸大自我，自我和重要他人中被贬低、无价值的方面则被投射并凝缩到另一方（图4-3）。这里的移情结构，表现为全知全能的夸大自我和被贬低的自我表征(通常被投射到治疗师身上)之间的关系,但角色可能会不断发生互换。可能出现的一种移情反转是，将夸大自我投射到治疗师身上，病人则活现了被贬低的自我概念。病人夸大的自我并没有与内化的有价值的客体表征建立关系，而是以一种奇怪的孤立状态存在。它唯一且最基本的要求，就是获得重要他人的赞赏，因为只有这样，才能重新肯定其夸大自我，确保其存在。令人仰慕的客体，包括移情中的治疗师，可能会被病人暂时地理想化，以努力将其令人仰慕的方面和他人身上可能被妒忌的方面吸收进来。然而，一旦病人不再需要他们来隐形地确认其病理性的夸大自我时，他们就会被贬低和轻视。这些发展会在很长一段时间内主导着移情。偶尔，病人在现实或幻想中无法否认的客观失败会带来关系的突然逆转，这样一来，病人就会把夸大自我投射到治疗师身上，同时认同一个被贬低的自我表征，而这通常是投射到他人身上的。现在我们可以知道，这些夸大的、自我中心的人如何突然变得极度没有安全感，依赖周围他人的安慰，但很快就会恢复到原来的夸大状态。

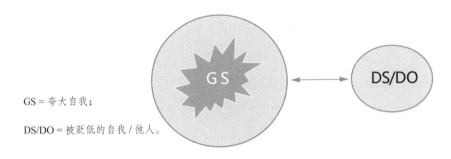

GS = 夸大自我；

DS/DO = 被贬低的自我 / 他人。

图 4-3: 自恋性移情[①]

上述模式活现在移情中的方式，是病人对治疗师持一种控制和贬低的态度，同时又竭力使治疗师处于一种足够被感激的状态，以免认为治疗完全无用。相反，对治疗师真正的尊重、兴趣和感激却是危险的，因为这会让病人立刻陷入无法忍受的自卑状态。自恋性病人的夸大自我结构，源自他们对童年早期经验（即重要他人的强大和令人仰慕的方面）的内化，以及对他们的养育环境所鼓励的自我部分的认同——在这样的环境中，父母对孩子突出的正面特质表示赞赏，却没有提供真正的爱和关心。

这些激活病理性夸大自我的成分特征会逐渐显现出来，如果治疗进展顺利，自我就会逐步分解为理想化的自我表征和客体表征成分。这种发展反过来又会激活移情中相应的原始客体关系，即理想化和迫害性关系之间的分裂，并将自恋结构转变为一般的边缘结构，这是迈向改善的重要一步。当病理性夸大自我被拆除，那些反映了病人对父母形象中不道德方面的认同的客体表征成分被激活时，病人可能会在

---

① *Source*. Reprinted from Kernberg OF: "Therapeutic Implications of Transference Structures in Various Personality Pathologies." *Journal of the American Psychoanalytic Association* 67(6):951–986, 2020. Used with permission.

移情过程中表现出反社会特征和不诚实的方面，这可能会使治疗后期正常超我功能的发展变得复杂。对于这些呈现出精神病性移情的案例，治疗师必须通过分析病人不诚实背后的偏执性恐惧，逐步将其转变为偏执性移情。然后，当病人的身份认同变得整合时，偏执性移情可能会经由治疗师的诠释转变为抑郁性移情。

但是，即便没有这些复杂的反社会状况，对病理性夸大自我的系统分析和分解，通常也需要对相应移情发展演变的微妙方式进行数月的"微观分析"。当病理性夸大自我被拆除时，退行性的部分客体关系可能会微妙而强烈地活现出来。这里存在的一种风险是，分析师将自己的反移情反应的活现归因于"此时此地"的互动过程，却忽视了复杂的早期客体关系在移情中的重现。

我将通过一个案例来说明上述情况。病人50多岁，是一位成功的生物研究员，擅长处理复杂的商业事务，表现得很高效、有支配力和掌控力。但是，他没什么亲密的朋友，社交生活相当孤立，过着既无爱亦无性的婚姻生活。长期无爱的混乱性生活是他获得性快感的主要来源。他把妻子当作奴隶，在日常生活上完全靠她来照料。近几年来，他的妻子开始反抗这种状况，并对他们有名无实的婚姻越来越不满，最终向他提出打算离婚。在这一点上，病人夸大的自我面临崩溃，强烈的焦虑促使他前来接受治疗。他最初是为了处理婚姻中的冲突，但很快就暴露了他在性生活和社会交往中存在的深层问题。他被诊断为自恋性人格障碍，并选择接受精神分析治疗。

这位病人很快就产生了具有上述特征的移情。他认为分析师是一个平庸、思维狭隘的"技术员"，只是在照本宣科，而他自己也可以通过阅读获得这些知识。他不断地抱怨，说他被"骗进了"无用的心理治疗。经过几个月的治疗后，他发现自己一直在努力克服某种嫉羡感：他嫉羡妻子拥有丰富的情感，也嫉羡分析师能从工作中获得满足。相比之下，病人觉得自己在工作中总是陷入持续的职业和财务竞争，这让他无法休息或放松。随着治疗的推进，一个非常令人沮丧的早年经历逐渐呈现出来：在病人的体验中，父母都是迟钝的和不可接近的；他逐渐形成了一种对于成功的竞争意识、一种战胜同学的优越感，这些是他在童年时期获得满足的唯一来源。最终，他的夸大自我的组成部分可以在移情中被分离出来并得以探索。

下面我将举例说明这一进展。病人和我都住在中西部的一个中等城市，生活在同样的职业环境里。他关注着有关我的八卦，最后编出了一个关于我做出了不恰当的、荒唐行为的故事，并在熟人之间传播开来。这个故事传来传去，最后又传到了他的耳中：有人跟他讲了他编造的这个关于我的故事。这位病人非常害怕，决定向我"坦白"——他就是这个谣言的始作俑者。尽管有强烈的负性反移情，我最后决定保持分析关系，并且在接下来的几周里，逐渐地分析出是什么原因导致了病人这种强烈投注的行为。

事实证明，这是病人对他母亲行为的一种复制。他母亲来自社会底层，当她置身于她的丈夫，也就是病人的父亲所处的特权社会时，一直都没有安全感。这位病人很明显地感觉到，他母亲经常对一些熟人说三道四，以此来贬低那些让她感到忌妒和不安的人。作为病人病理性夸大自我的一个方面，他在成长过程中吸收了母亲的这一形象和权力来源，如今在他与分析师的移情关系中被表达了出来。同样，在这里，病人的病理性夸大自我和被投射出去的无价值自我之间的关系，被转化为认同了母亲的病人和他投射出去的被忽视和拒绝的自我表征之间的特定移情关系。换句话说，这种特定的移情关系预示着他的病理性夸大自我的瓦解。现在，病人可以真正地为自己的行为感到羞愧和内疚，这是他第一次意识到攻击性来自自己，而不像平时那样投射到别人身上。

当得知是这位病人在散布关于我的谣言时，我感到震惊。我的第一反应是要终止对他的治疗。我很失望，觉得自己被背叛了。经过与一位资深同行的讨论，我得以维持治疗，但是我的诠释干预受到了抑制。我清楚地意识到，病人认同了他那爱说闲话、忌妒和贬低人的母亲。但是，我经过一段时间才意识到，我不只是活现了一个被背叛、被抛弃的儿子的反应。在我的反移情中，我也发展出一种贬低他人和报复性的优越感。我理解到，病人将我体验为一个有优越感、爱贬低人的人，他对自己不得不依赖这样一个客体而感到羞耻。这些探索使我了解到，病人在治疗之外对我的贬低是对这种情境的一种缓解性的反转。因此，我得以帮助他理解，他在这种充满冲突和高度创伤性的体验中同时认同了自我和客体。与此同时，他也明白了自己的夸大所具有的相关防御功能。

分裂样人格障碍的移情结构

分裂性移情这一概念容易引起混淆，因为它有两种不同的用法。首先，经典精神病学对分裂样人格障碍给出了一个明确的定义，该定义所描述的典型症状可以帮助临床医生进行评估诊断，也确实是评估典型的分裂性移情倾向的重要依据。然而，在精神病学研究中，这些分裂性移情并未得到足够的重视。另一方面，梅兰妮·克莱因提出的"偏执－分裂心位"（Klein 1946）是精神分析文献中的一个核心概念，它部分是建立在费尔贝恩（Fairbairn 1954）关于分裂心位的精神动力学描述之上的。事实证明，在分析整个边缘性人格组织（BPO）领域的防御性组织（理想化和迫害性内在客体关系之间的防御性分离或分裂）时，这个概念是必不可少的。偏执－分裂动力在严重的人格障碍病人的各个领域中普遍存在，但这与分裂样人格障碍治疗中的典型移情倾向是不同的，后者需要用到一种由费尔贝恩（Fairbairn 1954）、冈特瑞普（Guntrip 1969）和雷伊（Rey 1979）最先提出的特定技术方法。费尔贝恩所描述的这些特定移情倾向与经典精神病学定义的分裂样人格障碍和分裂型人格障碍更为接近。

分裂样人格障碍的典型描述性特征包括社会退缩、社交孤立、缺乏亲密关系、对批评高度敏感、容易感觉到被他人伤害。与这些病人的社交孤立形成鲜明对比的，是他们对他人的感受和行为有着高度的敏感性（Akhtar 1992）。与此同时，这些病人似乎退回到一种私人的、隐秘的自我肯定，以及一个完全由自己掌控的内部幻想世界。这种自我肯定并不是一种优越感，也不是对重要他人的贬低，这两个方面是自恋性人格的病理性夸大自我的典型特征。费尔贝恩所描述的分裂样病人表现出一种占主导地位的动力，他们极度渴望亲密的依赖关系，但同时又极度恐惧被对方控制，害怕被亲密关系吞噬。他们一方面缺乏共情能力，无法与他人建立温情的关系，另一方面又经常表现出一种解离性的"爆发"，即会在一种解离模式下激活性欲化和攻击性关系。

他们的情感激活缺乏调节，并呈现出一种特定的情感碎片化或分散状态。除了突然的、解离性的情感爆发外，他们似乎同样缺乏积极和消极的情感体验，这与长期无法获得清晰的情感体验形成了强烈对比。这些病人表现出的典型特征是一种碎片化的自我意识，也就是说，他们对自己当下的情感体验，处在一种令人不安和困惑的无意识中，这与边缘性病人经历的理想化和迫害性情感的交替激活是截然不同的。分裂样病人对重要他人的体验也是支离破碎的。他们很难划分出理想化客体和迫害性客体：他们对他人的行为和互动极度敏感，因而无法明确地将"积极"和"消极"客体区分开来，所以对他人的体验是混乱的。换句话说，他们对这个世界的体验是以一种情感碎片化的方式进行的，还不能运用分裂机制。费尔贝恩对分裂样人格的分析既包括典型的描述性症状，也包括它们的主要动力。在他看来，纯粹描述性的精神病学方法认为这些病人并不渴望亲密关系，显然忽视了他们更深层次的心理现实。图4-4展示了分裂样人格的结构组织，它在移情中表现为碎片化客体关系的激活，其中包括碎片化的自我和对他人的体验。

在临床上，这类病人看起来非常疏离，在治疗过程中没有任何特定的情感激活，使得治疗师难以识别在移情中活现的主导客体关系。治疗师可能对自己对病人的情感反应感到困惑，这种情感反应似乎集中在对当下状况感到无法理解或困惑上。与之相应，病人对这种情况以及他们的情感体验也一样困惑。就好像，尽管（或者因为）他们的言语交流是琐碎的、缺乏人情味的、无意义的或令人分心的，治疗中的情感关系出奇地疏远。治疗师澄清病人心中想法的努力可能会让病人感到困惑和被侵犯，或者，如果治疗师尝试指出某种主导的关系似乎在当下被激活了，病人可能会表现

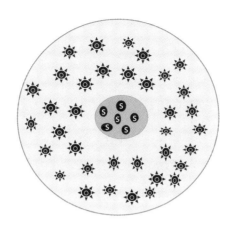

s = 自我；

o = 客体。

图 4-4: 分裂性移情 [1]

出一种被侵犯、控制或洗脑的恐惧感。反过来，治疗师很容易感觉到自己只是在做理论性的陈述，并没有准确识别主导的情感关系。对治疗师来说，要解决这种困惑，就必须认识到言语沟通对于澄清移情是无效的，治疗师被激活的反移情在这种情况下将发挥核心作用。

如果治疗师能够允许自己被当下与病人所处的整个情境所影响，那么反移情可能会给出答案。这是一种主体间性的情境，它无法追溯到病人或治疗师的任何特定经验，但是它清晰地反映出由他们在实际互动中所营造的氛围的性质。这就需要治疗师对自己的主导情感状态的激活持开放态度，对可能伴随这种情感状态的幻想持开放态度，或者对某种情感状态的触发点持开放态度，并利用这种主导情感和相关的幻想材料，结合病人的主导病理及外在现实，重新审视治疗师和病人之间的互动。这种渐进的、困难的但可行的分析可能会让我们理解当下占主导地位的情感关系是什么，而由于它们碎片化和分散的特质，我们一开始根本无法收集这些信息。

从技术上讲，精神分析的四种基本技术同样适用于分裂样人格的治疗，但对于

---

① *Source*. Reprinted from Kernberg OF: "Therapeutic Implications of Transference Structures in Various Personality Pathologies." *Journal of the American Psychoanalytic Association* 67(6):951–986, 2020. Used with permission.

诠释，尤其是移情诠释的运用要特别谨慎。治疗师也许会冒险做出可能容易被分裂样病人拒绝的诠释，治疗师必须准备好接受这种拒绝，并进一步探究病人认为什么可能比治疗师的诠释更合适。如果治疗师愿意回溯自己的观察，愿意和病人分享自己在理解病人的想法时所遇到的困难，以及自己在澄清互动中发生的事情上所遇到的困难，那么治疗师的这种意愿也许会有助于涵容治疗中的困惑，让病人安心。将这种移情发展，与自恋性病人对于治疗师诠释的轻蔑拒绝区分开来应该不难。因此，治疗师在对分裂样病人的想法做诠释时必须谨慎，并强调要从病人的想法和治疗师的想法两方面来寻求澄清。

在这种情况下，需要容忍病人的拒绝行为和不信任，以及病人由于感觉被治疗师拒绝而产生的超敏反应。病人可能会表现得想要亲近又害怕亲近，以及带着怀疑态度的退缩，甚至是预防性的明确拒绝治疗师，作为对过度渴望亲近和害怕亲近的一种防御。由普遍的分裂机制所防御的情感主导的客体关系在性质上可能有很大的不同：在空洞的治疗对话背后，我们可能会发现病人的情欲幻想、强烈的融合渴望，或者攻击、依赖、偏执的情感倾向，伴随着俄狄浦斯期和前俄狄浦斯期关系的不同程度的凝缩。下面的案例说明了一种普遍的分裂性移情。

病人是一位 20 出头的年轻女性，患有典型的分裂样人格障碍。她经常用剃须刀片割伤自己，并看着血流出来。她从小就表现出严重的社交孤立，在大学期间完全陷入了社交崩溃状态。她无法与其他学生建立联系，退缩到一个紧张的幻想世界中，没办法集中精力学习。从临床上看，她的社交退缩程度，与家人和朋友的隔绝，在学校遭遇的失败，从几次创伤性的早期约会中迅速退出，以及她近乎混乱的谈话方式，都让人怀疑她是不是得了精神分裂症。在经过更深入的精神评估后，临床医师诊断她患有分裂样人格障碍，推荐她进行 TFP 治疗。

在治疗的最初几周，在收集了常规的病史信息后，我们的互动演变成一种关于她日常生活琐事的肤浅、机械和重复的交流。治疗进行了二三个月后，我开始发现在治疗中我几乎无法专注于任何事情，也无法抓住任何线索来引导我们的互动进行一些有意义的交流。我努力询问她的感受和幻想是什么，但这使得我们的交流变得更加琐碎，当她发现我在强行试图从她的话语中找出新的含义时，我可以感觉到她在对我生气。与此同时，她会准时出现在每一次治疗中，对治疗中出现的空洞内容似乎没有任何异议。她很隐晦地提到，她常常小心地割破自己的皮肤，然后看着血一滴滴地流出来。她的某些言行偶尔会流露出一丝诱惑的味道，但只是试探性的，转瞬即逝。等我意识到其中可能隐藏着某种意义时，它就已经消失了。

我偶尔会设想，病人专注于描述她小心地割破自己的皮肤、观察血滴，这可能是在我面前展示她自己的一种方式，也可能是活现她幻想的我对她的性侵犯，又或者暗示着我是一个未能保护她的父亲形象，但是，所有这些对她幻想世界的探索都徒劳无功。不论我说什么，似乎都会让她的思绪变得混乱，而此时我的思维似乎也变得混乱。我向她指出，我试图理解她的任何尝试都被她体验为一种入侵，我试着做出的任何澄清对她来说都是危险的。

有一次，我发现自己很难把注意力集中在她身上。我顺着思绪想下去，突然想起了6个月前看过的一部意大利影片《对一个不容怀疑的公民的调查》（*Investigation of a Citizen Beyond Suspicion*）。它讲述了一名地方检察官在追捕一名性杀人犯。事实上，这名检察官自己就是凶手，他会在和女人做爱时杀死她们。我想起了影片中的一幕：一个女人坐在检察官的身上，在她达到性高潮时，检察官突然拔出刀子，割开她的喉咙，鲜血顺着她的胸部流下来。这个场景出现在我的脑海中，既令人兴奋，又令人恶心，还有一种让人害怕的惊讶——我竟然会在治疗中产生这样的幻想。接下来的几天，我试图忘记这件事。但后来我意识到，病人对自己的身体和流血的伤口的重复提及，以及在对这位极度抑制的病人进行治疗的过程中出现的那些奇怪的诱惑时刻，还有我对自己的施虐性幻想感到的"震惊"，都反映了一种摆荡的反移情认同——在对施受虐关系中的自我表征和客体表征的认同间摆荡。我理解了，我频频出现的混乱感也是病人情感体验的防御性破碎带来的一种结果。我说，"空气中"弥漫着可怕的与性有关的想法，是不能谈论的。

几周后，病人提到她有些难以启齿的想法，她谈及一个反复出现的关于我的强烈幻想。她希望我开枪打死她，这样我就成了杀人犯。如此一来，我的余生都将在悔恨中度过。我将永远无法忘记她，这样她就会伴随我一辈子。她不在乎死亡，只因她知道，她将会成为我一生的伴侣！这个性幻想里既包含着退行性的俄狄浦斯期冲突，也包含着带有严重攻击性的前俄狄浦斯期的施受虐倾向和自毁意味，这些都是我们随后几个月探索的核心。我想强调的是，透过该案例中特定客体关系的破碎和弥散的激活，我们可以发现，在移情发展的内容与我的反移情幻想的性质之间存在一种密切的联系。这个例子看起来可能不太寻常，但实际上它是一种相当常见的反移情体验——如果治疗师能忍受分裂性移情中的破碎关系的话。如果治疗师能够对这种特定的关系保持开放的态度，就能逐步将分裂性移情转变为更为常见的边缘组织移情，从而在治疗中运用针对身份认同弥散病人的一般技术方法。这种特定的情感碎片化或弥散的防御引出了一个悬而未决的问题：这种防御仅仅是这些病人的一种心理发展，还是反映了一种更基本的神经生物学倾向——为了分散那些特定的、过度强烈的负面情感？

共生移情的结构

在精神分析文献中，"共生"一词有两种不同的用法。第一种用法，是指一个人与他人形成的强烈纠缠的关系，这种关系无法忍受其他关系的共存。在此过程中，自我和他人之间的边界是保持的，但这种关系具有排他性，不能忍受与"第三方"有其他关系。同时，这种关系中的自我和他人通过投射性认同的方式进行交流，这促进了对自我和他人的交替性认同。这个词的另一种用法，是指"自我"和"他人"两个概念在实际中已经混为一体。在这种关系中，自我和他人没有区别，因此自我的体验和他人的体验是混淆的，这隐含着一个人正常的自我边界的丧失。第二种用法呈现了一个实际的精神病过程，反映了现实检验能力的丧失，这是导致异常知觉、幻觉和妄想的根源。相反，在共生关系中，自我和客体之间始终保持着区分——尽管他们是相互纠缠的，但自我和他人之间可能会发生迅速的角色互换。我这里所说的"共生移情"，只局限于指代那种自我和他人之间强烈纠缠的关系，即使是在角色快速互换的过程中，自我和他人之间仍保持着明确的界限。我用"精神病性移情"来指代那些自我和他人之间失去分化的案例，自我和他人的混淆意味着一个人失去了自我的边界，也丧失了现实检验能力。图 4-5 描述了共生移情，而图 4-6 描述的是精神病性移情（详见下节"精神病性移情结构"）。

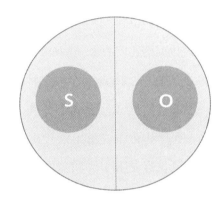

图 4-5: 共生移情[①]

在典型的边缘性移情被激活时，病人通常能够忍受与治疗师之间强烈的意见分歧，并且能够在特定的客体关系（以特定情感为核心的自我 - 客体配对）中，通过明确区分的角色来表达他们的冲突。但在共生关系中，病人不能忍受治疗师对现实的看法与自己存在差异——治疗师必须完全同意病人的观点。任何分歧都意味着意见不同的治疗师对他们精神的暴力侵犯，或者治疗师无视他们、抛弃他们，因此病人也反过来抛弃治疗师。布里顿（Britton 2004）认为，这是一种无法耐受三角关系

① Source. Reprinted from Kernberg OF: "Therapeutic Implications of Transference Structures in Various Personality Pathologies." *Journal of the American Psychoanalytic Association* 67(6):951–986, 2020. Used with permission.

的情形。我们还发现，一些严重退行的边缘性病人也有类似情况。病人无法容忍治疗师与其他任何人或实体，或者其他思考方式有联系，因为病人会觉得自己被排除在外了。这可能是对早期俄狄浦斯情境的一种原始防御，即母亲必须完全认同婴儿，并且要彻底否认父母之间的关系；或者，这可能反映了病人对外在于自己的治疗师的生活、知识以及一般性存在的强烈嫉羡和怨恨。无论哪一种情形，只有原始的一致思维，或者完全排他的对治疗师的独占，才能被容忍。这是一种理想的情境，任何由治疗师的他者性（otherness）带来的"背叛"都会引发病人无法忍受的愤怒和怨恨，这种背叛带来的破坏性侵犯或抛弃让他们感到恐惧。

我们尚不清楚上述情况的发病机制，但这些问题多见于那些极度无法适应正常社交互动的病人。他们表现出强烈的攻击性，这种攻击性通过投射性认同和全能控制得到合理化，极大地扰乱了他们的亲密关系。当这种共生移情占主导时，治疗师可以通过以下特征进行鉴别，包括它的威胁性特征、病人无法忍受治疗师的不同观点、病人在这种情境下拼命保持对现实的控制，以及显然完全无法理解一般的逻辑。这时，治疗必须聚焦于病人无法忍受任何不同的观点这一发展，以及为什么这种不同会引起病人的恐慌。

我想通过以下案例来说明共生移情。病人是一位40多岁的女性，被诊断为严重的自恋性人格障碍，并处于明显的边缘水平，即其社会功能（如维持工作、亲密关系和日常社交）严重受损。她在一名资深治疗师那里接受精神分析性心理治疗。病人的哥哥去世了，这对她来说是一个可怕的打击。在墓地，当她的哥哥被埋葬时，病人突然放声大哭，表现出她内心无法忍受的悲痛。她向墓穴走去，好像也要跟着跳下去。她的举动自然引起了很大的混乱。当有人拦住她时，她恼羞成怒，并愤怒地指责家人不关心她的悲伤。最后，家人不得不护送她离开墓地。

在这次事件之后的心理治疗中，病人仍然很愤怒，抱怨她的家人在墓地表现出的冷漠和残忍。治疗师首先表达了他对病人的情绪反应的兴趣和理解。他澄清道，她是因为家人不理解她和没有真情实感而愤怒。然后，治疗师问病人如何理解人们在墓地对她的反应，她声称他们的行为完全不恰当，令她难以理解。治疗师试图委婉地让她面对这样一个事实：据他所知，她的行为似乎很不恰当，扰乱了葬礼的正常进行。这让病人更加愤怒，她指责治疗师和她的家人是一伙的，是冷漠的且完全不理解她。总之，治疗师让她感到非常失望。她不知道在这种情况下是否还能继续接受他的治疗。治疗师意识到，病人尚无法对这段经历进行反思，他能做的仅限于表达自己对她的痛苦的理解，而无法进一步澄清墓地的情况。在经过了好几周的时间和多次治疗后，病人才考虑到这样一个可能性：治疗师可能对墓地的情况有不同的看法，即使她并不赞同他的看法。她花了更长的时间才认识到，或者甚至认为治疗师的看法也许是有道理的。

仅仅是让病人接受一个事实，即治疗师可能有不同的看法，但这并不意味着对她的攻击或拒绝，就成为治疗中需要探讨的一个主要议题。更一般地说，这个案例不仅说明了病人对三角关系（治疗师持有另一种观点）的无法耐受，也说明了病人在内心深处无法想象自己可能会被认真地对待，自己的观点会受到尊重，并受到早年养育客体的欣赏。

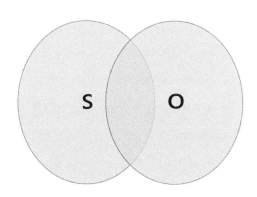

图 4-6: 精神病性移情[1]

---

[1] *Source*.Reprinted from Kernberg OF: "Therapeutic Implications of Transference Structures in Various Personality Pathologies." *Journal of the American Psychoanalytic Association* 67(6):951–986, 2020. Used with permission.

精神病性移情的结构

精神病性移情的特征是缺乏自我表征和客体表征之间的区分，或者缺乏自我和他人之间的区分，这反映在病人现实检验能力的丧失上。在精神科药物被开发出来之前，已有精神分析文献对此做了探讨，美国、英国针对精神病病人所做的强化精神分析性心理治疗实践对此也有相应的描述，特别是那些专门应用强化精神分析性疗法来治疗精神病病人的机构。哈罗德·塞尔斯（Harold Searles 1965）描述了精神分裂症病人的强化心理治疗会经历的几个典型阶段：第一个阶段，缺乏连接或特定的移情关系；第二个阶段，出现强烈的共生移情，自我和他人之间缺乏区分，这体现了强烈的精神病性移情的典型动力；第三个阶段是分化阶段，病人逐渐学会将自己与治疗师区分开来，并恢复现实检验能力，即重新审视自己的行为，以及自己在移情关系中的作用；接下来的第四个阶段是整合阶段，病人能够整合其在早期移情体验中相互分离的方面，在自我意识逐步整合的同时，病人与治疗师的关系也在逐步整合，后者可以推广到病人的其他关系中。赫伯特·罗森费尔德（Herbert Rosenfeld 1954）运用克莱因理论的视角，来分析精神分裂症病人在临床治疗中呈现出来的混乱状态和原始（精神病性）机制。

由于精神药理学的进步，强化心理治疗作为一种重要的精神病治疗方法已经退居二线，但是对于迈克尔·斯通（Michael Stone 1983, 1986）所界定的一类病人来说，这种疗法还是适用的。这类精神分裂症病人对以恢复现实检验能力为目的的精神药物治疗没有反应，他们有着较高的智力水平，具有一定的人格整合水平，情感状态存在明显的分化，没有反社会特征。如果能为这些病人提供充分的结构化环境，以限制其难以避免的付诸行动发作期，那么进行长程的强化治疗是可能的。

我治疗过一个 18 岁的女孩，她患有偏执型精神分裂症。当时，强化心理治疗被认为是治疗此类疾病的重要手段，精神科药物治疗尚处于早期试验阶段，还没有成为一种治疗选择。在接受督导的情况下，我在一家声誉很高、专门治疗这类疾病的医院里为病人进行治疗。在最初的几个月，我不得不在护理人员的持续监护下在软壁病房里对她进行治疗。这位病人会把她的衣服全部撕掉，给她穿好要花很大的力气。她赤身裸体地坐在病房里，大部分时间都在自慰，以及嗅她自慰时用过的手指。当我走进病房看她时，她根本不理会我，继续自慰。

我需要强调的是，尽管她有着迷人的外表，并且在性方面表现得如此开放，但她的行为举止以及房间里的气氛却丝毫没有色情味道，这种感觉难以形容。可是，她和我之间的交流却毫无人情味，就好像我只是一个陌生的物体，而非人类。我对自己的反应也很吃惊——她的行为，还有她在病房里营造的气氛，丝毫无法引起我任何情欲的感觉。在她的妄想中，恶魔强迫她与之做爱，并入侵了这个世界，强迫所有人和它做爱。她试图说服自己，恶魔并没有毁掉她的生殖器，但她相信，她的父母被恶魔囚禁起来了。恶魔把人类分为两部分，一部分人被囚禁起来，另一部分将受到性虐待。这是一个相当混乱的妄想系统，夹杂着其他涉及护士和教师的幻想和妄想。我试着找出这些妄想材料的含义，尽可能清楚地把它们组织起来。这传递出我对她感兴趣的态度，我努力想要理解她的想法，试着帮她弄清楚到底是什么在困扰着她。这是一项既痛苦又费力的工作，随着时间的推移，她越来越注意我了，但是没有任何迹象显示我的话对她产生了影响。

慢慢地，我才意识到，她是在考察我是不是恶魔派来的秘密代表或使者，并且我是不是对她隐瞒了这一点。最终，我们可以谈论这些方面，即她怀疑我是否诚实和坦率，而这一点似乎让她很害怕。然后有一天，当我走进她的病房时，我感觉空气里弥漫着色情的气氛。我不知道这是怎么回事，但是很明显，病人在诱惑我——她一边自慰，一边用挑逗的眼神看着我。她带着一丝嘲讽的微笑，对我说："我是恶魔，你也是恶魔。"仿佛我们两个都是恶魔，正享受着她的性诱惑。这种体验既让人兴奋，又让人不安，因为现在她的确对我有了性吸引力，而同时我又害怕被她侵犯。所幸我们的治疗一直有护理人员在监护，这令我感到安心。

在接下来的治疗中，我努力让病人明白，现在危险已经由被恶魔性侵转变为将

"我们"误判为恶魔，即不再仅仅是把她当作受害者，把我当作恶魔的使者。换句话说，在那一刻，她对自己的体验和对我的体验明显地凝缩到了一起：我们都是恶魔，都是受惊吓的"女孩"，而我则试图将二者区分开来。我认为，这个简短的片段说明了精神病性移情的早期阶段（"共生"）的转变，以及我为帮助病人进入自我和客体表征的分化阶段所做的早期努力。

死亡母亲综合征：解体的移情

这是最后一种特殊的移情类型，它的特点是所有的内在客体关系都解体了，以及在治疗中极度缺乏情感，它代表的含义就是安德烈·格林所描述的"死亡母亲综合征"（André Green 1993; Kohon 1999）。这里的悲剧在于，病人没有能力投注于任何一段重要的关系，因为所有内化的关系都会被无意识的保护性解体。这类病人往往有非常早期的创伤经历，即母亲不在场，这通常是因为母亲在病人婴儿或幼儿期患有严重的慢性抑郁。在这些案例中，病人有一种想要与"死亡的母亲"重聚的无意识愿望，这反映在一种感觉上，即只有当任何实际的关系都不存在时，这种愿望才能实现。这些病人发展出一种危险的、极度缺乏情感投注的状态，虽然他们智力正常，能够区分自我和非我，能够维持肤浅但够用的社会和工作关系，而且超我功能还出奇地正常。因此，只有在亲密关系中，他们缺乏情感投注的问题才会凸显出来。他们有一种非凡的能力，能够在表面上维持友好的治疗关系，但实际上，他们与治疗师之间的距离是难以逾越的，这对于可能持续数月甚至几年的治疗是一个重大的挑战。这些案例都非常罕见且预后不佳，在此提及它们，仅仅是想将其与内在客体关系决定的移情模式进行对比。对这些模式的处理，需要具体运用四种基本精神分析技术。我不会在这里进一步探讨这些案例，关于死亡母亲综合征的具体技术要求和挑战已经在其他地方探讨过。

总结评论

经典精神分析技术是在弗洛伊德的工作背景下发展起来的，主要针对的是神经症病人，他们具有整合的"自我、本我、超我"三元结构，对应着正常的身份认同。然而，考虑到精神分析和精神分析性心理治疗已延伸至更为严重的病人，再加上我们对经典精神分析技术进行修正的经验，因此，我们现在已经拥有了一系列更广泛的以精神分析为基础的技术。针对不同病理程度的病人，我们可以选择性地将这些技术结合起来使用。我们现在可以认为，标准精神分析作为该技术体系中一种专门的经典形式，为深入探索无意识冲突、防御操作，以及正常的和病理的结构组织提供了独特的可能性。这一经典技术对于精神分析培训，以及如何将标准精神分析应用于神经症病人的教学都具有重要意义。在某种程度上，精神分析技术的这些应用已经通过了实证研究的检验，这些研究证实了精神分析方法治疗严重的人格障碍的有效性。同时，我们现在可以将精神分析技术这个整体视为以精神分析理论为基础的一系列相互关联的技术，这些技术可以根据不同人格病理程度和类型所表现出的特定移情结构来组合和修改，从而使其在精神分析性心理治疗中获得广泛应用。

参考文献

Akhtar S: Broken Structures. Northvale, NJ, Jason Aronson, 1992.

American Psychiatric Association: Diagnostic and Statistical Manual of Mental Disorders, 5th Edition. Arlington, VA, American Psychiatric Association, 2013.

Britton R: Subjectivity, Objectivity, and Triangular Space. Psychoanal Q 73:47–61, 2004.

Caligor E, Kernberg OF, Clarkin JF: Handbook of Dynamic Psychotherapy for Higher Level Personality Pathology. Washington, DC, American Psychiatric Publishing, 2007.

Clarkin JF, Levy KN, Lenzenweger MF, Kernberg OF: Evaluating Three Treatments for Borderline Personality Disorder: A Multiwave Study. Am J Psychiatry 164: 992–998,

2007.

Doering S, Horz S, Rentrop M, et al: Transference-focused Psychotherapy v. Treatment by Community Psychotherapists for Borderline Personality Disorder: Randomized Controlled Trial. Br J Psychiatry 196:389–396, 2010.

Fairbairn W: An Object-Relations Theory of the Personality. New York, Basic Books, 1954.

Green A: Le Travail du Négative. Paris, Editions de Minuit, 1993.

Greenberg J, Mitchell S: Object Relations in Psychoanalytic Theory. Cambridge, MA, Harvard University Press, 1983.

Guntrip H: Schizoid Phenomena, Object-Relations and the Self. New York, International Universities Press, 1969.

Jacobson E: The Self and the Object World. New York, International Universities Press, 1964.

Joseph B: Transference: the Total Situation. Int J Psychoanal 66:447–454, 1985.

Kernberg OF: Borderline Conditions and Pathological Narcissism. New York, Jason Aronson, 1975.

Kernberg OF: Internal World and External Reality: Object Relations Theory Applied. Northvale, NJ, Jason Aronson, 1985.

Kernberg OF: Psychoanalysis, Psychoanalytic Psychotherapy and Supportive Psychotherapy: Contemporary Controversies. Int J Psychoanal 80:1075–1091, 1999.

Kernberg OF: Aggressivity, Narcissism, and Self-Destructiveness in the Psychotherapeutic Relationship. New Haven, CT, Yale University Press, 2004a.

Kernberg OF: Contemporary Controversies in Psychoanalytic Theory, Techniques, and Their Applications. New Haven, CT, Yale University Press, 2004b.

Kernberg OF: Identity: Recent Findings and Clinical Implications, in The Inseparable Nature of Love and Aggression: Clinical and Theoretical Perspectives. Washington, DC, American Psychiatric Publishing, 2012, pp3–30.

Kernberg OF: An Overview of the Treatment of Severe Narcissistic Pathology. Int J Psychoanal 95:865–888, 2014.

Kernberg OF: The Basic Components of Psychoanalytic Technique and Derivative Psychoanalytic Psychotherapies, in Treatment of Severe Personality Disorders: Resolution of Aggression and Recovery of Eroticism. Washington, DC, American Psychiatric Association Publishing, 2018, pp49–72.

Kernberg OF, Caligor E: A Psychoanalytic Theory of Personality Disorders, in Major Theories of Personality Disorder, 2nd Edition. Edited by Lenzenweger M, Clarkin JF. New York, Guilford, 2005, pp114–156.

Kernberg OF, Burstein E D, Coyne A, et al: Psychotherapy and Psychoanalysis: Final Report of the Menninger Foundation's Psychotherapy Research Project, Vol 36, No. 1 and 2. Topeka, Kansas, Menninger Foundation, 1972.

Kernberg OF, Yeomans F, Clarkin JF, Levy KN: Transference Focused Psycho– therapy: Overview and Update. Int J Psychoanal 89(3):601–620, 2008.

Klein M: Notes on Some Schizoid Mechanisms. Int J Psychoanal 27:94–110, 1946.

Klein M: On the Development of Mental Functioning. Int J Psychoanal 39:84–90, 1958.

Kohon G: The Dead Mother: The Work of André Green. London, Routledge, 1999.

Panksepp J, Biven L: The Archaeology of Mind. New York, Norton, 2012.

Rey JH: Schizoid Phenomena in the Borderline, in Advances in the Psychotherapy of the Borderline Patient. Edited by LeBoit J, Cappari A. New York, Jason Aronson, 1979, pp 449–484.

Rockland LH: Supportive Therapy for Borderline Patients: A Psychodynamic Approach. New York, Guilford, 1989.

Rosenfeld H: Considerations Regarding the Psychoanalytic Approach to Acute and Chronic Schizophrenia. Int J Psychoanal 35:35–140, 1954.

Rudolph G: Strukturbezogene Psychotherapie. Stuttgart, Germany, Schattauer, 2013.

Searles HF: Collected Papers on Schizophrenia and Related Subjects. New York, International Universities Press, 1965.

Spillius E, O'Shaughnessy E: Projective Identification: The Fate of a Concept. London, Routledge, 2012.

Stone MH: Introductory Comments on Psychoanalytically Oriented Treatment of Schizophrenia, in Treating Schizophrenic Patients: A Clinical Analytic Approach. Edited by Stone MH, Albert HD, Forrest DV, Arieti S. New York, McGraw Hill, 1983, pp 21–64.

Stone MH: Exploratory Psychotherapy in Schizophrenia-spectrum Patients: A

Reevaluation in the Light of Long-term Follow-up of Schizophrenic and Borderline Patients. Bull Menninger Clin 50:287–306, 1986.

Wallerstein R: Forty-two Lives in Treatment: A Study of Psychotherapy and Psychoanalysis. New York, Guilford, 1986.

Winnicott D: The Maturational Processes and the Facilitating Environment. New York, International Universities Press, 1965.

Yeomans F, Clarkin JF, Kernberg OF: Transference Focused Psychotherapy for Borderline Personality Disorder: A Clinical Guide. Washington, DC, American Psychiatric Publishing, 2015.

第五章

主导情感、二元关系与心智化

本章主要探讨两个基本框架，以帮助治疗师在使用精神分析或精神分析性疗法（特别是TFP）治疗严重的人格障碍时，决定在何处以及以何种方式做出诠释干预。这两个框架分别是：主导情感；识别与之对应的、在移情中活现的分离或压抑的内在客体关系。

主导情感

在每次治疗中，当治疗师以一种"均匀悬浮注意"（Freud 1914/1958）或"无忆无欲"（Bion 1967）的态度与病人交流时，丰富的主题可能会快速地呈现在病人的自由联想、非言语信息以及治疗师的反移情中。对于这些不同的呈现，应该首先处理哪一个主题或哪些议题占主导地位，治疗师需要凭直觉去探索那些在情感上占主导地位的材料。关于如何识别治疗中的主导情感，奥托·费尼切尔（Otto Fenichel 1941）提出了进行诠释的三种视角：经济性、动力性和结构性。具体来说，这包括诠释当下主导的力比多议题（经济性视角），诠释对于潜在冲动和相应动机的防御（动力性视角），以及根据自我和本我、超我之间的关系对无意识内部冲突的定位（placement）进行分析（结构性视角）。

在临床实践中，当代精神分析客体关系理论不仅关注力比多驱力的表现，也关注攻击性的表现，这是对经典精神分析理论的补充。与此同时，对驱力的关注也被对自我和客体表征，以及相应情感的探索所代替。诠释的经济性视角指的是，在治疗中治疗师会把注意力集中在那些占主导地位的情感上。主导情感也与比昂提出的"选定事实"这一概念相关联（Bion 1967），更一般地说，它反映了当代客体关系理论的一个基本假设，即无意识冲突的防御性表现和冲动性表现都是作为内在客体关系配对的激活而出现的，也就是由主导情感所连接的自我表征－客体表征关系。简而言之，主导情感代表着一种主导性的内在客体关系，通过情感体验的组织和表达而出现，这些情感体验包括由被激活的心理冲突所引发的欲望或恐惧。

治疗师可通过自由联想的内容、病人的非言语行为，以及治疗师自身的反移情，来评估主导情感。相对于精神分析性心理治疗，特别是针对严重的人格障碍的TFP，主导情感在标准精神分析中的发展更为渐进。神经症性人格组织病人主要是通过他们的自由联想进行交流，这使得治疗师有更多的时间去了解在自由联想中占主导地位的是什么，以及非言语行为和反移情中隐含着什么。神经症性人格病人通常能通过主观体验、言语交流，以及投注情感的想法、幻想、记忆、愿望、欲望和恐惧等方式，来表达他们的情感现实。因此，治疗师通过"均匀悬浮注意"就能够自然地关注这些主导情感。对于神经症病人，治疗师主要是根据他们自由联想的内容决定先诠释什么。相比之下，严重的人格障碍病人通过自由联想进行情感－认知交流的能力十分有限，他们与治疗师之间的交流往往从一开始就以非言语行为为主。在对这些病人进行治疗的过程中容易出现以下混乱状况：认知内容的快速变化，矛盾而突然的行为，以及治疗师强烈的反移情反应，这一切使得确定主导情感的过程变得复杂。

在标准精神分析中，在某些情况下可以通过非言语行为来确定主导情感，有时甚至在治疗开始时就可以获得这些信息。举个例子，一位有自恋性人格结构的病人，在第一次分析中提道：他做了个梦，梦见自己在一个房间里，里面的东西都是用石头做的。石桌、石椅和墙上的石雕都让他想到雷内·马格丽特（René Magritte）的一幅具有类似特征的画作。我立刻想起了雷内·马格丽特的那幅画。病人继续描述房间里有一道门，也是用石头做的。他推开门向外望去，看到一大片铺满石头的原野。"只有石头。"他补充道，带有明显的嘲讽，笑得很开心。然后他就沉默了。我好奇那幅画让他想到了什么，他又重复了一遍"除了石头，别的什么都没有"，言语间尽是嘲讽与挑衅之意。

我告诉他，他对这个梦的最大反应似乎是一种愉悦感——因为"除了石头，别的什么都没有"，而且这一体验也不可能有别的含义。我怀疑这是否意味着，他心里有一个疑问，那就是精神分析能否帮他找到那未知的意义。这位病人立即同意了，并表示他一直怀疑精神分析是否真的能帮助他解决自己的问题。接着，他有些坐立不安，担心他承认了自己的怀疑会让我生气。我回答说，最重要的是他要尽可能坦率地表达自己的想法，我感觉他就是这样做的，包括他对我说对于我无法从他关于石头的梦中提取出其他含义，他体验到了一种满足感。他对精神分析是否能帮到自己表示怀疑，但同时对于我无法提取出其他含义又有一种奇怪的愉悦感，这两者都很有意思。我们即将开始一个漫长而复杂的分析，因此他需要在无意识中保持一个优越的位置——在无意识中，他害怕自己被我这个施虐性的养育客体所控制和羞辱。在这里，主导情感通过言语和非言语行为的结合呈现出来，也体现在我相应的反移情反应中：他嘲讽我对于梦的分析，这让我有点生气。

神经症性人格病人呈现主导情感的方式往往更缓慢，也更微妙。例如，一位癔症性人格病人有明显的性抑制，当她躺在躺椅上的时候，会一次又一次地把衣服往下拉，很明显，这已经超出了确保双腿不被过分暴露所需要的程度。与此同时，她通过自由联想的方式，就一些重要议题与我进行交流，其中包括她与丈夫、母亲之间的冲突，这些冲突当时在情感上占主导地位。只有在经过数月的治疗后，当她无法进行自由联想，也无法表达具有情感意义的内容时，这一特定的整理衣服的行为才在情感上占主导地位——换句话说，它成了治疗中最重要的议题。我建议她就自己反复和夸张地试图保持端庄的行为进行联想，她有了一些想法，比如，她担心我会对她产生性欲，并幻想我会引诱她，把她变成我的性奴。在随后的几次治疗中，她在移情中对自己可能会被男性性侵犯的恐惧引出了她更深层的俄狄浦斯冲突。我们可以理解她与丈夫之间的竞争行为（这在治疗早期占主导地位），以及她为克服身为女性的自卑而产生的深层的幻想和挣扎，同时，她对我的防御性理想化转变为一种攻击性的竞争。她无意识地想要引诱父亲的俄狄浦斯愿望是一种更深层的冲动，而她拉衣服的行为则是对这种冲动的防御。这一行为所隐含的主导情感，可能需要几个星期甚至几个月，才能成为治疗的焦点。总的来说，对于神经症性人格病人来说，占主导地位的移情主题要通过一段时间的反复呈现才能清晰地表达出来。

与此相反，对严重的人格障碍病人来说，分裂机制和相关的原始防御操作占主导地位，在治疗过程中，极端分离和冲突的议题会同时呈现在意识中，从而使得治疗师对主导情感的评估变得更为复杂和急迫。这些病人通过自由联想来表达主导无意识冲突的能力十分有限，他们主要通过言语和非言语行为来表达主要冲突，而这种冲突的强度和侵入性常常会引发治疗师快速且强烈的反移情反应。这类病人通常有一些破坏性的自毁行为，而这会加剧治疗师的反移情反应，同时也引出了这样一个疑问：治疗师的诠释是否足以避免给病人的生活带来灾难性后果？因此，在这种情况下，强调自由联想本身并不能使主导情感逐步得到澄清，迫切需要的可能是在综合分析言语与非言语交流以及反移情的基础上，决定如何进行干预。

举个例子，有一位患有表演型人格障碍的年轻女性，经常与她的母亲发生激烈冲突，而且在大学学业上也遇到了挫折。在一次治疗中，病人只是在开始简单地提到自己很累，因为她正在为即将到来的考试做准备。很快她就谈起了和男友吵架的事，以及她母亲对她这种处理关系的方式的批评。随后，她对最近和母亲的争吵进行了激烈而琐碎的抱怨，并怀疑我偏向她的男友，或者我也赞同她母亲的观点。与此同时，我很担心她接下来的考试，因为这关系到她今年是否能通过考试。我们都知道，如果她不及格，就必须退学，因为只有所有科目都及格，她才能拿到奖学金。

病人几乎是用喊叫的方式向我描述她母亲不可思议的行为，而我越来越担心，因为她可能会失去奖学金。但是在那个时刻，她好像完全意识不到这种危险。我决定不去理会她母亲引起的情感风暴，而是把她没有注意到自己的学业危机作为一个主要议题。我告诉她，她正以她母亲的行为来防御自己的无意识诱惑，那就是想今年挂科，然后被学校开除。尽管她喊叫着抱怨自己的母亲，但我还是大声地把我的观点说出来让她听到。这引起了她犹豫性的注意，最后她变得焦虑起来。很明显，这位病人生活和行为中的许多方面都证实了我的诠释，但是在那个特定的时刻，这一议题的形成是基于我根据自身强烈的反移情反应对主导情感做出的评估。

在大多数情况下，有关主导情感的治疗性判断或以此为基础的诠释干预，都没有如此戏剧化和急迫。我选择这一案例的原因在于，它凸显出反移情如何促进了治疗师对主导情感的判断。治疗师应该在多大程度上这样使用反移情，又或者，这种优先诠释在多大程度上反映了治疗师的反移情付诸行动？在治疗严重的人格障碍病人的过程中，治疗师需要持续进行的一项工作，就是结合临床情境对病人生活中的紧急状况做出现实评估，从而避免在治疗期间做出可能反映反移情付诸行动的突然判断。治疗师需要对治疗的急迫性做出一个全面的评估，以此来判断病人的整体状况。这将为治疗师提供一个框架，使其可以根据自己强烈的反移情反应来判断治疗中的主导情感。治疗师需要对病人的整体生活状况（包括工作和职业、爱和性、社交生活和创造力等领域）有一种符合常识的现实认识，这会让他们感觉到：在接下来的治疗中，他们的开放性和潜在的反移情倾向是可以信赖的，并且他们会根据治疗本身的发展进行诠释干预。

有时在自由联想中，病人会偶然提到一个完全不同的主题，这会让治疗师产生一种感觉，那就是有些奇怪而又有意义的内容在病人的意识中一闪而过。此时，治疗师需要将注意力集中在这些急需理解的事情上。把病人的注意力引向其在交流中出现的不协调点，可能有助于揭示在情感上占主导地位的议题，比昂（Bion 1967）称之为意义的"累积"（accretion）或"超凝结"（super-condensation）。

洛瓦尔德提出，精神分析和TFP（技术上最接近精神分析）的前提是一种"正常的"治疗关系，其中包括一个现实的、有需求的患者，信任治疗师的学识、兴趣、关心和专业性（而不是期望治疗师无所不知或无所不能），以及一个有足够知识、承诺关心病人并且能提供帮助的治疗师（Loewald 1960）。我们可以将移情发展诊断和诠释为一种对于"正常"治疗关系的偏离，这些偏离会呈现在病人的材料及其与治疗师的互动中。在标准精神分析中，躺在躺椅上的病人和坐在病人后面的治疗师之间形成了一种正式的、理想的正常关系，但是，在治疗过程中，病人态度的重大转变将标志着移情的发展。这一过程通常是逐渐发展的，不过，梦到石头的病人的案例反映出一种不寻常的状况，即移情在治疗早期就占主导地位。在严重的人格障碍的精神分析性心理治疗中，面对面的治疗设置可能会使病人与治疗师之间的"正常"治疗关系发生更加频繁、快速的变化。事实上，病人的精神病理越严重，主要的移情发展就会使这种理想关系越快地发生扭曲。很多时候，当严重的人格障碍病人缺乏合理的合作态度时，为了使治疗得以继续，治疗师往往需要建立一个足够安全的治疗框架。在这种情况下，治疗师和病人之间的治疗联盟在一开始可能就形同虚设，而只有通过系统地分析负性移情，才能逐步建立一定程度的合作。

在这些情况下，在情感上占主导的内容通常从一开始就意味着移情的发生。然而，这些重症病人会发展出一种相互分离和分裂的移情，并随着分离的内在客体关系的相应激活，迅速出现由负到正、再由正到负的情感转换。分裂和投射机制会引发自我表征和客体表征的快速转变，因此，在同一次治疗中的某个时刻，病人可能会认为治疗师是冷酷无情的，自己是一个无助的受害者；而在另一个时刻，病人又会变得高人一等，认为治疗师一无是处。现在的关键在于，如何相对快速地确定在哪些时刻，这种分离的移情的哪一方面在情感上占主导地位。

一位20多岁的女性病人患有分裂样人格障碍，正在一家精神卫生服务机构进修。她多次抱怨她的主管，认为她是个伪君子。在她看来，这位主管只是表面上关心和关怀机构里的病人，而实际上，她只在乎病人是否守规矩，会不会给她带来麻烦。病人用一种僵硬、冷漠和怨恨的态度告诉我这些，然后沉默不语。我产生了一个幻想：现在她或许希望我告诉她，她对我可能也有类似的体验，即我只是假装对她感兴趣。但是我认为，让我做这么显而易见的事情是对我的挑衅，于是我也保持沉默，想知道到底会发生什么。

在一片寂静中，这位病人看着我办公室里悬挂的一幅关于 16 世纪维也纳的巨幅油画，略带嘲讽地说道："你有一幅画，画的是你小时候生活过的城市，她把你赶出来了，而你现在却对她念念不忘。"这句话完全出乎我的意料，但又立刻触及我一个非常私人的议题，那就是我和我童年生活过的城市——维也纳的关系。我感觉到了一种混合的情感，既有我以前就发现过的略带嘲讽的优越感，也有病人对她所看到的与母亲的内部冲突的真诚共情，她把这种冲突投射到了我身上。我花了点时间才做出反应，然后说道："被生命中最重要的人抛弃的愤怒和渴望是很难处理的。"

上述片段呈现出多种并存的内在客体关系：病人认同了一个控制欲强且动不动嘲讽孩子的母亲，这个母亲对孩子持拒绝态度，孩子感受到母亲的关心是虚伪的；病人在我身上交替投射出她母亲的形象、她自己作为一个被拒绝的孩子的形象以及指向她主管的主导情感。在我看来，此时病人和我之间的关系在情感上是占主导的，并且关系中的所有困难，都明显地与病人的内在母亲形象相关联。

标准精神分析中的躺椅所提供的保护性结构，与精神分析性心理治疗中面对面的方式有很大不同，我的同事们也都对这个观察表示赞同，他们也像我一样使用线上会议软件进行在线精神分析。那些每周接受 3—5 次精神分析的病人，在自由联想的过程中往往更多地关注自己，而不是看着视频中的分析师。但是，当对分析师的主导情感出现时，他们就会有更多的面对面交流，而且变化很快。另一方面，我们发现边缘性人格障碍病人会保持着相当规律的眼神接触。这展示了标准精神分析与面对面的精神分析性治疗在结构上的不同，前者有利于将分析的焦点放在病人的主观体验上，自由联想是主要的信息渠道；而精神分析性心理治疗面对面的设置，有利于容忍并促进病人的非言语交流，治疗中的行为变化是主要的沟通渠道。对于精神分析性心理治疗来说，这既是挑战也是优势，因为它要求治疗师对主导情感做出快速的判断，但也促进了对作为移情阻抗出现的主导性格防御的早期评估。

在精神分析中，治疗师主要关注自由联想的内容，并且对病人言语的情感意义持共情态度。我们可以说，治疗师的态度源于其对病人主观体验的内射性认同。对于 TFP 病人来说，尽管自由联想同样受到重视，但由于面对面的接触与严重的精神病理的结合，病人主要是通过行为来表达无意识的内部冲突。因此，治疗师要面对的并非只是自由联想的情感内容，还有真实而紧急的信息，这些信息从治疗一开始便通过病人的行为表达出来。对于严重的人格障碍病人，TFP 治疗师会很快地将注意力聚焦于病人的行为扭曲，这些行为扭曲使病人–治疗师的关系偏离了治疗开始时所确定的、理想的"正常"关系。治疗师通常会关注病人的投射性认同，这常常反映在治疗师的反移情中。因此，与以 TFP 为代表的精神分析性心理治疗相比，标准精神分析有着不同的共情焦点。移情从治疗一开始就是重要的信息来源，但这并不意味着移情总是在情感上占主导地位。虽然移情发展往往决定着主导情感的形成，但是治疗师在标准精神分析或 TFP 实践中，必须对与外部事件有关的主导情感信息保持开放态度。这些信息可能会通过病人的言语、非言语方式进行传递，也可能通过治疗师的反移情传递出来。简而言之，可以依据不同渠道的临床信息，对治疗当下的主导情感做出快速的评估。治疗师可通过对言语和非言语交流、反移情，以及外部现实中可能发生的不祥事件（被病人成功地从治疗材料中分离出去了）的综合分析来进行诠释。

在治疗过程中，如果出现长时间的沉默，那么在进行分析探索时，对主导情感的评估就显得尤为重要。长时间的沉默可能与不同的移情发展有关，比如这可能反映了病人在强烈的负性移情支配下的对抗行为，不论其来源是什么；也有可能是分裂样人格病人退行到内在客体关系发展的早期阶段，只能通过某些行为表现来反映其早期创伤（这些早期创伤还没有形成认知/情感记忆结构）；或者是有着偏执型人格和强烈被害妄想的病人，以及患有重度抑郁的病人，对出现在脑海中的东西的毁灭性贬低，认为它们是无用的或有害的。在 TFP 中，我们开发了一种技术方法来处理这一问题：我们会在几分钟后刺激沉默的病人——"你保持着沉默"——然后等待病人的反应。同时，我们会评估病人和治疗师的情感关系在这种刺激下发生的变化。几分钟后，我们向病人诠释在过去几分钟内可能发生的重大情感变化。然后我们再等几分钟，同时观察病人对这种诠释表现出的新变化。如果病人继续保持沉默，我们会再次刺激病人说出其想法，然后按相同的顺序等待、观察。

长时间的沉默通常是不难处理的，因为这可以通过逐步诠释其移情含义的变化来实现，虽然有时候需要几次治疗才能完全处理这种特殊阻抗。这种诠释工作聚焦于病人情感发展的表现（如病人的面部表情和解离的一般动作），以及治疗师的反移情反应，后者是指治疗师对病人沉默原因的想象，以及治疗师与病人同时沉默这一瞬间的神秘互动所激发的联想。

我发现，对长时间沉默的探索有时能意外地揭示治疗中的主要议题，特别是那些已经存在但被忽视的移情发展——治疗师在直觉上捕捉到了这些移情，却还没有形成清晰的认识。一位病人在治疗开始时讲述了一个令人困惑的梦，我便鼓励他去联想，由此引出了更多琐碎的细节。这些细节需要时间来诠释，但是并没有带来进一步的理解。他用一种单调、机械的方式把这些东西呈现出来，使我昏昏欲睡，以致我必须努力保持清醒。最后，病人面无表情地看着我，然后陷入了沉默。对于这个梦，我没有做任何评论，只说了一句"我发现这个梦令人困惑"，而且，对这个梦的思考似乎引发了他更多的困惑或琐碎的表达。他点了点头，还是不作声，不过他在非常仔细地打量我。病人突然对我说"你要睡着了"，当时我确实正在与睡意做斗争。现在，轮到我点头表示同意，并认真地看着病人（这时我已经完全清醒了）。病人继续保持沉默，带着些许得意的神情看着我。过了一会儿，我说："我觉得你身上有些东西一直试图让我相信，在你身上没有发生什么重要的事情；事实上，你内心并不认为你和任何人有什么连接，而且，或许我和你没什么不同，我只是假装对你感兴趣，但实际上我一点也不在意，因为刚才的治疗毫无意义，所以我睡着了。我有一种感觉，你对这种情形的评估让你觉得自己赢了，因为在刚才的情境中我们两个都死掉了。"接着又是几分钟的沉默，我感到病人身上有什么正在发生变化。他终于开口说："我一直在想你刚才说的那些话，我不能断定那是真心的，还是精神分析师们喜欢的那种花里胡哨的解释。"我回答说："我想你被分成了两部分，一部分希望我死掉，这让你感到宽慰，因为不只是你一个人有死亡的感觉；而你的另外一部分却希望我继续活着，并且对你感兴趣，虽然你一直试图消灭我们两个。但事实是，我仍然活着，并且试着去理解发生了什么，这引起了你的怨恨。我继续活着，与你同在，这使你无法得到解脱。"这时，我俩都完全清醒了，病人也说他感到轻松多了。

主导情感也可能出现在病人的主观体验之中。举个例子，一位病人在治疗中告诉治疗师，他刚刚被确诊患上了严重的疾病，可能会危及他的生命。一种现实的焦虑感正主导着病人的体验，当我们了解到这一点，我们的情感反应也是一样的。在这种情况下，关于最重要的议题是什么是毫无争议的。有时候，病人的情感反应非常强烈（情感风暴），在整个治疗过程中占主导地位。它要求治疗师做出分析性的努力，把病人的行为限制在一定的范围内，并且提供一个能够涵容这些情感风暴的认知情感框架。然后，通过澄清这些情感风暴在病人主导冲突中所扮演的角色，来探索其深层含义和根源。

在某些情况下，主导情感明显来自治疗师的反移情反应。在这种时候，重要的是要澄清它在多大程度上是与特定治疗时刻有关的急性反应，这就需要从病人无意识的内部冲突这一视角来理解其含义，以及它在多大程度上反映了治疗师自身更深层次的移情倾向，而这种倾向可能促进了反移情的强烈情感发展。这不同于慢性的反移情发展，后者可能会扭曲治疗师的技术性中立立场，并且妨碍治疗师自由的"无忆无欲"的治疗倾听。慢性反移情反应，代表着治疗师与特定病人的内在关系在一段时间内发生了永久性的转变，所以必须在治疗之外通过治疗师的自我分析或向同事咨询来探索和解决。如果这些问题得到解决，将有助于治疗师更好地理解先前体验过但还不理解的移情发展。

拜伦格和拜伦格（Barranger and Barranger 1966）对"堡垒"进行了描述，它是指病人和分析师之间的无意识共谋，在这种情况下，某些议题将不会被触及。这就要求我们对治疗的最初目标进行仔细和持续的探索，并考虑这些目标在多大程度上受到了限制，因为病人对问题被解决后所带来的巨大焦虑有无意识的阻抗，而治疗师也会在无意识中被病人对于探索这个问题的恐惧所"污染"（contamination）。为了预防、诊断或解决这种情况，我提出两点治疗建议。首先，在治疗之初，我们要仔细探索那些阻碍病人拥有满意和有效生活的症状、困难、问题和期望，以及病人的目标和治疗师的目标是否一致。这些初步认识可以成为一个重要的警报系统，以警惕那些在治疗之初非常重要但在治疗过程中似乎被遗忘的议题。其次，治疗师要充分运用自己的生活经验全面评估病人的人际关系，以及其在工作和职业、爱和性、社会生活和创造力等方面的任务和困难。

有时候，治疗师只有具备成熟的常识，以及了解病人最初接受治疗的原因，才能更好地觉察到那些共谋，即共同回避谈论某些影响病人生活的重大冲突。这种对共谋方面的发现，可能会激发治疗师强烈的情感反应，通过元心理过程（meta-psychological process），治疗师会意识到病人回避的重大困难，并大胆地将其纳入治疗对话中。在这里，主导情感涉及以下方面：治疗师对病人生活中受限的状态和行为进行全面评估，病人没有充分发展其潜力，以及这些议题需要被探索，而不是与病人共谋以回避这些问题。在标准精神分析的案例中，这种情况是很少见的，因为精神分析的病人具有整合的身份认同，这表现为他们有着合理的生活目标，以及对相关冲突的认识。然而，这类无意识的共谋在严重的人格障碍病人中并不罕见。这些病人在生活中经历过重大失败，有着空虚的爱情关系，在工作上经历过挣扎或失败，或者在生活安排上存在严重困难，这些问题是如此严重，以致常常会掩盖治疗过程中出现的其他冲突回避领域。因此，有时候主导情感就是在治疗师对病人进行逐步评估和投入的过程中产生的。这种发展反映出一种健康的"干扰"（disturbances），这种干扰来自治疗师对病人的关心。

综上所述，主导情感决定了在治疗中应该采取何种诠释干预，它使治疗师的诠释有据可依。它可以帮助治疗师诊断出占主导地位的内在客体关系，这些客体关系是二元和三元客体关系的基石，后者构成了人类正常的和病理的心理体验，也是精神分析干预的基本目标。另外，它还能促进病人与特定内在客体有关的自我方面的呈现，以及自我与客体之间的关系在移情中的活现。最后，主导情感也反映了病人和治疗师之间的主要关系。

当下的二元关系和心智化

不管是标准精神分析，还是用 TFP 治疗人格障碍病人，主导情感以及与之相关联的自我–客体关系都是治疗师关注的焦点。我指的是治疗过程中出现的临床焦点，它们引导治疗师去探索在治疗中被激活的主导内在客体关系。这些主导的内在客体关系反映了被压抑或解离的无意识冲突的防御或冲动方面，涉及攻击性和力比多冲动。它们是移情探索的焦点，也是移情诠释的主要目标。这些主导的内在客体关系可以通过自由联想、非言语交流和反移情激活，甚至外化为病人外部现实中的危机。治疗师必须对此做出诊断，无论它涉及的是病人治疗外的冲突，还是直接呈现在移情的发展中的。事实上，病人治疗外的主要冲突要么是当前移情发展的一种置换，要么最终会在探索的过程中演变为一种移情议题。在精神分析性治疗模式中，治疗师的首要任务是评估主导情感，第二个密切相关的任务是评估潜在被激活的内在客体关系。这些内在客体关系包含着自我–他人之间的基本关系配对，并由嵌入二者之间的情感所连接，而这些情感也会活现在移情中（Caligor et al. 2018; Kernberg 2020）。

一名存在严重抑制的大学生尽管智力很高，但学习成绩却很差。他在与同学和朋友的相处上长期存在困难，并对权威有着交替出现的过度恐惧与叛逆行为。在一次治疗开始时，他抱怨一位教授没能很好地说明笔试需要的资料。他还抱怨说，他的朋友和同学都缺乏合作精神，学校没有很好地安排和协调任务，母亲也不能理解他在学校遇到的困难。他抱怨着这些人如何令他失望，但他的语调很单调，好像他只是说出这些烦恼，并不真正指望治疗师能帮上忙，而且向一个完全听不懂的人抱怨，也是一件很烦人的事情。他的抱怨听起来单调而又绝望，两种情绪结合在一起，营造出一种苛责的气氛。同时，这也传递出他的想法，即这次治疗是无用的。这一切都反映在他单调的语言里，同时也传递出一种疲惫和疏离。通过对我自己体验的反思，我感觉在这个时候，我确实无法与他建立情感上的连接。我大胆地指出，我觉得他就像一个受了挫折、要求太多的孩子，愤怒却又绝望地向我这个"母亲"提出了过分的要求，而这个母亲表面上对他感兴趣，实际上却是冷漠、拒绝的，这就更加剧了他的不满和绝望。我仔细地探索病人对这一诠释的反应，他确认了对我的看法，即认为我是一个冷漠、迟钝和假装对他感兴趣的人。他接着说，由于压力太大，他感到很沮丧。他想把所有的事情都抛到脑后，完全投身到电子游戏中。

当进一步探索病人对他自己以及对我的体验时，他的语言由单调乏味变得激烈和愤怒。相应地，我也对这一特定的客体关系产生了浓厚的情感和兴趣。治疗的氛围顿时变得不一样了。然而，当治疗进行到一半时，病人似乎失去了兴趣，他开始走神，想着自己计划购买的电子产品，情感语调也随之改变。他完全沉浸在对各种电子设备的详细对比之中。我试图让他回到我们正在讨论的议题上来，但是毫无作用。我用不同的方式指出他似乎正在偏离正在讨论的话题，虽然他很有礼貌地回应了我的评论，但是很明显，他对我试图转移他买东西的注意力感到不耐烦。我开始感觉到我正在试图吸引他的注意力，好像我需要他的注意一样——对他有情感上的需要，而病人却显得疏远和冷漠，因为我打断了他喜欢的话题而恼火。在这次治疗结束之前，我向病人指出：一个苛责而沮丧的孩子，和一个冷漠而疏离的母亲之间的关系，在我们两个人之间重演，但现在角色发生了互换：如今我是个那个苛责、想要获得关注的孩子，而他则是那个冷漠而疏离的母亲。

这个简短的案例总结展示了治疗师如何诊断移情中出现的主导内在客体关系，包括病人婴儿化自我中受挫和苛责的一面，与相应的冷漠和拒绝的母亲之间的关系。这种关系以一种角色互换的方式反复上演，使我得以通过对这种重复性激活的诠释，让病人意识到这个未解决的冲突在他的内在，以及在他和我当下的关系中是多么重要。在这一过程中，他意识到并解决了在这个激活的二元关系中，他对自我和客体的无意识认同。这一客体关系是造成其困境的重要因素，包括他倾向于放弃他认为强加给他的学习；他对教师感到不满，觉得他们对他缺乏兴趣和关心；他挑衅性地试图引起某位教授的关注，但这一尝试被他所引起的愤怒破坏了。病人在学校遇到的所有这些困难，现在都通过这个特定的内在客体关系的激活显现出来，而我能够帮助病人认识到这其实是对现实的扭曲。他逐渐明白，老师并没有他想象中那么排斥他，也没有像他所认为的那么苛责他，实际上是他自己的行为激怒了教授，使得对方用愤怒甚至拒绝的方式对待他。

与此同时，病人意识到我对他是感兴趣的，而且通过他来参加治疗、进行自由联想并以开放的态度与我交流，在我们之间形成了一种符合双方角色的、现实性的合作关系，即病人希望从治疗中获得帮助并学习到一些东西，而我则试图帮助他理解自己以及他的困难的本质。换句话说，我帮助病人充分了解了在移情中激活的无意识关系，同时也让他意识到我们之间已经建立了另一种更现实的关系，这使我们能够理解造成其困扰的分离性关系，后者反映了他过去未解决的无意识冲突。促使我探索这一特定关系的是我的感觉（从一开始，这个方面就在情感上占了主导地位），而不是他联想的内容（教授的行为、同学的无用等）。我们在移情过程中的互动在情感上占了主导地位，这让我们有机会充分地探索被活现的内在客体关系。

也许有人会说，我最初的诠释干预是在努力提高病人的觉察，包括他怎么看待我、他想象中我怎么对待他，以及我们之间互动的现实状况：他只是单调地重复着他的日常生活问题，而我则强迫自己产生兴趣，并且可能感到厌烦。我们可以认为这是在增强病人的心智化，即理解他自己的情感体验的意向性（intentionality）以及我的情感体验的意向性。我们逐渐能够厘清我们在这个层面的互动，与并行存在于我们之间的另一种隐性互动之间的差异，后者反映了我们所商定的治疗结构，即我们各自的合作任务。事实上，无论是在我所诠释的被激活的幻想结构层面，还是在我们现实中的互动层面，我都在提升病人的心智化水平。我们可以说，一种双重的、平行的心智化逐渐实现了。

某些治疗方法可能会试图帮助病人觉察在移情中被激活的客体关系中不符合现实的冲突方面，以及病人和治疗师关系的现实性，不让它被这种病理关系的活现所扭曲。与此相反，我想要保留这种被激活的、冲突性的客体关系的完整性，包括其中的角色反转，而且我认为这种病理关系可能是一种防御，对抗着另一种还没有浮现的客体关系。我不会通过加强病人对我们互动的现实方面的心智化，来使得我们的关系"正常化"，相反，我试图保留病人的移情性退行体验，分析它的防御功能，也就是它在防御着另一种对立的客体关系，后者反映了无意识冲突中的"冲动"方面。在这位病人身上，这种"对立的"客体关系是一种理想化的关系，在这种关系中，我是一个爱他的人，他可以完全依赖我。在这一理想化的关系中，我代表了一个理想的父母形象，它结合了父母双方的特征，反映了他对父亲强烈依赖的、性欲化的依恋，这是他对母亲的不安全依恋和性欲化的负性俄狄浦斯冲突的一种置换。这位病人的确显示出强烈的同性恋冲动和双性恋行为，这无疑与这种"对立"的但当下还没有显现出来的理想化内在客体关系有关。而在治疗中活现出来的主导关系，是对这种理想化客体关系的防御。

一般来说，被激活的移情倾向可能会防御着某种更深层的、被压抑的移情倾向，那些具有良好、整合的身份认同的典型神经症性结构正是如此，但在边缘性人格组织的案例中，代表深层冲突的期望关系通常不是被压抑，而是被分离开来的。边缘性病人采用的分裂防御把对立的、相互矛盾的行为模式分离开来，表面上给人一种混乱的性格特征印象，只有通过移情分析才能发现其隐藏的防御 / 冲动结构。

神经症性和边缘性人格组织病人内在客体关系的激活存在一个重要的差异，也是较健康的人格障碍与严重的人格障碍之间的差异：在神经症性人格组织中，自我概念相对稳定，已经成为整合的身份认同的一部分；而在边缘性人格组织中，自我和他人的概念保持着分离和分裂。这在临床上有很大的区别。神经症性人格组织的病人在移情中激活的内在客体关系，通常反映了不同程度的无意识冲突，但不会像边缘性人格组织病人那样，在自我表征和客体表征的活现和投射之间频繁转换。病人常常活现自己的婴儿化自我，而治疗师则活现了病人在婴儿期和儿童期的客体。

虽然 TFP 采用了与标准精神分析基本相同的技术方法，也就是诠释、移情分析、技术性中立和反移情应用，但 TFP 的策略是诠释移情中相互分离的理想化和迫害性的内在客体关系。该方法遵循的顺序是，首先识别互动中的自我表征、客体表征以及相应的主导情感，然后分析它们在移情中的活现和投射。这可以被理解为"谁在对谁做什么"。澄清内在客体关系，诠释它们交替的活现和投射，以及诠释相互分离的理想化和迫害性客体关系，这三者构成了 TFP 的基本策略。

比较 TFP 和 MBT 对边缘性病人的治疗是有意义的。MBT 也被推广用于治疗严重的人格障碍病人（Fonagy et al. 2002），目的在于帮助病人更现实地理解自己当下的心理状态，以及相关的其他人（特别是治疗师）的心理状态，从而更现实地理解自己和治疗师的体验、表达和意向性的情感意义。病人可以通过认同治疗师的兴趣和共情他们的情感体验能力而获得同样的能力来与重要他人互动。因此，MBT 探究病人活现的自我表征和客体表征的性质，帮助病人通过治疗互动逐步将扭曲的认知转化为更现实的认知，从而提升他们对自己与他人的意图、沟通和相互反应的理解。MBT 是一种矫正病人在亲密互动中自我和他人认知扭曲的有效方法，它通过增强病人的自我反思、对真实关系的现实评估能力来改善病人的功能。

TFP 的早期阶段类似于 MBT，治疗师致力于阐明在移情中激活的自我表征和客体表征体验的性质。但是，与其不同的是，TFP 并没有试图减少、正常化或消除这种体验，而是通过平行地探索病人和治疗师关系的更现实的方面来保留并研究这种体验。TFP 试图阐明活现的病理关系的实质，并对它保持兴趣，这有助于病人逐步整合矛盾的内在客体关系，克服理想化和迫害性情感状态间的原始分裂，进而获得对自我和他人的更现实的理解。这样，病人分裂的内在客体关系最终就能统一起来，从而促进身份认同的整合。与此对应，从强化治疗关系中的"正常"方面开始，病人逐渐能够在所有关系中现实地评估自我和他人。TFP 旨在使人格结构完全正常化，并致力于改善病人在工作和职业、爱和性、社会生活和创造力等方面获得充分、有效和满意的体验的能力。这一目标建立在对移情的系统诠释之上。与 TFP 不同的是，MBT 试图使病人受移情影响的行为正常化，重点在于帮助病人更现实地觉察自我和他人的情感动机和意向性，以及对它们的表达、评估和调节。

在 TFP 中，心智化这一概念被用来区分现实地评估自我和他人动机的两个主要发展阶段，这两个发展阶段分别代表着认同弥散与正常认同。心智化发展的第一个发展阶段涵盖了生命的最初两三年，主要表现为由积极的或消极的情感系统以及相关的内在客体关系所主导的、具有明显分裂特征的、理想化和迫害性的体验碎片。这一阶段的心智化指的是，个体能在当下的情感状态中现实地评估自己当下的心理状态、意向性、对自我和他人的看法，但不能将情感激活的不同时刻下对自我或他人的不同体验联系起来。该阶段的自我反思，只局限于当下主导的情感状态。相反，在心智化发展的第二阶段，即成熟的心智化阶段，任何特定情感状态的激活及相应的自我反思都是一种"自动化"能力，也就是说，通过自我整体人格的一般体验对某一特定状态进行定位，并将当下时刻与现实中对待自我和他人的一般方式进行比较，这种比较来自内在客体关系各个方面的整体动力性整合。在 TFP 中，我们以这种特定的方式来指代心智化的两个发展阶段，而非采用更一般的概念，即情感内省或洞察力。心智化能力是一种非特定性的、普遍的自我反思能力，它伴随着生命体验的自然发展，包括情感高峰期和低情感激活期的认知发展。

参考文献

Barranger M, Barranger W: Insight and the Analytic Situation, in Psychoanalysis in the Americas. Edited by Litman R. New York, International Universities Press, 1966, pp56–72.

Bion W: Second Thoughts: Selected Papers on Psychoanalysis. London, Heinemann, 1967.

Caligor E, Kernberg OF, Clarkin JF, Yeomans FE: Psychodynamic Therapy for Personality Pathology: Treating Self and Interpersonal Functioning. Washington, DC, American Psychiatric Association Publishing, 2018.

Fenichel O: Problems of Psychoanalytic Technique, Albany, NY, Psychoanalytic Quarterly Press, 1941.

Fonagy P, Gergely G, Jurist EL, Target M: Affect Regulation, Mentalization and the Development of the Self. New York, Other Press, 2002.

Freud S: Remembering, Repeating, and Working through (Further Recommendations on the Technique of Psycho-analysis II) (1914), in The Standard Edition of the Complete Psychological Works of Sigmund Freud, Vol 12. Translated and edited by Strachey J. 1958, pp145–156.

Kernberg OF: Object Relations Theory and Transference Analysis. Unpublished manuscript, 2020.

Loewald H: On the Therapeutic Action of Psycho-analysis. Int J Psychoanal 41:16–33, 1960.

第六章

有关督导的思考[①]

一位精神动力取向的督导师的受督者可能包括：受训中的精神分析候选人、对新技术感兴趣的资深分析师，以及正在学习（在不同的经验水平上）使用精神分析取向的心理治疗的治疗师。这些精神分析性心理治疗包括许多不同的治疗方法：基于精神分析理论的支持性疗法、TFP、MBT，以及自我心理学取向的方法等。理论上看，一位精神动力取向的治疗师应该掌握一些精神分析性的治疗方法。

在实践方面，精神分析理论和技术的广泛应用必然会促使这一领域走向专业化。有关督导的研究主要关注两个方面：一方面是对精神分析候选人的督导，另一方面是以宽泛的、非特定性的方式对精神分析取向的心理治疗师的督导（Blomfield 1985）。如果督导师和受督者基于不同的理论流派和模型来处理同一个案例，这可能是一种挑战，但是每个人都可以从中学到东西。当然，如果督导师和受督者来自相同的教育或专业体系（例如来自同一个培训学院），那问题就简单多了，因为这将使双方的任务变得更为明确。当一位资深的精神分析师督导一位独立的私人执业者，双方的期待与责任都要经过更细致的磋商。

不管是由于环境（机构或私人）的差异，还是由于理论基础的差异，由此而产生的问题在任何情况下，都应当明确督导工作中双方的期待与责任。因此，对两个人的背景、经验和期待进行全面的讨论也是该过程的一部分。在互相了解的基础

① Published in *The American Journal of Psychoanalysis*, 79(3):265–283, 2019. Copyright © 2019 Association for the Advancement of Psychoanalysis. Reprinted with permission.

上，针对共同的任务达成共识，将有助于挑选出最适合具体督导的材料（Kernberg 2010）。潜在的问题是，关于受督者是否需要对病人进行详细的评估诊断，人们可能会有不同的看法。这种评估诊断是否需要或有用，不同精神分析取向的学派持有不同的看法，至少在一定程度上取决于受督者是来自学术机构还是私人执业。

治疗病人的责任必须明确。理论上看，它应该完全由治疗师负责，但是，如果治疗师是某个培训机构的成员，督导师也可能是其中之一，那么治疗病人的责任就必须明确。督导师应该只需要负责为受督者提供督导，而受督者应对治疗病人负责，或者对医疗机构的行政主管负责。这方面的模糊性可能会产生法律后果，也可能会涉及其他管理或教育方面的问题，因此，有必要明确这些责任。

下一个要考虑的问题是督导的目的，即督导是单纯为了提高学习水平，增强受督者的专业技能；还是说，它也有考核的作用，会影响受督者在机构中的晋升或地位。如果督导是一个机构培训项目的组成部分，就像精神分析学院一样，那么这种考核将成为督导过程中很重要的一个方面。督导师既是教师，也是考核者，必须承担这一双重职能。这不仅意味着督导师需要公正客观地评价受督者的工作进展，更重要的是要能诚实地将评价结论告知受督者。最好的情况是祝贺受督者在学习上取得了进步，这是一件令人愉快的事。当然，与之对应的是，如果必须告知受督者督导过程没有成效，就会变得很痛苦。理想状态下，如果督导过程是失败的，最好结束督导，认为督导没有结果；或者，也可以为受督者提供其他督导，以使机构可以从多个信息来源对受督者进行评估（Tuckett 2005）。

在督导过程中，必须呈现与病人交流的信息（包括言语和非言语信息），以及治疗师对于病人在场与材料的反应，即治疗过程中的移情和反移情发展，还要分析探索的主要议题、冲突和主题。当双方就以上这些需要在督导中呈现的材料达成共识之后，一项微妙的任务也随之而来。对于受督者来说，需要信任督导，才能开放地探究他对病人的反应、恐惧和幻想，以及处理督导师给出的委婉评价。在督导的背景下也会发展出一种关系，督导师的职责之一就是在具体的督导情境中对其加以运用（Greenberg 1997; Yerushalmi 2019）。

督导师应自由地与受督者分享他对病人材料和治疗师呈现材料的方式的情感反应。这将有助于探究治疗师的反移情反应，并扩展治疗师对于移情／反移情发展的分析深度。在最理想的情况下，这样可以提高督导过程的开放性和潜在的亲密性。在团体督导中，这一过程会受到较大的限制。团体督导过程能够用来研究个体对团体成员提供的治疗材料的反应，这可能会引发每一个成员的独特反应。这些反应往往对应着病人和治疗师沟通中重要而又不相同的含义，这些信息对于分析所讨论的案例中的移情／反移情可能很有帮助。

现在的关键在于，在督导所讨论的案例中，什么是最重要的议题？换句话说，在病人的言语和非言语内容、移情含义和反移情反应，以及其外部现实的潜在影响中，哪一个方面在情感上占主导地位？如果治疗师能够识别出某个焦点，那么其认为这个焦点背后的冲突是什么，什么是表层的和被防御的冲动，其对于相应冲突的无意识意义有何假设？除了作为一种确定的冲突直接呈现出来，它如何影响病人的人格结构？是否存在自我和超我之间的冲突，病人自我内部相互分裂的方面之间是否有冲突，这些方面是否嵌入了病人冲突性的性格特质（Kernberg 2018）？

上述这些复杂的建构，构成了督导工作的整体框架。这意味着，督导师需要根据自己整体的技术理论，自动地探索受督者提供的材料，并关注当下的主要议题。这种基于经济性（情感）、动力性（防御和冲动）和结构性（三元结构）的视角建构临床材料的方式，自然也是一种元心理学的建构，并非对特定的某一次治疗中"此时此地"发生的事情所做的简单诊断。一般的方法是，督导师应该首先充分了解受督者对材料的加工和理解过程，然后依据督导师自己的内部模型对受督者提供的材料进行理解，并就其（督导师）可能会怎么做提出建议。督导师应该鼓励治疗师说明是什么促使他采用了某种特定的干预，这一点很重要。因此，督导的过程就是一个逐步沟通的过程，由督导逐步将自己的内部模型传递给受督者，即他是如何依照自己的精神分析技术理论来组织材料的，但是，这种传授只限于对受督者的观点做出回应和反应。

　　受督者需要学习如何将自己对督导材料的零散反应，整合进一套完善的精神分析和精神动力学内部理论，并运用于广泛的治疗干预中，这一目标似乎是最佳督导实践的重要方面（Kernberg 2010）。但这并不是说，督导师不应自动、直觉和迅速地回应受督者呈现的材料。相反，督导师应该能够依靠其对督导材料的情感反应和联想，形成自己的治疗性干预，而这些干预是其技术知识和谐整合的一部分。这意味着，如果督导师只进行精神分析式的督导，那么他与某个特定的精神分析取向之间的联系，可能会让他相对容易地向受督者传递自己的推理，因为这与受督者在同一个分析学院的受训是重叠的。

　　如果督导师与受督者属于不同的精神分析学院，有着不同的"政治"取向，那么就需要对这一差异展开交流和探讨，同时对候选人的不同"意识形态"背景保持开放和尊重。对于精通标准精神分析技术，以及一种或多种其他精神分析性疗法的督导师来说，这种整合可能会变得更为复杂，但同时也为深度整合提供了可能性，从而丰富其整体知识、干预手段和技巧，以应对治疗中的意外情况。当然，这也为督导师督导和治疗各种类型的病人提供了机会，其中包括有严重的人格障碍和极端自毁行为的病人，这类病人通常不适用于标准精神分析。如果督导师具备广泛的精神分析性心理治疗的知识和经验，也会有助于他从非言语和行为上探究病人的表达和受督者反应中的情感因素，这些方面可能是打开无意识的关键，包括对病人外部现实的"无辜"（innocent）提及，否则可能根本无法触及。

　　每一位病人都有其偏好的重复出现的防御和冲动模式，这些模式反复出现，需要运用特定的方法加以解决。一个有利因素是，它使我们能够在督导过程中阐明处理这种强迫性重复的若干基本准则。例如，对当前在情感上占主导地位的内容保持警惕，不要假定它会成为治疗中重复出现的相同内容，警惕这种重复可能会影响病人和治疗师之间的关系，而且病人处理外部现实的方式可能是移情议题的间接表达。这样，随着对强迫性重复的意义和作用的理解的加深，受督者的学习也会随之加深。

144

这使得督导师可以评估受督者在面对治疗中遇到的特殊难题时能学到多少东西。在整个过程中，督导师必须评估受督者从对基本原理的理解中所学到的东西，以及如何以新的方式运用这些原理（而不是对督导师的表面模仿），或者，出于某些原因，受督者反抗性地拒绝督导师的任何建议。从经验中学习，意味着受督者在与督导师的互动中学习。

常见问题

最理想的情况是，对自己所在精神分析学院的精神分析候选人进行督导，因为这意味着督导师和受督者在理论和技术上都有一些基本相同的方式，包括对病人的评估诊断、精神分析情境的设置、实践细节的管理、治疗材料的记录和交流方式等。然而，当双方在制度设置和理论取向上存在差异时，事情就变得更加复杂。下面是对督导–受督关系中由于背景差异而产生的常见问题的思考。

如前所述，督导师和受督者对全面评估诊断的优势、治疗的适应证和禁忌、预后意义、可实施治疗的具体条件，以及相应的详细诊断探查和评估，都有很大的分歧。在这方面存在的一种极端（我承认自己就属于这种极端）是治疗师和督导师都希望非常清楚地了解病人的评估诊断，包括症状、人格结构、病史、当前的生活状况，以及对治疗的期待。另一种极端观点认为，无意识冲突始终存在，并会在所有具体的精神分析相遇中显现出防御性和冲动性方面，而不会受到治疗师对病人的病史与真实生活的判断所造成的不良影响。这被认为是一种"纯粹"的精神分析。无论如何，我认为督导师和受督者必须在这方面达成一些共识，例如督导师认为哪些信息是确定初始任务的关键，或者这些信息在以后可能会更有用。

造成困扰的一个常见原因是，人们误读了比昂提出的一个被普遍接受的观点——"无忆无欲"地接触病人的材料（Bion 1967）。这是一个对每次治疗的内容都保持开放性的美好定义，但它不能用于消除先前对病人的认识，以及治疗师在治疗过程中的主要反移情态度，后者是整个移情/反移情激活的一部分。换句话说，在持续不断地了解某个具体病人的治疗过程这一方面，"强迫性无知"（forced ignorance）并不是一个良好的精神分析或心理治疗的指标。

在督导之初，受督者和督导师有时可能无法就需要病人的哪些一般信息达成共识，这样的情况可能暗示了受督者－督导师关系中移情发展的一个特定方面。这是督导过程中的一个重要元素，在出现"平行过程"（Baudry 1993）时变得尤其重要，所谓"平行过程"是指，督导师和受督者的关系无意识地复制了受督者－病人的移情/反移情激活中某些未被觉察的平行问题，这些问题反映了受督者在评估或处理病人的移情方面存在的特定困难。在与督导师的关系中，受督者无意识地以相反的角色复制了与病人之间的移情/反移情发展。这也许是个问题，但是，如果能够深入地理解和分析这个问题，督导过程就会对治疗师的学习和潜在成长做出重大贡献。

对新手治疗师（事实上，包括所有不同水平的治疗师及各种类型的精神分析治疗）来说，如何尽早地识别主导的移情并对其进行诠释管理，是一个普遍的难题。对督导师来说，诊断出移情通常并不困难，但是在什么时候以及如何进行移情诠释可能是督导的一项重要工作。

督导师如果能帮助受督者建立一种什么是病人和治疗师之间的"理想关系"的一般心理框架，那将会非常有帮助。在理想状态下，我们假定病人相信治疗师是开放的、富有同理心的、知识渊博的（但并非无所不知或无所不能的），且有良好的意愿和能力去帮助病人。在这种善意和接纳的环境中，病人相应地会试着审视自己，观察脑海中浮现的想法，并试着进行沟通而不会过分自责，并相信自己能够从治疗师那里获得帮助。当然，治疗师的确应该对此抱有感兴趣、开放和共情的态度，并且愿意帮助病人理解他们自己。

相对于这种相互信任和尊重的理想图景，病人在体验治疗师以及他们的互动时，总会有一些现实上的偏差，这成为治疗师关注的焦点。正是这种实际互动与理想状态之间的差异，标志着移情的产生，并且能够使治疗师了解目前是什么样的关系取代了理想的关系。治疗师可能知道或者不知道上述关于如何诊断移情产生的基本知识，督导的一个重要任务就是要评估和巩固治疗师的这种意识。它是对移情的激活进行诊断和诠释的基础。如何管理移情，特别是如何诠释移情，一直是督导过程中最常见的问题。

督导中另一个常见的问题是，受督者对其反移情反应的开放和容忍程度（Arlow 1963）。如前所述，受督者必须有一定程度的信任和开放度，才能够与督导师讨论这个问题，所以我们不能认为这是理所当然的。有时候，这种开放的氛围需要督导师巧妙地去营造，这要求督导师能够敏锐而机智地察觉到受督者在信任上存在的困难。受督者害怕被督导师评价，督导师需要对治疗师的工作进行批判性的评价，治疗师想要满足督导师的期待，以及治疗师存在的潜在的反叛态度——这些方面可能都会反映出影响督导情境的移情倾向。督导师的任务是尽量减少受督者的恐惧与不信任，并且帮助受督者理解：开放地表达自己的感受，这不仅能被接受，还能得到鼓励，这对理解病人的移情／反移情有重要意义。

通常情况下，治疗师指向病人的愤怒、攻击性情感是不难宣泄的，因为攻击性比直接的贬低更容易宣泄；然而，治疗师对病人感到失望和退缩，治疗师的厌倦和无能感，以及与病人的沟通或治疗本身的无意义感——这些方面比直接的攻击更难宣泄。其中最困难的一点是治疗师反移情中对病人强烈的情欲反应，这在督导情境中可能是最难宣泄的。这就要求督导师凭借适当的策略和理解去开展工作。

这就需要找到一个微妙的平衡点：一方面，要充分探索受督者对病人的幻想和感受，以更好地理解病人的移情；另一方面，要尽量避免分析受督者的无意识问题与动机，以免将督导关系变成治疗关系。督导师可能需要设定一些巧妙的限制，并建议治疗师在自己的治疗过程中解决这些议题；或者推荐治疗师去接受治疗，以解决那些已经出现的、影响其治疗能力的障碍。如果治疗师把病人的攻击视为针对他们个人的直接攻击而非移情现象，那么诠释病人的负性移情就会特别困难。这一点在理论上容易识别，但是当面对强烈的负性移情时就很难区分了。相反，如果治疗师把注意力集中在病人在移情中对于充分表达恨的恐惧上，或许可以帮助治疗师克服自身对于成为恨的接受者的恐惧，并且能够涵容病人的这种攻击。这可以帮助治疗师抵挡一些诱惑，不去反击、退缩或陷入充满内疚的抑郁。这一过程是从督导中学习的一个重要方面，与此同时，治疗师对病人及自身攻击性的涵容和宣泄能力，能在督导中获得信任和支持，也可能是情感上的一种重要学习，可以帮助受督者走向成熟并变得真正自信。

督导过程为受督者提供了一种学习经历，帮助受督者理解具有不同病理结构的病人表达无意识冲突的不同途径。如果受督者是精神分析候选人，那么在对神经症病人进行分析的过程中，病人用于交流内部世界的主要途径是自由联想。病人的言语信息、伴随的非言语信息以及治疗师的反移情，是理解病人主要冲突的冲动-防御结构的切入点。假设病人处于一种可预知的整体环境中，有相对稳定的工作和人际关系，没有严重的付诸行动，那对其防御和冲动过程的分析以自由联想为主，自由联想也理应受到重视。然而，边缘性人格组织的病人在社会功能方面（工作和职业、爱和性、社交关系和家庭关系等）存在严重障碍，主导情感的交流途径可能来自强烈而快速变化的移情，或者来自病人外部生活中某些已知或被分裂出去的混乱议题。因此，治疗师需要关注的是移情付诸行动、行为交流和自由联想等多个层面的动力，以及病人外部生活中某些已知或隐藏的议题。

病人无意识的过去可能会在移情或与环境的互动中，以一种混乱和分裂的方式戏剧性地再现，并通过投射性认同、全能控制和分裂等方式，造成治疗师暂时的认知混乱或过度的情感体验。这就要求督导情境具有一种涵容功能，实际上，这意味着督导中的移情/反移情发展也在加剧，对其进行工作也成了督导师的一项紧急任务。有时，在督导过程中表现为移情和反移情的无意识付诸行动（不过角色发生了反转）的"平行过程"，在当下占了主导位置，需要巧妙地加以探索。这时，治疗师在督导关系中无意识地复制了病人的移情，督导师则认同了治疗师的反移情。如果督导师能正确地诊断和讨论这些方面，那对双方来说都将是非常有益的学习经历。

当督导师和受督者所采用的心理治疗方法大相径庭时，就会产生一个特殊的问题。督导师对于受督者的体验的理解和同理，以及如何委婉地澄清和呈现他所建议的不同方式，可能都是需要时间与耐心的。例如，一位开始接受标准精神分析训练的精神动力学心理治疗师可能会问，当病人表达的东西不清晰时，在多大程度上治疗师应该直接提问。在这里，受督者的思路可能需要调整，比起直接提问，重点应该在于诠释是什么阻碍了病人的清晰表达。传统的精神分析认为，需要探索病人为什么要屏蔽某些材料。但也有人提出，有时候一个直接的提问就能澄清一个可能要花上几个月才能弄清楚的重要事实，而在这种模糊的背后可能隐藏着严重的付诸行动。例如，接受分析的一位病人突然换了工作，她说自己感到"筋疲力尽"，但是，11 年来，她在工作中的表现看上去都很令人满意。从表面上看，这种含糊的说法可以理解，我们相信随着时间的推移，情况会逐渐变得明朗。但另一方面，如果治疗师直接询问是什么使她感到"筋疲力尽"，以及为什么偏偏在这个时候感到"筋疲力尽"，很可能会引出这个看似轻率的决定背后的真实原因，那就是病人偏执地害怕别人在暗地里议论或批评她，而这反映了在治疗的那一阶段的移情发展。

确实，直接提问可能会不恰当地将病人引向某个方向。例如，虽然真的不相干，但很不幸，治疗师经常会问"你当时感觉如何"，或指导性地问"难道你没有想到……吗"，这意味着治疗师试图把病人往某个方向引导，这都说明治疗师放弃了技术性中立。所以，直接提问有时候是有益的，有时候也会带来麻烦。这一问题也间接地引发了我们对技术性中立立场的反思。帮助受督者实现并保持技术性中立（而非漫画式的冷漠和模棱两可），是督导中一个重要的学习目标。但是，这需要督导师将自己教授新内容的兴趣，与尊重受督者的背景结合起来。

当然，技术性中立并不是说治疗师没有强烈的感受，一直保持着"无忆无欲"，而是说，治疗师应该基于一种带有关心的客观性视角进行诠释干预。重要的不是治疗师体验到了什么，而是他能在多大程度上从一个"被排除在外的第三方"的观察者视角对移情/反移情发展进行诠释干预。

这就引出了另一个常见的问题，即在对严重的人格障碍病人进行精神分析性心理治疗的案例中，督导师难以重新培训传统的精神动力学和精神分析候选人，而这使他们意识到，病人对于现实的否认是一个重要议题（Kernberg 2018）。特别是，接受过精神分析训练的候选人可能会认为，如果要指出病人对现实的严重否认，那便背离了技术性中立。因此，他们无法将病人的否认诠释为一种基本的、与分裂相关的原始防御操作。

当与神经症性人格组织的病人工作时，诠释意味着一个复杂的程序，这对于受督者来说通常不难理解。在这个程序的开始，治疗师首先向病人分享自己对病人有意识的体验或行为的观察，这提供了一种信号，即它们可能反映了病人对某些对立的、需要回避（压抑）的冲动的防御，这些冲动体现在病人体验的其他方面，特别是非言语行为中。对于具有神经症性人格组织、主要采用成熟的压抑防御的病人，典型的诠释干预程序包括澄清病人有意识的体验，面质这种体验的其他方面——这些方面反映了一种动机，即保护病人无须面对其无意识体验或愿望中对立的、未知的方面。相比之下，在与边缘性人格组织的病人工作时，受督者需要学习的是：要诠释的不是那些被压抑的体验，因为被防御的内容仍然是有意识的，但是，它与病人在某一刻的主导体验是对立的，在情感上是相互分离的。因此，在后一种情况下，诠释意味着要向病人解释有意识却又相互分离的体验之间的关系，并阐明这种情感上相互分离或排斥的原因。这通常不是一个困难的学习过程。

问题在于，当治疗师分析防御和被防御的内容时，能够在多大程度上识别和揭示自己的反移情反应。在这个点上，经典精神分析与关系学派的重大分歧体现了这一困境：在某些时候，治疗师是否应该和病人交流自己的反移情？进行交流的好处在于，病人可以知道自己的行为对治疗师产生了什么影响，从而可以理解自己的行为对其他人的影响。此外，作为心理治疗的一部分，与病人交流反移情不仅可以展示治疗师作为一个人的存在，而且有可能促进病人对治疗师的健康的认同。这种关系本身就是一个疗效因子。然而，相反的观点认为，与病人交流反移情常常会阻碍移情的深入发展，特别是与攻击性和性有关的移情的原始方面；并且，反移情的交流往往会保持一种"现实"的积极人际关系，从而妨碍对移情的深入分析。此外，对于严重的人格障碍病人（让这些病人了解自己行为的影响是极其重要的），治疗师需要诠释在冲突被激活时，病人自我表征和客体表征的角色互换和互相投射。对这些动力的理解，有助于病人认同治疗师在移情中的体验，从而促进学习过程，而治疗师无须交流他的反移情体验。我赞同后一种立场，认为治疗师不应该与病人交流自己的反移情，这也是我在督导中的态度。然而，我相信治疗师应该知道，有时与病人交流治疗师的情感体验可能是完全合适的，如果这种体验是病人自己所暗示的内容的自然表达，这能更好地理解病人心中所想。

举个例子，一位病人在治疗中提到她对男友非常愤怒，因为他把她送给他的一张裸照分享给了他的一位朋友。这位病人从男友朋友的女友那里得知了这件事。她带着微微的愠怒提起这个话题，接着便谈起别的事情。在督导中，治疗师告诉我，病人男友的行为让他非常震惊，这和病人之前描述的恋爱关系完全不一样，病人对这种侵犯行为的抑制反应也让治疗师感到不安。但是，治疗师感觉他不应该和病人分享自己的反移情。我建议说，如果治疗师表达他对病人对于男友的不当行为没有反应感到惊讶，并且也对病人对于自己的恋爱关系缺乏反思感到惊讶，可能会有帮助。当然，这既是分享治疗师自己的反应，同时也是治疗师诠释病人否认现实的开端。对"否认现实"的诠释常被误以为是一种认知支持干预，但它并没有教导病人应该怎样做，而是聚焦于一种有动机的无知或天真，即一种心因性的盲视（psychogenic blindness）。

我已经探讨了督导过程中的常见问题，涉及精神分析基本技术（包括诠释、移情分析、技术性中立和反移情应用），以及探索"否认现实"的重要性，这个方面在严重的人格障碍的治疗中容易被忽视。现在，我想探讨一些更为普遍的督导议题，关于治疗的目标、病人和治疗师的现实期待、对病人"美好生活"的隐性期待，正是这些方面构成了具体的治疗目标。我指的是，病人对自己及其生活的期待往往受到其自我的限制，这是受虐和自毁病理的主要议题，但同时也反映了一个更普遍的问题，即病人在爱和攻击性（尤其是自我攻击这一普遍难题）之间的冲突。功能良好的病人可能也会遇到这样的问题，在对于良好工作的期待、努力获取良好教育和社会支持以获得更好的职业发展等方面，这些病人显示出自我限制。此外，它指的是病人对不甚满意的体验的顺从（resignation），这表现在爱情关系、对婚姻的期望方面存在缺陷，以及难以在"非生存"活动（从业余爱好到参与文化、知识、体育和其他感兴趣的领域）中获得一般性的满足感。简单来说，病人在工作和职业、爱和性、社会生活和创造力等方面有怎样的志向和潜力？

作为治疗的一部分，治疗师应该在心里思考，到底是什么限制了病人的改善，对于病人的理想生活应该抱有怎样的合理期待？我认为，督导师应邀请治疗师将自己"放入"病人的身体里，比如，让我们来想象一下，某天早上醒来时，你发现自己置身于病人的身体里，处于病人的生活情境中。试着设身处地地想一想："在这个新的环境中，我应该怎样做才能让生活变得更好？"

这是一个很重要的练习，尤其是对于那些有严重自毁和自我限制行为的病人来说——他们无意识地想说服治疗师，他们不可能摆脱目前的处境，他们感到绝望，对生活失去了希望。这个练习能帮助治疗师发现病人在哪些地方自我设限，哪些是被合理化的自我挫败，病人在哪些地方屈从于不符合其潜在能力的处境。在治疗开始的时候进行这个练习，可以帮助受督者理清理想的治疗目标和现实的目标，包括病人自己的目标，以及治疗师在这个练习前设定的目标。

这种对病人真实生活处境的想象之旅，可能会让治疗师挑战病人对自己爱情或婚姻、工作或职业的看法，质疑病人对自己的创造性活动、社交关系和面对人生挑战的态度。

这个练习能够使治疗师真正地评估病人冲突性的无意识动机在多大程度上阻碍了病人的进步，并让治疗师避免受到病人自我设限的影响。这对于治疗师来说也是一种挑战，因为他们需要去探索自己对生活的合理期望中存在的潜在限制，比如在一段好的爱情关系中，我们可以有什么样的期待、怎样评估自己的工作状况、什么时候应该安于现状、什么时候应该冒险去寻找其他的可能性。这可能会引发督导师和受督者之间关于人生目标与人生哲学观的公开讨论，并且再次引发以下问题：督导师应该在多大程度上帮助受督者找到适合自己的方法，而非将督导师自己的方法强加于受督者，以及受督者期望病人改变多少。正因如此，在仔细探索病人发挥自己能力的社会现实环境的同时，我们也要面对他们的局限性（Kernberg 2018）。

在处理病人生活中的潜在限制时，治疗师自己的爱情生活或职业安排中的自我设限可能会显现出来。在理想状态下，持续的督导可能会引发这些存在性议题，某些议题会涉及治疗师的反移情层面，超出了具体的治疗情境，有时候也超出了督导的工作范围。督导过程一旦涉及关于心理治疗对病人人生影响的讨论，就必然会触及人类普遍的愿望、可能性和局限性，但同时，这也是受督者和督导师成长的契机。

在理想的持续督导下，督导师可能有机会协助受督者探索他自己对于"正常"与"病理"的看法，对于人生目标及其局限性，以及对于不同生活方式的理解与容忍。受督者和督导师之间相互的信心和信任，对于充分探索与病人有关的移情和反移情至关重要。在理想状态下，它会延伸至受督者与所有病人关系的存在主义和哲学层面。

督导的局限性

督导工作的最大困难，可能来自那些无法以共情的方式走进病人生活的受督者：他们在智力或人格上存在缺陷，而且无法在督导过程中得到有效的解决。通常来说，职业培训可以筛选出那些对该心理治疗感兴趣，并且具有足够的智力和能力从事这一职业的人。然而，令人遗憾的是，由于某些未被诊断出的智力局限，以及对这一工作性质的错误理解，有些受训者的能力达不到精神动力性心理治疗的实际要求。上述情况不同于严重的自恋病理，存在严重自恋病理的人智商通常很高，投入的动机很强，但非常矛盾的是，他们缺乏共情能力，这与他们内在客体关系世界的自恋恶化密切相关。有时，心理治疗这一职业被自恋地视为通往精英主义的傲慢和优越之路，这是一件令人悲哀的事。如果受督者存在智力局限或者人格病理，帮助其在其他专业领域与病人工作也许是个不错的选择。至少，当事情进展不顺利时，这是一个忠告。

对于有严重自恋病理的治疗师来说，最好的方法是让他们接受个人精神分析或精神分析性心理治疗。那些有强迫性人格结构的人如果有强烈的动机想要成为精神分析取向的治疗师，这个建议也同样适用。同时，需要说明的是，有些时候，具有边缘性人格组织和不同人格症状的受训者完全可以成为一名出色的心理治疗师，只要他们不存在反社会特征，并且有能力和决心持续和系统地进行工作。

接受精神分析能帮助你成为一名好的心理治疗师吗？要成为一名好的精神分析师或一名精神分析取向的心理治疗师，精神分析是必不可少的吗？在没有接受个人分析和治疗的情况下，有可能成为一名好的精神分析取向的心理治疗师吗？这些问题不断被提出，但是由于缺乏可靠的实证研究，我们仅能提供自己的临床经验。根据我自己的经验，接受精神分析或长程、高频的精神分析性心理治疗是非常有帮助的，而且对大多数要成为好治疗师的受训者来说是必不可少的。然而，也有一些非常好的精神分析取向的心理治疗师完全没有接受过个人治疗——我曾有机会督导他们，并在专业环境中与他们一起工作。有些"正常得可怕"的人可以在不接受治疗的情况下做到这一点，他们显然有非常高的情绪成熟度以及不同寻常的共情能力。我认为，在大多数情况下，接受精神分析性心理治疗或个人分析是非常有帮助的。对于有自恋病理的受训者来说，这是他们能够胜任该领域工作的先决条件。

精神分析是否会阻碍非标准精神分析的心理治疗工作？我认为，那种认为"受过训练的精神分析师能做任何形式的精神分析性心理治疗"的旧假设正在消失。显然，新型的、专门的精神分析性心理治疗模式（如TFP）需要专门的训练，而且，精神分析学院应该提供这样的培训。但不幸的是，有些精神分析师由于思维僵化，不去学习和运用经过改良的精神分析性疗法，比如TFP。然而，大多数受过精神分析训练的治疗师，除了学习特定取向的标准精神分析外，还会学习不同形式的精神分析性疗法。我发现，受过克莱因学派传统训练的精神分析师，在不同的治疗情境下，以及对严重退行的病人进行工作时，能更好地运用系统的移情／反移情分析。

督导工作的最大的困难可能是：一方面，督导经验在精神分析师和精神分析取向的心理治疗师的培训中扮演着至关重要的角色；另一方面，一些受训者却面临着无法解决的问题，这就形成了一种矛盾，使他们无法获得自己所需的技能。并且，出于各种性格方面的原因，受训者完全无法克服自己能力上的明显局限，无法对正确诊断出来的困难做出适当的反应，也没法影响它们。例如，某些受督者会由于某些形式的施虐移情而陷入"瘫痪"，对于病人沟通中存在的强烈施受虐性欲，他们感到难以理解或难以处理。有时候，对于强烈的情感激活，有些受督者会产生严重的强迫性防御，这使得他们的共情反应呈现出明显的局限。

当督导陷入僵局时，督导师可能会将受督者转介给其他督导师，但同样的僵局可能会再次发生。某些制度使得人们对受督者的能力缺陷保持沉默，尽管督导委员会可能已经暗中确认了受督者的缺陷，但在制度上，他们没有勇气去面对这些受督者。有些候选人在精神分析学院学习的每一阶段都进展缓慢，这种失败的督导状态会因此持续数年，但由于对候选人无法"成功"感到内疚，这些教师无法就这个问题进行直接沟通。这就导致了一种"同情性毕业"（compassionate graduation），他们在制度上掩盖这个问题，但同时又因为教学质量没有得到控制而感到不安。最后，如果想从制度层面解决这一问题，就需要对整个教学过程进行全面审视。帮助候选人诚实地面对自己的问题，这可能会给个别督导师带来一些道德上的困扰。对他们来说，这是一项艰巨的任务。

一个悖论是，团体督导因其开放性，能够最有效地突出督导的本质，但同时也最易暴露团体成员学习的局限性。我的意思不是要根据个别受督者在督导过程中呈现的问题来批判性地评估他们，而是随着整个小组在理解病人材料中的无意识冲突方面取得进展，成员的这些困难会逐渐凸显出来。如前所述，在团体督导中，每个成员对呈现的材料的不同反应凸显出移情/反移情的复杂性。同时，团体督导还可以帮助我们确定重要的和需要关注的内容，这些判断标准将清晰地呈现在团体工作中。通过这一过程，团体成员得以共同学习精神分析技术的基本原理，以及在分析材料时应该把什么放在优先级。然而，要达到这个目标，督导师必须能够带领团体，运用团体技术，鼓励成员积极参与，并且能够对督导中出现的团体过程的基本议题进行分析。

精神分析及心理治疗技术的研讨会需要大量的团体督导参与。我认为，许多精神分析学院的培训项目，在这方面没有给予足够的关注。

再次回到精神分析性心理治疗督导的基本任务，即帮助受督者建立一套属于自己的整合的参考框架，从而能够对治疗中出现的多重直观印象、不同的情绪体验和事实进行组织和整理。要想能够有重点地做出反应，受督者就需要在头脑中直觉性地将这些体验组织起来，这就要求治疗师具备逐渐成熟的综合理论技术。要实现这样的整合过程，督导师必须明确自己的内部技术框架。这种内在的成长过程也许是督导工作中最令人兴奋的成果，同时也伴随着学习过程与受督者的成长所带来的满足感。在理想的情况下，督导可以变成一场关于人生的对话。

参考文献

Arlow JA: The Supervisory Situation. J Am Psychoanal Assoc 11:576–594, 1963.

Baudry FD: The Personal Dimension and Management of the Supervisory Situation with A Special Note on the Parallel Process. Psychoanal Q 62:588–614, 1993 .

Bion WR: Notes on Memory and Desire. Psychoanalytic Forum 2:272–273, 279–290, 1967.

Blomfield O: Psychoanalytic Supervision: An Overview. Int Rev Psychoanal 12:401–409, 1985.

Greenberg L: On Transference and Countertransference and the Technique of Supervision, in Supervision and Its Vicissitudes. Edited by Martindale B, Möner M, Rodriguez MEC, et al. London, Karnac, 1997, pp 1–24.

Kernberg OF: Psychoanalytic Supervision: the Supervisor`s Tasks. Psychoanal Q 79:603–627, 2010.

Kernberg OF: The Denial of Reality, in Treatment of Severe Personality Disorders: Resolution of Aggression and Recovery of Eroticism. Washington, DC, American Psychiatric Association Publishing, 2018, pp 251–263.

Tuckett D: Does Anything Go? Toward A Framework for the More Transparent Assessment of Psychoanalytic Competence. Int J Psychoanal 86:31–49, 2005.

Yerushalmi H: On the Presence and Absence of Supervisors. Am J Psychoanal 79(3):398–415, 2019.

第三部分

特定的精神病理类型

第七章

分裂样人格的心理动力学及其治疗^①

传统的描述性精神病学研究把注意力集中在分裂样人格的特征，即可观察到的行为表现上，没有对分裂样人格的内在动力学机制进行深入探讨。而精神分析方法从心理防御机制、临床表现等方面入手，丰富了分裂样人格的研究内容。然而，尽管精神分析学界对分裂样人格的心理机制和内在冲突已经做了大量研究，目前关于分裂样人格的定义仍然比较零散，也不够准确。分裂样人格的防御结构与临床精神病学对其症状的描述也没有取得一致。在这一章，我首先对分裂样人格的描述性特征进行了定义，并以此为基础探讨了分裂样人格的典型无意识防御及其冲突。我所采用的方法有别于以往的精神分析方法，因为以往的方法都没有考虑到病人的人格结构。以往的精神分析研究虽然拓展了"分裂样防御"这一概念，却失去了无意识防御机制与描述性病理学之间的准确对应。

《精神障碍诊断与统计手册（第 5 版）》（DSM-5）对分裂样人格的描述——这类病人"看起来没有亲密关系，也不愿与他人建立亲密关系"——可能就反映了上述本质区别。然而，从精神动力学的角度来看，分裂样人格病人对于他人常常会有一种强烈的渴望。他们有寻求与他人亲密接触的强烈动机，却害怕被别人主导和控制。费尔贝恩（Fairbairn 1954）、冈特瑞普（GunTrip 1969）、麦克威廉斯（McWilliams 2011）等学者对这些特征进行了深入研究。费尔贝恩指出，婴儿时期表现出的分裂

---

① Translated from Damman G, Kernberg OF (eds): *Schizoidie und Schizoide Persönlichkeitsstörung*. Stuttgart, Germany, Kohlhammer, 2019, pp 187–201. Used with permission.

样状态，在人类成长的整个过程中都会出现，并以病理性的形式出现在很多精神疾病中。在费尔贝恩的基础之上，梅兰妮·克莱因提出了婴儿早期的"偏执－分裂心位"防御机制和"分裂的客体关系"。基于以上学者的研究成果，我提出了一种当代精神分析客体关系理论。我认为，"偏执－分裂心位"这一概念的广泛应用，冲淡了分裂样人格特有的分裂机制与"偏执－分裂心位"中普遍存在的分裂机制的差异。我必须指出，分裂样人格的心理动力及其特殊的防御机制，是可以通过更具体的方式来进行充分讨论的。儿童早期发展中所呈现的典型分裂特征（理想化和迫害性内在客体关系的分离），有别于一般意义上情感体验的碎片化，后者是分裂样人格的典型特征。碎片化的情感体验不仅是分裂的极端表现，同时也是一种特殊的自我防御形式。用梅兰妮·克莱因的话来说，这是极度焦虑的一种表现。

简单来说，分裂样人格的描述性特征包括（Akhtar 1992; McWilliams 2011）：在社交方面有退缩、孤僻的倾向，缺乏亲密关系，对人际互动非常敏感；在互动过程中，对厌恶和敌意的暗示过于敏感；很容易感到被误解、被拒绝或者被伤害。这些特点使病人表现出社交退缩、过度关注他人感受和他人行为背后的潜在含义，以及对人际互动高度警惕。这些特性使得问题变得更为复杂。病人通过各种形式的自我肯定，保护自己不被社会所排斥或忽视。其结果是，他们发展出一个内部的幻想世界，在这里重新创造所谓"现实的"或自己期望的体验，却削弱了他们在客观世界里的人际生活。

关于分裂样人格病人的幻想生活，已经有很多心理动力学方面的研究。结果显示，分裂样病人极度渴望与他人建立亲密的依赖关系，却又担心受他人控制和影响。在现实生活中，这些病人无法建立共情、友好的人际关系，更容易制造分裂性、攻击性的人际关系。这些关系看起来具有一种冲动与分裂的特点，与他们的有意识体验与幻想存在着广泛的脱节。在情感激活方面，分裂样病人的调节能力较差，积极情感和消极情感呈现出普遍的碎片化或弥散性。所以，不单别人，就连他们自己，都会被瞬间的情绪状态弄得迷惑。积极情感和消极情感的强烈分离可能反映在他们的冲动行为上，这些行为与他们通常的行为大相径庭。

从心理动力学的观点来看，病人在其内部客体表征和真实的父母客体之间存在着冲突。这种冲突表现在他们无法容忍相应的强烈情感。在面对强烈的情感体验时，病人往往会表现出一种直接的情感分散或稀释过程。在这个过程中，病人的心理体验、情感与思维过程，以及情绪本身都会变得碎片化，从而导致病人的认知与情绪混乱。病人不知道自己经历了什么，这使他们处于一种空虚的状态，同时也缺乏一种内部的心理引导来理解自己与重要他人之间可能存在的情感关系。简而言之，无论病人被激活了俄狄浦斯冲突或前俄狄浦斯冲突，他们的分裂样人格结构都表现出对与冲突对应的情感体验的防御反应。这些反应一方面体现在病人系统性的认知和情感体验的碎片化上，另一方面体现在一种特殊的情感状态上，即病人完全无法与重要他人进行内在的沟通。这样的情感状态使他们渴望一种可依赖的、充满爱的亲密关系，但同时又担心被别人压制、侵犯和完全控制。这使得他们不能真正地与他人沟通。这种独特的防御机制与梅兰妮·克莱因提出的"偏执－分裂心位"是不同的。后者的特征是，积极的力比多情感体验和客体关系，与消极的攻击性情感体验和客体关系显著地分离开来，与之相对应的是原始理想化、投射性认同、否认、贬低、全能感和全能控制等防御机制。

接下来，我将结合多个临床案例，阐明分裂样人格的精神病理学特征，并探讨这些特征与病人针对主导的无意识冲突所采用的防御机制的关系。

詹妮弗的案例

詹妮弗（Jennifer）的描述性诊断是分裂样人格障碍。她只有 20 出头的年纪，性格内向、不合群。这种情况在高中时更为明显，使她在高中的最后两年和大学的前两年变得更加孤僻。在第二个学年结束时，她因为社交回避而无法继续学业，也很难维持足以应付考试的学习强度。一年之后，她开始实施以身体表面多处受伤为特点的自伤行为。她痴迷于从皮肤伤口渗出的血，并认为这些血能使她平静下来。在高中的最后一年，她有过几次短暂的恋爱，但没有一次持续很长的时间。她能忍受一定程度的抚摸，但没有表现出明显的情感投入和性唤起，正是这些最终导致了男友与她分手。

在家庭动力方面，她有个强势、控制欲强、有诱惑力的爸爸，看上去很喜欢她，但实际上却很霸道。他对她的言行百般挑剔，也对她未来的职业规划指手画脚。对于父亲的这种控制行为，母亲表示支持。当詹妮弗尝试反对家庭的传统、规则和限制时，母亲总是想办法给她施加压力，让她感到内疚。在经历了短暂的叛逆期之后，詹妮弗在家里变得沉默、顺从。而在学校里，她感觉更孤单了，在高三的最后阶段，她甚至做出了自伤的举动。从童年的经历来看，詹妮弗与父亲的关系曾一度比与兄弟姊妹的关系更亲密，但后来，由于父亲对她的控制和母亲对父亲的纵容，她与父母发生了严重的冲突，最终与父母越来越疏远。

我采用 TFP 治疗詹妮弗，每周 2 次，在此期间，逐步安排她接受大学教育（Yeomans et al. 2015）。在接受治疗的头几个月，詹妮弗谈到父亲有想要通过触碰她的手来表达感情的怪癖时，脸上露出了厌恶的神色。她埋怨父亲不经她同意就把她抱在怀里。与此同时，她也对母亲表示了憎恶和排斥。她感到自己很讨厌母亲，同时又为自己强烈的憎恨而感到内疚。在最初的 6 个月里，病人与外界的沟通变得越来越少，而且言语也变得越来越断断续续。我愈来愈感到，她的行为反映出一种日益增长的疏远与冷漠，而在治疗过程中，她所做的仅仅是保持一种自由联想的姿态，这使我与她的关系变得越来越疏远。我变得心神不宁，不断地沉溺于一闪而过的幻象中，那些幻象看起来和病人目前的处境毫无关系。在几次治疗中，我感受到她的行为以及她与我的互动都带着一丝暧昧，但是，这种暧昧的感觉很快就消失了。

正是在这种情况下，我突然想起几个月前看过的一部名叫《对一个不容怀疑的公民的调查》的电影。它讲述了一名地方检察官在追捕一名性杀人犯。事实上，这名检察官自己就是凶手，他会在和女人做爱时杀死她们。我想起了影片中的一幕：一个女人坐在检察官的身上，在她达到性高潮时，检察官突然拔出刀子，割开了她的喉咙，鲜血顺着她的胸部流下来。这个场景出现在我的脑海中，既令人兴奋，又令人恶心。这种陌生而又强烈的回忆是一个警示信号，说明在移情和反移情中发生了某些事情。现在，我注意到，在治疗过程中偶尔会出现一些微妙的情欲表达，其中包括詹妮弗自残的行为，以及她对父亲令人恶心的"性"行为的描述。几个星期后，我问自己，她在多大程度上用疏远的方式逃避了关于我的可怕幻想。

最后，病人对我说，她有一种很强烈的幻想，想让我朝她开一枪。她认为，如果我杀死她，我将会变成一个杀人凶手，我将终生悔恨并想着她，这样她将永远陪伴在我身边！这个幻想让她非常满意，并且以如此强烈的方式表达出来。这是一种合乎逻辑的、可以和我建立永久的亲密关系的方法，以至于在一开始，我很难去探究这个幻想自我毁灭的可怕本质。这开启了我们对病人与一个具有攻击性和诱惑性的父亲形象之间存在的强烈的受虐关系的探索，并反映了她强烈的负罪感和对来自一个报复性母亲的内在迫害的恐惧。简单地说，她表现出一种具有攻击性的原始俄狄浦斯情结，而这种情结后来被证实是一种她持续与之斗争的无意识冲突。

我必须强调，在最初几个月的治疗中，她的自由联想表现为分散的认知思考和孤立的记忆碎片、幻想和观察。这些特点只会造成混乱，导致我无法诊断出她的主要问题。这一切因为病人的情感疏离，以及无法触及其内心的治疗氛围而得到加强。在最初的几个月里，任何试图澄清她所谈论的内容，或者通过表达我想要理解到底发生了什么的强烈愿望来确认我的存在的努力，都会立即导致她的退缩。我感觉到她正在"训练"我离她远一点，这样就不会让她自己走得更远、更退缩。在最初6个月的治疗中，强烈的分裂样防御有效地发挥了作用，而她所要对抗的主要冲突，只是随着我所说的反移情发展到一个相当极端的程度才逐渐显露出来。

当退行性的俄狄浦斯冲突在移情中展开时，严重的认知过程破裂与情感疏离得到了临时的解决。在后来的几年里，随着我们更多地了解到她童年时期冲突的具体情况及其对她目前生活的影响，这些防御操作一次又一次地重复出现。

莎拉的案例

莎拉（Sarah）是一位 30 多岁的女性。她毕业于一所名牌大学，主修的是非西方文化的文学。毕业时，她的论文获得了该领域一位知名专家的高度评价，但是后来她没有留校任教，也没有从事学术研究的工作。相反，她在几个公司做过一些低级的文秘行政工作，但没过几个月，她就因厌倦这种工作选择了辞职。然而，她换了一个又一个与她的能力和学历不符的工作。她依靠父母额外的经济资助生活，似乎没有任何特殊的兴趣和抱负。她的父亲感到非常失望，他起初是支持她的，但最终心碎了。他开始减少对她的关注，这让她很生气。莎拉说，她妈妈很少与人交往，她很乐意尽到一个妻子的责任，也很乐意做一个母亲，但当孩子们长大后，她却很少关心他们的生活。病人成长的环境中严重缺乏爱的情感和整体上的深度情感投入，其中占主导地位的是履行社会义务的责任和忍耐。这份隐忍与淡漠，同样可以从病人对其家境的描述中看出来。

莎拉来接受治疗，是因为她长期遭受着性格抑郁（characterological depression）的折磨，以及长期以来她与男人或女人的性关系都令人不快。虽然她的兴趣看起来主要集中在与异性的关系上，但是她对所有的恋爱关系都是开放的。她说，不管跟谁在一起，她都有强烈的依赖需求，但也很容易失望，这使她变得退缩。所以，她会给对方一种被拒绝或者她缺乏对爱的承诺的感觉，这会导致对方结束关系，转而又导致了她自己的失望。她认为，自己从来没有真正爱上过任何一个人。

我对她的第一印象，是她可能患上了一种比较少见的自恋性人格障碍，这种自恋性障碍更多地体现在社交退缩方面，而非过分地把自己看得太高。但是，这一印象很快就被她和别人失去联系所带来的深深的痛苦所修正。因为，很明显，她无法以任何方式向别人表达自己的意愿。取而代之的是，无论何时，当感到自己受到了不公平的待遇时，她都会采取严厉的拒绝态度。一开始，她表现出了相对的自由和坦率，无论和男女在一起，她都享受着性生活，但是后来她发现，这仅仅是一种性经验，而不是一种情感上的亲密。她很乐意把自己投入一段感情中，但这其中并没有什么情感亲密，性仿佛只是一种展示和维系亲密关系的方式，无需任何一方深层次的情感投入。她感到非常孤独。她的抑郁主要源于这种孤独，虽然她有足够的社交和人际交往的机会，尤其是那些跟她的知识有关的机会。然而，她却忽略了对于非西方文化的专业投入。

就移情而言，某种情感一开始就主宰着她——这是她的治疗，根本不需要我。从她的角度来看，我并不在场。她一周做 4 次分析。一开始，我在想，一个具有如此强烈的分裂样特征的病人能否忍受分析性情境。我曾以为，病人性格病理的稳定性以及她所拥有的相对的自我力量，在很多方面都足以让她接受标准的精神分析。可是，当躺在躺椅上时，她却发现我对她的话毫无反应，这是一种可怕的退缩与隐晦的拒绝。这代表着我对她的疏远和冷漠，让她感觉到一种无法忍受的孤独和困惑。我试着探究自己的体验反映了什么样的内在客体关系，并试着设想，早年与一位拒人于千里之外的母亲形象的冲突可能是她的主要议题。但是，我的努力只令她感到害怕，因为我正在以一种与她毫不相干的理智化观点对她进行狂轰滥炸。

每次我表现出强烈的兴趣，并且告诉她我能够理解在她身上发生了什么时，她都会产生一种被"洗脑"的恐惧感。过了很久，我才意识到，在治疗期间，她始终保持着一种漠不关心的态度，这种态度让我愈来愈沮丧。她不是觉得我对她冷漠，就是觉得我在攻击她。在这一体验的背后，她坚信，我对她的冷漠只不过是为了掩饰我内心深处的憎恨。她认为，我通过假装冷漠来抵挡这种憎恨，但我还是不可避免地有一些攻击性行为。事实证明，这是因为她不能忍受自己对无情的母亲和软弱的父亲的憎恨，而这两个人都不能给她足够的爱。因此，她必须将自己的情感变得分散和碎片化。情感碎片化是一种对情感体验的分裂样防御，干扰了她投射到我身上的对恨的投射性认同，并暗示着对整个治疗情境的全能控制。莎拉能够忍受依赖一个有爱客体的欲望，但是她坚定地认为这样的客体是不存在的，她自身对于爱的需要最终会消失。这就使得她自身的情感碎片化得以维持，并且使得她在与他人的接触中，除了侵入性的憎恨外，再也找不到别的什么了。我对莎拉混乱的情感体验所做的任何诠释，对她来说都是一种侵犯。

在这个案例中，莎拉对偏执－分裂防御的不能容忍，进一步导致她对安全依赖关系的需求受挫，并引发了与之对应的报复情绪。同时，她又缺少一种好的父女关系来弥补这种缺憾，这使她不能建立分裂的理想化客体关系与迫害性客体关系。相反，她有一种分裂样的信念，认为没有值得信任的客体，而她对强烈情感的感受能力也逐渐消失了。经过治疗，莎拉逐渐能够忍受她对妈妈的强烈不满，不会因为一些小挫折、被拒绝，或者我对她的回应出现错误而退缩。渐渐地，在治疗过程中，强烈的需求与愤怒的期待代替了疏离与碎片化。此后，在移情分析中，她也许要经过一个痛苦的修通过程，才能容忍其充满敌意的请求，并缓解她对于所获东西的无意识的报复性破坏行为，因为她感到那些东西是在她的强烈请求下才得到的。

罗伯特的案例

年仅 19 岁的罗伯特（Robert），因在家庭和学校里做出攻击行为，以及不愿与朋友和家人接触而前来接受治疗。对于任何人的挑衅和挑战，他都准备好了进行反击。他对一些人进行了言语上的攻击，并对他们进行了人身威胁，还与同学们发生了一些轻微的肢体冲突。他只在言语上攻击父母。在校期间，他与某些老师相处融洽，也能取得好成绩，但在其他相处不好的老师的科目上，他的成绩往往不及格。而且，他还经常挑衅老师和同学。在与人交往的过程中，他表现出一种普遍的偏执。学校和父母越来越担忧他，所以将他送来接受心理治疗。他的行为问题日益增多，他的高中学业也每况愈下。

罗伯特的父亲是一个非常强势、脾气暴躁和多疑的人，一直以来都在挑战学校的权威和治疗师，但更多时候，他还是很想让儿子重新做人。我觉得跟他以及罗伯特的妈妈进行合作是可行的。罗伯特的妈妈给我的印象是很沮丧和冷淡，对孩子们的攻击行为放任不管。她很听丈夫的话，希望借此"获得安宁"。在精神状态检查中，病人表现得偏执、挑衅和易怒。在进行早期治疗时，罗伯特在两种情绪之间摇摆不定：一种情绪看起来非常害怕，就像是被警方审问的犯人；另一种则是颇具威胁性的对立情绪，引发了我对于被攻击的反移情恐惧。他接受了一周2次的TFP治疗，被诊断为偏执型人格障碍以及中度的性格抑郁。随着治疗的进行，他的病情趋于稳定，出现了明显的疏离感和情绪上的空虚感。他向我传达了一种内在的混乱，以及与我缺乏连接的感觉，就像他两年来经历过的那种社交上的退缩一样。

在一次典型的治疗中，他穿着一身黑衣，看起来很有气势。他刚坐下就显露出疲倦的神情和姿态，最后变成了惶恐不安。在沟通过程中，我发现他不能和任何人建立一种特定的情感联系。他好像时刻准备着从疲惫、绝望的姿态转向挑衅般的退缩，再转向高度警惕，这对我来说是一种挑战。我清晰地感觉到，他是在和一种来自他自己或者身边人攻击的恐惧做斗争，但是他又说不出为什么，这种对愤怒的恐惧在他的任何特定经历中都找不到根源。有时候，他觉得我会攻击他；有时候，他又觉得我根本没有什么危险，只是个无关紧要的人。我觉得我们在共谋一段毫无意义的共同体验，这样是不会有什么结果的。

有趣之处在于我们之间充满恨意的互动中潜藏的移情含义。尽管这显然与他对暴躁、专横的父亲的憎恨、畏惧和叛逆有关，但它似乎还代表着一种特殊的防御功能，用来对抗他不能接受的、对他所厌恶的父亲的同性欲望。任何想要澄清这个难题的企图，必然会导致他普遍的感觉缺失，连我们之间的互动也因此失去了情感意义。这时，罗伯特对着我露出了一个空洞的笑容，或者说，这个笑容意味着一种略带嘲讽的肯定，因为他坚信没有人能进一步了解其处境。最后，我发现自己在扮演一位漠不关心的母亲，而这位病人却试图证明，他的漠不关心与退缩，是对这一令人沮丧而痛苦的状况所做的唯一合理的回应，这一点并不能令人信服。

因此，病人情感体验的普遍碎片化，是他避免将怒火发泄到父亲身上的唯一途径，但也造成了治疗过程中的空虚感与无意义。对他来说，我同样是无用的、遥不可及的，我们之间的关系也不会有任何改善的希望，这意味着他已经退到了一种分裂样结构里，而这种结构对应着他最近几年所经历的严重的社交退缩。在接受了数月的治疗之后，他终于能够忍受以及更加直接地感受到与父亲之间的爱，并且意识到在过去他无法实现这种爱。与此同时，他也意识到自己渴望与我这个原始的母性-父性结合体建立一种爱的关系。尽管这样，我对他来说还是显得遥不可及，因为他深信我是不可接近的——我冷漠地拒绝他，甚至像他早年的母亲一样厌恶他。

心理动力学考量和治疗

费尔贝恩首先发现，在理想化与迫害性客体关系、积极与消极客体关系的内化过程中存在一种分裂机制，而它正是导致分裂样人格情感碎片化的重要原因（Fairbairn 1954）。就是这种分裂机制，以及理想化体验与迫害性体验的彼此分离，造成了"中心自我"的情感贫乏。他还得出结论，分裂样病人显示出对理想化客体的强烈需要，并伴随着某种根深蒂固的信念：这个客体在情感上是不可接近的，期待其对自己的爱做出回应也是徒劳的。这就导致了一种与之相对应的绝望，以及随之而来的心理上的退缩。他对分裂样机制的分析使得梅兰妮·克莱因把"偏执心位"定义扩展为"偏执－分裂心位"（Melanie Klein 1946, 1952, 1958），同时也推动了克莱因学派的婴儿早期发展理论的全面发展。冈特瑞普在其临床研究中进一步扩展了费尔贝恩的发现，他强调婴儿与母亲关系中存在的早期病理（Guntrip 1961, 1969）。以现代观点来看，这种分裂样防御机制，明显地预示了这些病人最初无法解决的依恋冲突，以及它们对性生活的影响。随着人们对克莱因"偏执－分裂心位"认识的不断加深，"分裂样"这一概念也被扩展到了一种更广义的精神病理学上，即这一心理发展早期阶段的固着，使理想化心理成分与迫害性心理成分分离开来。这带来的结果之一就是，相对于早期发展中的一般"分裂心位"，对分裂样人格具体特征的分析相对被忽略了。分裂样人格障碍是一个很好的例证，它揭示了病人早期受挫的依赖需求、害怕被侵犯或被控制的恐惧，以及这些冲突对俄狄浦斯情结的污染，是如何决定了这些病人的病理性发展，并最终形成一种特殊的防御性的分裂样结构。

我上面提及的三个案例，可以说明这一基本分裂样结构的共同特征：普遍的情感碎片化，对爱的客体无法接近的信念，对被侵犯或被控制的恐惧，以及为了确保自己不会受到任何特定情感关系的伤害而逃避到内心的避难所——封闭、混乱、支离破碎的自我状态。但是，在这一基本的共同防御结构中，这些病人却表现出了不同的移情倾向：在詹妮弗的案例中，主要的移情是她与父母双方关系中存在的严重受虐倾向；在莎拉的案例中，主要的移情是她对自己的极端矛盾心理的防御，这种矛盾心理与她的不安全感和严重冲突的依赖有关；在罗伯特的案例中，主要的移情是充满恨意的俄狄浦斯竞争以及他的抗争，也就是他不愿意以同性恋方式向俄狄浦斯的竞争对手屈服。因此，上述三个案例表明，在分裂样防御结构的保护性控制下，潜藏着不同的情感冲突，且在内在客体关系和认同弥散方面，均存在严重的早期病理（Kernberg 2011）。所以，必须将冲突的、理想化与迫害性的心理体验整合起来，才能最终解决认同的弥散问题。病人在情感体验上表现出的碎片化、弥散等问题，使其很难建立特定的客体关系，因为后者需要在自我表征和客体表征之间建立情感联结，这也是分裂样结构区别于其他边缘性病理的一个显著特征。治疗师能否澄清并解决移情中的分裂样弥散问题，主要取决于反移情分析，以及对病人外在现实与幻想世界（当它恢复时）的分析。

人们也许会问，是什么导致了这种情感碎片化或弥散，而这看起来和早期强烈的情感倾向形成了鲜明对比？这是一个由特定的遗传、体质决定的器质性功能障碍的产物，还是一个由特定的依恋过程所导致的病理学结果？显然，这种慢性的分裂样特征有别于短暂的、与情感激活相关的人格解体体验。一个人的心境（moods）也可能出现情感体验的弥散，但是情感的具体属性并不会消失，更不可能同时出现自我体验与思维过程的弥散。这种弥散也不同于某些病人对客体关系的自恋性贬低，因为分裂样人格病人能够高度分化地对他人的情感和行为做出直觉评估。这些病人并没有显示出对客体的轻视，却有一种被其抛弃的极度痛苦的感受。防御性的分裂样人格结构一旦得到解决，他们就能发挥深厚的潜力去重建有意义的情感关系。

简单地说，我们需要将分裂样人格障碍中的情感消解或弥散，从偏执－分裂心位的一般客体关系防御机制中区分出来。临床治疗师可借由移情沟通中的空洞语言与反移情的澄清功能来做出诊断——反移情能使治疗师对某些特殊话题有所警觉。贝蒂·约瑟夫强调，理解病人如何试图影响分析师是十分重要的（Betty Joseph 1989）。病人试图使分析师对其产生某种感觉，理解这一点很有用。分裂样病人可能会无意识地试图说服分析师：在当前的混乱局面下，进行情感连接的现实性并不存在，彼此回避是最合乎情理的反应。

总之，在上述三个案例中，表面上的移情发展是不可用的或者无关紧要的，这使得我无法诊断出病人的主导客体关系。与此形成鲜明对比的是，我的反移情反应则清楚地表明了潜在冲突的不同性质：詹妮弗的色情－受虐冲突、莎拉的被动攻击性质的依赖，以及罗伯特对于攻击的偏执恐惧。三位病人都表现出了社交上的退缩，虽然有所不同：在詹妮弗身上表现出一种拒人于千里之外的冷漠，在莎拉身上显示出一种愤怒的拒绝，而在罗伯特身上则呈现出一种挑衅的战斗准备。这些病人内心的幻想生活，一旦能够从思维过程的零碎片段中被精心重构，就会揭示出詹妮弗的情色梦、莎拉的愤怒反抗以及罗伯特的危险的、幻想般的对抗。反移情分析帮助我克服了最初的琐碎的语言沟通，并逐渐在移情中诠释了防御性的分裂样结构，从而发现了病人内心深处的性、依赖和攻击性冲突。

关于治疗的进一步评论

分裂样人格障碍病人适用于精神分析，还是特殊的心理治疗，例如针对严重的人格障碍的 TFP？根据我们在人格障碍研究所的临床经验，考虑到躺椅治疗的客观距离容易在精神分析时造成并发症，我们认为，对于明显的边缘水平的严重病例，TFP 可能是更好的治疗方法。然而，所有个案的处理都需要基本的精神分析技术：病人需要进行自由联想，分析师需要基于技术性中立理解移情，尤其要警惕反移情。因此，诠释、移情分析、技术性中立与反移情应用，无论对 TFP 或标准精神分析而言，都是不可或缺的工具。

由于主导情感的碎片化，病人的移情发展明显缺乏特异性，这使得治疗师难以在早期阶段进行移情分析。治疗师在诠释过程中必须注意到病人的情感弥散及与之相对应的认知碎片化，并借助于对反移情激活的高度警觉和运用。如果治疗师能通过反移情反应，注意到在治疗过程中出现的一些细微的、转瞬即逝的情感变化，那么它就能成为普遍主导情感的指引。理解这类案例的分析场域，即治疗师与病人在整体治疗情境下所形成的主要内隐关系，将会非常有用。治疗师必须保持技术性中立的立场，因为一旦有了更明确的情感联系，反移情付诸行动的背离会让技术性中立难以维持。和往常一样，治疗师必须维持一个分析框架，并且警惕病人对现实的严重否认。这一否认可能表明，占主导地位且碎片化的情感正在被病人付诸行动。

在治疗初期，病人对现实生活的核心方面明显缺乏幻想，而这一点会帮助治疗师注意到病人可能正在回避某些事情。治疗师需要对病人的工作和职业、爱和性、社会生活和创造力等方面进行细致的观察，以此来了解病人在移情中可能回避了哪些方面。如果病人回避了所有的性行为和性暗示，这可能意味着病人在早期性欲（early eroticism）中有极端的施受虐部分；病人可能长时间感觉自己被所有人排斥，并愤怒地拒绝生活中的重要他人。病人分离出去的敌意预示着他们在治疗中会出现对暴力的回避，而治疗师必须对此有所准备。

首先，治疗师必须考虑到这些病人通常面对的核心困境（他们寻求亲密关系，却又害怕被侵犯、被吞噬或被虐待），并且在移情中进行细致的探索。如果治疗师的态度使病人稍感失望，病人就会感受到无情的拒绝。治疗师提出的澄清问题，会让他们感到被虐待。让病人开放地讨论他们的感受很重要。治疗师常常要面对病人这些基本的困境带来的挑战。这一点很重要，即治疗师要做好准备，承认在其干预过程中可能会出现错误或者疏忽，导致病人感觉自己被迫接受某种"洗脑"。这可以帮助病人明白，事实上，治疗师很想知道病人的状况，但是他尊重病人的不信任感，也知道病人在这一过程中感到自己被忽视了。

我认为，迄今为止，我所讲的内容表明，分裂样病人和自恋性夸大病人是不同的。在自恋性夸大的病例中，治疗师和病人会发生角色反转，病人自我中的夸大部分和被羞辱部分在移情过程中会交替出现。我想，本文也表明分裂样病人和那些不能忍受三元关系的共生病人是有区别的。后一类病人十分重视的一点，是治疗师必须完全赞同他们的意见，不能有任何不同的或独立的意见。显然，分裂样移情与精神分析性治疗过程中出现的分裂现象也不同，后者是边缘性人格组织的"偏执－分裂心位"的一部分。当然，分裂样移情和"通常的"神经症性移情关系的剧烈发展也有很大区别，在后面这种移情中，病人认同了自己的婴儿化方面，并且把对应的父母客体表征投射给分析师。

参考文献

Akhtar S: Broken Structures. Northvale, NJ, Jason Aronson, 1992, pp 123–147.

American Psychiatric Association: Diagnostic and Statistical Manual of Mental Disorders, 5th Edition. Arlington, VA, American Psychiatric Association, 2013, pp 652–655.

Fairbairn W: Object-Relations Theory of the Personality. New York, Basic Books, 1954.

Guntrip H: Personality Structure and Human Interaction. London, Hogarth, 1961.

Guntrip H: Schizoid Phenomena, Object-Relations and the Self. New York, International Universities Press, 1969.

Joseph B: Object Relations in Clinical Practice, in Psychic Equilibrium and Psychic Change. Edited by Feldman M, Spillius EB. London, Routledge, 1989, pp 203–215.

Kernberg OF: Identity: Recent Findings and Clinical Implications, in the Inseparable Nature of Love and Aggression: Clinical and Theoretical Perspectives. Washington, DC, American Psychiatric Publishing, 2011, pp 3–30.

Klein M: Notes on Some Schizoid Mechanisms. Int J Psychoanal 27:99–110, 1946

Klein M: Some Theoretical Conclusions Regarding the Emotional Life of the Infant, in Developments in Psychoanalysis. Edited by Klein M, Heimann P, Isaacs S, Riviere J. London, Hogarth, 1952, pp 198–236.

Klein M: On the Development of Mental Functioning. Int J Psychoanal 39:84–90, 1958.

McWilliams N: Psychoanalytic Diagnosis, 2nd Edition. New York, Guilford, 2011, pp 196–213.

Yeomans FE, Clarkin JF, Kernberg OF: Transference Focused Psychotherapy for Borderline Personality Disorder. Washington, DC, American Psychiatric Publishing, 2015.

第八章

精神病性人格结构 [①]

首先，我用"精神病"和"精神病性的功能"（psychotic functioning）这两个词来描述那些丧失现实检验能力的病人所表现出来的行为。现实检验能力是否存在，能够区分精神病与非精神病。现实检验能力包括区分自我与非我（non-self），区分来自心理内部与外部的刺激，并能理解一般社会标准（Kernberg 1984; Oyebode 2018）。治疗师可以通过人格结构诊断访谈（structural diagnostic interview）来评估病人的现实检验能力。实际上，任何一种详细的精神状态访谈，都能通过关注病人行为、情感、思想内容或语言结构上的最古怪或不适当之处而对其进行评估。如果治疗师对病人在交流过程中出现的一些奇怪现象进行审视，而病人又能表示理解（保持共情），那么，我们就可以判断病人具备现实检验能力；反之，如果病人产生了真实的幻觉或妄想，那就说明病人缺乏现实检验能力。此外，它还可以从病人的一些行为中反映出来，与诊断访谈中通常预期的正常行为相比，这些行为或多或少地反映出病人一些细微的甚至是严重的扭曲。

我们必须把对现实的检验，从对现实的体验以及与现实的关系中区分出来。在情感激活、更持久和更广泛的情绪发展，以及酒精和药物的影响下，人们对现实的体验会截然不同。现实体验的改变并不意味着失去了检验现实的能力，人们往往能够很现实地对这种改变做出评估。反过来，人们和现实的关系也会变得不合时宜，

① From Kernberg OF: "Psychotic Personality Structure." *Psychodynamic Psychiatry*. 47(4):353–372, 2019. Copyright © 2019 Guilford Press. Reprinted with permission of Guilford Press.

尤其是当他们受到高峰情感状态的影响时。不只是病人，所有人在经历强烈的情绪体验时都可能变得疯狂，并且可能会呈现出不适当的行为、言语和思维。但在保持现实检验能力时，一旦情绪恢复正常，病人可能就会完全意识到他们的不当行为。双相情感障碍病人长期存在严重的情感体验和表达异常，现实检验能力可能会受到影响，这反映了躁狂和严重抑郁状态的精神病性质。

在精神分析客体关系理论看来，现实检验能力的丧失意味着个体丧失了自我表征与客体表征的界限，不能区分自我体验与对他人的体验（experience of the other），不能准确地评价自己在与他人互动的过程中行为表现的非现实性，从而导致对真实人际关系状态的评估出现混乱。我们的临床经验表明，严重的人格障碍病人和相关原始防御机制占主导的病人会表现出不恰当的人际行为、不适当的情感激活，以及对即时互动的误解。然而，即使在角色迅速转换的情况下，这类病人仍能清楚地认识到自己与他人的不同。这种互动可以接受治疗师的现实评估。当治疗师借助明确的社会现实，对互动的歪曲性质进行合理的重新阐述后，边缘性病人能够识别自己的歪曲反应。换句话说，在诠释的作用下，病人能够涵容非现实的移情体验，并以恰当的现实检验视角对其进行探索。

梅兰妮·克莱因分别对偏执-分裂心位和抑郁心位的原始机制进行了研究，并在此基础上提出令人信服的结论：偏执-分裂机制是精神分裂症病人最基本的防御操作，而抑郁心位及相应的躁狂防御在躁郁症中起主导作用（Melanie Klein 1946）。与此同时，她清楚地表明，她并不认为婴儿通常会有这些精神病性的症状。因此，她将精神分裂症、躁郁症的临床症状，与主要的原始防御机制区分开来。事实上，我认为这是一项重要的基本心理动力学发现，也就是说：在精神病性和边缘性人格组织中，这些原始的防御操作（以分裂和投射性认同为核心）占主导地位，而在神经性人格组织中，以压抑为基础的更高级的防御操作占主导地位（Kernberg 2004）。然而，原始防御的优势并不能完全解释精神病性人格组织的形成机制。这两者之间的区别并非由原始防御决定，而是由现实检验能力决定。现实检验能力的永久丧失，是自我表征与客体表征重新融合的结果。

客体关系理论认为，人的心理组织由内化的自我表征、他人表征所形成的二元配对所决定，而这种二元配对又受主导或高峰情感状态的影响，这些情感状态反映了人从出生以来内在人际互动的基本动机特征与本质。积极的和消极的两种综合情感系统分别构成了力比多和攻击性这两种高级驱力（Kernberg 1992）。自我概念的渐进式整合（一方面发展成具有力比多特性的整合的理想自我概念，另一方面又发展出分离出来的不好的、不能接受的、危险的自我部分），以及同时发展的好客体表征与坏客体表征，构成了早期的发展阶段。这一发展阶段如果出现固着，即把自我表征永久地分裂成理想化的、迫害性的或贬低的表征，并把客体表征同时分裂成理想化的和迫害性的表征，就会导致边缘性人格组织的认同弥散综合征。

最后，当抑郁心位占主导地位时，自我概念的积极与消极两个层面就会整合在一起，从而克服偏执 – 分裂心位。自我表征与重要他人表征的好与坏两方面的整合是神经症性人格结构的正常特征（Kemberg and Caligor 2005，表 8–1）对此梅兰妮·克莱因强调，与生俱来的攻击性强度（消极情感的强度），是决定精神病性或边缘性水平上病理严重程度的主要因素。

1971 年，伊迪斯·雅各布森（Edith Jacobson）首次提出关于神经症性、边缘性和精神病性抑郁的研究发现，即丧失现实检验能力会导致自我表征与他人表征的重新融合。她发现，基本的防御操作扰乱了边缘性病人在移情中的行为，但是并没有影响他们对现实的检验。然而，同样的防御操作，对于精神病性抑郁病人而言，的确会影响现实检验能力。雅各布森观察到，在精神病性抑郁中，自我表征与客体表征的重新融合不仅发生在真实的自我 – 他人互动中，而且也发生在理想化的自我和客体表征之间。换言之，这不仅发生在自我层面，而且也发生在理想自我与超我的理想化层面。此外，在精神病性抑郁中，虽然在自我层面和超我层面分别存在自我表征与客体表征的融合，但两者的边界并未被打破，病人仍能清晰地区分自己的体验与分析师的体验。然而，由于内摄与投射的影响，自我与他人的体验发生了严

表8-1 人格组织、移情和治疗结果 [1]

人格组织	结构性访谈	精神分析或TFP	治疗结果
神经症性	认同正常； 现实检验能力完好	没有精神病性退行	性格的改善
边缘性	认同弥散； 现实检验能力保持 但受限	可能会出现 精神病性移情	可能会解决认同 弥散，恢复完好的现实 检验能力
精神病性	认同弥散； 现实检验能力丧失	可能会出现 移情性精神病	暂停治疗后移情性精神病 症状会缓慢减少
慢性精神分裂症	出现阳性或 阴性精神病症状	会出现无法解决的 移情性精神病、 社会现实中的 精神病功能水平	社会功能的改善

重的扭曲。只有在精神分裂症病人中，自我表征与客体表征的融合普遍存在时，才会产生长期的幻觉与妄想，以及思维与行为的紊乱。

雅各布森指出，理想自我表征与理想客体表征之间的重新融合，具有一种极端原始的本质，是对抗攻击性的终极防御。反过来，这也造成了坏的自我表征与坏的客体表征无法分化，由此形成了精神病结构。这一双重融合不仅阻碍了个体对客观现实的明确区分，也阻碍了个体与客观现实的互动，还通过内摄和投射过程造成了理想化状态与迫害性状态的混淆，正如罗森费尔德描述的精神分裂症病人将"善"与"恶"混淆一样（Rosenfeld 1950）。

我的看法与雅各布森的看法一致，我认为，精神病性人格组织对应的是，在理想化和迫害性的内在客体关系中，自我表征与客体表征的重新融合占主导地位，其临床表现就是缺乏对现实进行检验的能力。然而，现实检验能力的暂时性缺失，也可能出现在边缘性人格组织中。就像我们将要看到的那样，它将呈现出不同的特点。

本章拟从神经生物学角度探讨精神分裂症的发病机制及神经病理学意义。关于精神分裂症病因的研究表明，它是遗传倾向和环境因素共同作用的结果。遗传易感性是精神分裂症特征的大脑结构改变的重要原因，其表现为：前额叶、顶叶、颞叶等皮质变薄；前额叶背外侧区、杏仁核、海马等脑区及语言中枢异常（Hyman and Cohen 2013）。以上各脑区均与情绪负载的自我表征和客体表征的注册（registration）密切相关（Förstl 2012）。

杏仁核与前额叶的联系控制着人类的情感激活，并将情感激活与情境化理解（cognitively contextualize）结合起来。前额叶的背外侧区参与了早期工作记忆和对他人感知的整合，而腹内侧区则参与了自我体验的形成（Förstl et al. 2006）。我认为，精神分裂症病人的神经生物学特性可能会影响到与建立自我和他人差异性表征的内在世界、大脑皮质的控制、情感体验的情境化理解相关的结构。因此，情感记忆结构会影响情感的正常情境化，进而干扰自我和客体的分化（Hart 2008)。

具体而言，这种病理性的神经生物学结构使母亲很难涵容婴儿消极情绪的投射（或再内摄）。这可能会使婴儿处于极端的消极情绪或恐惧状态，而后者更易引发极端的防御操作，从而分别导致积极和消极两种自我表征和客体表征的重新融合。与此相反，由于大脑中正常的前额叶皮层与边缘结构能够保证短期情感记忆的正常发展，因此，在心智的理想化与迫害性领域，自我表征与客体表征之间就有了安全的分化。在此基础上，婴儿的人格可能会趋向于永久的认同弥散（典型的边缘性人格组织），或趋向于正常的认同整合。随着抑郁心位的形成，婴儿可能会形成神经症性人格组织，或简单地说，形成正常的人格组织。

精神分裂症病人的自我表征与客体表征缺乏分化，导致病人的现实检验能力受到严重影响，表现为：（1）阳性症状（幻觉、妄想）；（2）阴性症状（社交退缩、孤僻、缺乏社交动机）；（3）普遍出现的思维障碍、语言怪癖及认知功能减退。经过治疗后，即使病人的阳性和阴性症状得到了改善，其社会功能也得到了改善，但第三个症状仍然会持续存在。

除了特定的大脑结构异常，一些重要神经递质的异常可能也会导致精神分裂症病人对现实世界的认知发生变化。其中最重要的是多巴胺功能的异常，它可能会导致情感"寻求系统"的过度活跃，该系统会推动生物体去探索现实世界。这种过度活跃造成了过度的刺激输入，当其他情感系统被激活时，就会干扰个体对现实的评估（Panksepp and Biven 2012）。对精神分裂症病人进行有效的精神药物治疗，可使其多巴胺功能下降。但是，当病人出现严重的认知功能障碍时，精神药物治疗的效果并不明显，而且在潜伏期病人的临床检查中，仍存在着现实检验的残余改变（Hyman and Cohen 2013）。

不过，一些新的心理治疗手段仍能发挥重要作用，尤其是对迈克尔·斯通提到的那些病人来说——这些病人的情感分化很好，智力水平很高，不存在反社会行为（Michael Stone 1993）。对于那些对精神类药物反应有限且不能完全恢复现实检验能力的病人来说，心理疗法似乎特别有用。

许多慢性精神分裂症病人虽然不能和重要他人建立亲密的关系，却能和现实生活中的人保持正常的关系，或者体验到所谓的"良性妄想综合征"。在这些病人中，有很多人都知道自己体验的现实和别人不一样，为了让自己看起来更正常一些，他们学会了隐藏自己的妄想。如果有一种精神分析性心理治疗模式能够对这一良性妄想有限的残存表示尊重，病人就有可能以一种可以接受的方式参与社会活动。

伊丽莎白·斯皮利厄斯（Elizabeth Spillius）和她的同事们指出，克莱因学派对精神分裂症的治疗所做的努力已逐渐破灭并被抛弃，只有那些与精神病院有关系的分析家们，才会继续向这类病人提供各种类型的精神分析性心理治疗（Elizabeth Spillius 2011）。近年来，这些精神分析性心理治疗有了一些新的发展，但这不在本章的讨论范围内（Garrett 2019）。

在一些极端的心理与社会环境下（如亲密伴侣间存在严重的病理性施受虐关系），病人可能会失去现实检验能力，并呈现出原始防御的相互强化，例如产生共同的精神病性障碍（folie à deux）。而在极端的社会剥夺或孤立的环境下，也会出现类似的集体丧失现实检验能力的现象，其中包括一些大型的退行团体。还有另外一种情形——自我与他人的区分会在刹那间被抹去，例如，一对亲密伴侣刚刚经历了强烈的性高潮，或者在施虐者和受害者之间瞬间发生了令人厌恶的融合。后两种情形具有临时性，与精神病性的人格组织无关。

在临床中，有些病人仅在强烈的亲密互动中失去对现实的检验能力，大部分情况下仍能在社交边界内活动，他们可能是最常见的无明显精神病症状的"精神病性人格结构"病例。治疗师可利用人格结构访谈来诊断上述病人。在精神分析性探索的强度下，这类病人可能会出现精神病性退行，继而发展为一般的慢性精神病。边缘性人格组织在治疗上的发展则与之相反，两者存在着显著的差异。精神分析治疗通过消除边缘性病人的原始防御机制以及理想化体验与偏执体验的巨大分裂，最终能够改善其与现实的关系。

我们在临床中发现，除精神分裂症外，精神病性人格组织最常见的综合征是伴有精神病的重度抑郁症、躁狂综合征、偏执型精神病和药物性精神病等。边缘性人格组织中精神病性退行的发展通常表现在精神病性移情中，不同于精神病性人格组织病人的慢性精神病性退行，后者在精神分析治疗前并无临床精神病表现。后一类病例包括很多患有疑病症、躯体畸形综合征、病态嫉妒以及重度神经性厌食症的病人（Oyebode 2018）。在移情退行过程中诱发且继而发展为慢性的精神病，需要区别于表达移情退行的"精神病性移情"，后者只出现在移情中，可通过诠释加以解决。

在精神病性人格组织、实际精神病和移情性精神病这三类病例中，均存在着与边缘性人格组织相似的原始防御机制，以及在攻击性和退行性消极情绪主导下的原始前俄狄浦斯冲突与俄狄浦斯冲突。当然，这类无意识冲突在神经症性组织中也很常见，在团体过程、伴侣治疗以及复杂性创伤应激障碍的分析性探索中也很常见。下面，我将简单地介绍这类病例常见的临床表现。

我提供的临床资料反映了这些个案的精神病理学基础，也体现了本章阐述的心理动力学构想的应用。以下案例选自我治疗和督导过的病人，以及在我工作多年的不同精神病院治疗过的病人。为了保护病人的隐私，他们的名字和资料都做了修改。

安娜的案例

安娜（Anna）是一个20多岁的女人，自青春期晚期起就患上了偏执型精神分裂症，并接受了几种非典型抗精神病药物的治疗。她能做一些简单的日常工作，却生活在孤独中。她常常产生一种幻觉，以为邻居们想要通过向她住的这栋楼发射电子射线来影响她。安娜从小就有一个温柔的、有些疏离但宽容的父亲，以及一个强势的、控制欲很强的母亲。在安娜的整个童年里，母亲都给她留下了一个印象——母亲好像"知道一切"。病人对于全能妈妈的经验已经转移到了邻居身上，这些邻居现在可以通过"穿透墙壁的电子射线"来控制她。安娜觉得搬到新地方毫无用处，因为这并不能保护她免受邻居们的伤害。在接受精神分析性心理治疗期间，她对我产生了依赖性。

她觉得我和她有相似的社会背景和政治观点。我试着从母性移情的角度来分析她对于潜在迫害者的体验，却令她感到极度焦虑和迷惑。话题一旦转移到她觉得我们都感兴趣的地方，她的焦虑和困惑也就变少了。有好几个月，她都在谈论那些想象中的迫害她的邻居对她的批评，还谈到了自己对于手淫的负罪感——对父母性关系的幻想，既恐怖又刺激。安娜在青春期初期曾和男孩子们交往过，但是，每当他们想要和她做爱的时候，这段关系就会突然终止。在安娜生病期间，母亲去世了，这导致她的精神状态恶化，必须接受治疗。在早期治疗过程中，对于母亲控制自己而产生的愤恨，以及对于反抗母亲而产生的负罪感，是最重要的主题。

然而，当我们试图探究她在移情过程中呈现的微妙的诱惑态度，以及她坚信我们看法一致的政治和社会理念时，却遇到了强烈的阻抗。

最后，我把一种哲学观点当作我们之间的共识，这也是她对我们的治疗感到如此满意的原因。与此同时，她确信在这些疗法中没有性行为，所以她认为我相信她的邻居们会用射线来刺穿她，用性幻想来伤害她。渐渐地我可以指出：（1）她能感觉到别人对自己的批评，这说明她对批评特别敏感，而这种敏感是别人没有的，是她从母亲那里继承的；（2）因此，表面上对她指手画脚的人，实际上并不会对她造成什么伤害，因为他们没有她和她母亲那样敏锐的感知力，所以不可能对她产生影响。这样一种错综复杂的逻辑，使她可以不把自己的体验看得太重要，因为在她看来，那些可能会对她指指点点的人是不可能真正接触到她的。与承认其内在优点的我结成同盟，使她不会害怕墙壁的影响，能够建立一种更好的平衡，更好地适应社会，更好地工作，以及建立一种友善的人际关系。这样的生活方式让她感到满足，但其精神病状态并没有改变。在这个案例中，尽管这显然是一种精神病性人格组织，但一种理想化的自我－客体融合表征却能有效地保护她，使她免受融合的叛逆自我／施虐者母亲的伤害。

伊丽莎白的案例

伊丽莎白（Elizabeth）是一位20多岁的女性，患有严重的急性精神分裂症。她的精神错乱，产生了混乱的性妄想、被害妄想和幻觉，并且坚信自己被恶魔选中，成为它的头号情妇／妓女，能够引诱全世界的男人。她也幻想过她的性器官会因为过度的性刺激而被破坏。她一边自慰，一边嗅着手指上的味道。其间，她撕去了所有的衣服，因此她被锁在一个封闭的观察室里。当时，主要的抗精神病药物还没有问世，所以我试着用精神分析性疗法来治疗她。

经过9个月的密集治疗后，病人的病情有了明显改善。尽管这一结果可能体现了初次发作的精神病有积极的预后，但是我认为这与我采用的分析方法有很大的关系。当我每天看到这位病人在她的软壁病房里赤身自慰的时候，我很惊讶自己竟然对她毫无反应。我有点害怕她会袭击我。一连几个星期，我每周和她见面5次。起初，她甚至都不把我当回事，后来才慢慢地注意到我。她开始问我穿什么衣服，我是谁的代言人，我是不是在窥探她，还告诉我她和恶魔有密切的关系。她对我说，我只是个漠不关心的旁观者。她和恶魔生活在一个既安全又刺激的世界里，把我排除在外。这一带有强烈贬损意味的漫长的谈话，最后变成了关于我对宗教、上帝和恶魔看法的一次激烈挑战。在此期间，尽管有我在场，护理人员也一直在观察她，但她仍然没有放弃自慰。后来，我们之间的谈话变得越来越激烈，她开始责备我，说我是恶魔，想要引诱她，但又说她自己是恶魔，正在引诱我。

病人的语言沟通变得非常混乱：我们都是恶魔，同时也是彼此的牺牲品。她得意地发现，好几次我都显得惊慌失措。确实，我也是这么觉得的。后来，我改变了干预的方式，指出她与恶魔之间存在着一种对话，只是不清楚到底是她在引诱恶魔，还是恶魔在引诱她。有几个问题困扰着我们：我到底是恶魔，还是恶魔的牺牲品，抑或二者兼而有之？在每个点上，我都努力强调，我想要澄清自己的身份，同时也想要说明，我与她是两个截然不同的人。

从技术上讲，这就是哈罗德·塞尔斯所说的共生关系（Harold Searles 1965），我把它称为移情性精神病。在这种精神病中，病人无法把自我表征与客体表征区分开来。她同时把我看成两种角色，或者说在两种角色中不断互换的角色：一个是引诱者"恶魔"，另一个是受害者。

在治疗的后半段，也就是6个月之后，有两个新进展。她开始"从远处"注视着我，或者在那一瞬间，她真切地感受到了自己和我的不同。随着共生移情的减弱，当她再次当着我的面自慰的时候，我第一次产生了情欲的感觉。当她将自己与我区分开来时，她变得极具诱惑力，而我则产生了令人烦恼的情色反移情。她觉察到我想离她远一点，便让我帮她穿上衣服。看到她穿着得体的样子，我很惊讶。从那以后，她就开始了最后几个月的治疗。那时，由于我在这家医院的任期即将结束，所以我们必须分开。接下来的几个月里，她感到很难过，也很焦虑，因为我们就要分别了，而她会被转介给其他治疗师。那时，她已经不是一个精神病人了，但是，对于自己经历过的严重的精神病，她感到沮丧、害怕，也很担心。

保罗的案例

保罗（Paul）是第三个精神分裂症病人，他接受了短暂的治疗。在对他进行诊断评估时，我感受到了一种奇怪的态度——他坚定地认为自己对宗教现实特别敏感，这让我感到非常疑惑。不过，他的言论很好地契合了南方浸礼会教派严格的传统宗教背景。从社会的角度来看，他对宗教的过分关注是可以理解的。经过两三个星期的精神分析工作，他说，我不能和他在同一层面一起感受人类的真相。他坚信自己就是真正的救世主，为了拯救世界而努力奋斗。在两三次治疗中，我们可以清楚地看出，他对宗教的关注已经转化为一种强烈的妄想信念。他说我帮助他澄清了自己的观点。

我咨询了一位有经验的同事，他确认保罗出现了急性精神病发作。几个星期后，保罗的情况变得更糟，他被确诊为急性偏执型精神病，住进了医院。最后，在长时间的住院中，他被确诊患上了精神分裂症。当他离开医院时，我向他推荐了心理治疗，而非精神分析性疗法。一开始，我为他提供了一周4次的标准精神分析。基于上述原因，精神分析在持续6周后停止了。

以上三个案例中的病人均为精神分裂症患者。在第一个案例中，对安娜采用了一种精神分析取向的支持性方法。在第二个案例中，对伊丽莎白采用了一种赛尔斯取向的精神分析性疗法。在1965年，哈罗德·塞尔斯对精神分裂症病人进行精神分析性心理治疗的几个阶段进行了阐述：首先是缺乏互动接触的第一阶段；其次是紧张共生的第二阶段，这一阶段的解决会导致分离和个体化的冲突，最终有望形成新的整合和身份认同。在第三个案例中，保罗接受的短期治疗是精神分析的开端。

其他案例

以下案例中的病人是一些非精神病病人，他们出现了移情性精神病（在接受精神分析治疗期间丧失了现实检验能力），并最终发展成全面的精神病综合征。这种精神病综合征可能会随着精神分析性治疗的终止而消失，但是也可能持续很久。换言之，它显然是一种从移情发展演变而来的精神病，但不能通过移情诠释来解决。

路易斯的案例

第一个病人路易斯（Luis），30来岁，偏执性人格，并有很强的自恋性和分裂样特质。他在一名资深精神分析师候选人那里接受精神分析。治疗期间，他表现出与父亲之间的强烈的俄狄浦斯冲突。实际上，在童年时期及青少年时期，他父亲就怀疑过他的性行为，并扬言要严惩他。这些体验都与一种潜藏的叛逆心态有关，他既恨父亲，又恨母亲，认为是母亲助长了父亲对他的迫害与惩罚。

在移情中，路易斯一度感受到一种强烈的愤怒，那就是分析师在戏弄、折磨和欺骗他。渐渐地，路易斯产生了一种幻想，即分析师试图与他的母亲做爱，他认为分析师的缺席与其母亲的缺席有某种巧合；同时，他还幻想着自己的母亲和分析师在另一座城市继续着他们的恋情。一开始，分析师把它诠释成一种俄狄浦斯幻想，但是随着治疗的进行，它逐渐变成了一种信念，以至于路易斯拿着枪来到治疗室，并扬言如果分析师不停止婚外情，他就要击毙他。此时，分析师停止了治疗，把病人转介给另一个分析师。随后我们得知，经过数月以现实为导向的支持性心理治疗后，路易斯逐渐放弃了之前分析师与母亲有染的想法，并保持着非精神病水平的功能。

玛利亚的案例

另一个相似的病人是玛利亚（Maria）。她患有疑病症，在接受 TFP 治疗后，由疑病症发展为移情性精神病。病人有一种与牙有关的慢性疑病症状，并有多种治疗都不能缓解的牙痛。刚开始接受心理治疗的时候，她所担心的牙痛，以及没人能治好她的事实，成为她的主要话题：她对牙医以及其他医生的无能和自大感到不满。几个月来，有好几个牙科医生给她看过病，牙科医生们进行了沟通，并得出结论，他们无法确定她症状的病因。她产生了一种妄想，觉得这些牙科医生联合在一起，密谋对她进行折磨——他们给了她错误的希望，同时延长了她的痛苦。她对牙科医生阴谋的妄想后来蔓延到该州的牙科机构，最终发展成为这样一种妄想，那就是牙科医生和牙科机构串通好了，并且试图让她相信这件事并不存在。她的妄想还在继续，认为治疗师也参与了这个阴谋，使她遭受永久的牙痛。她把责任归咎于牙医机构，因为这些牙医换了又换，根本就没能帮她治好病。她对治疗者的强烈愤恨，不能通过诠释移情发展而得到缓解，所以治疗师在那个时刻决定停止治疗。她被转诊到另一个治疗师那里，他给她提供支持性心理疗法，用抗抑郁剂来缓解她的焦虑，并且劝她到慢性疼痛诊所去咨询。她关于治疗师参与阴谋的信念逐渐减弱了。

上述案例都是移情性精神病，我们必须把它们和精神病性移情区分开来。精神病性移情是可以通过移情诠释来治疗的，而不会延伸到病人的外部生活，也不会延伸到病人的整个生命经验。所有这些案例都丧失了现实检验能力，所以，到目前为止所提及的病人都有精神病性人格组织。但是，接下来的病人并没有这类情况。

莎莉的案例

莎莉（Sally）是一个 20 多岁的病人，患有边缘性人格障碍，有着严重的自恋性特质，长期存在性格抑郁，经常有严重的自杀倾向。她脾气暴躁，曾试图自杀，吸毒且性生活混乱。该病人是由一位姨妈带大的，受尽了虐待，以致她为了遮掩自己身上的淤青而不去参加体育活动。在接受治疗时，她曾威胁治疗师，如果得不到及时的回应她就自杀。三位治疗师由于不能忍受她一再以自杀相威胁而停止了治疗。事实上，她后来有过严重的自杀尝试。

在与我一起进行 TFP 治疗的过程中，我们就如何控制她的慢性自杀倾向，以及在治疗间歇如何与她进行电话联系等问题做了规定。我告诉她，一般情况下，我们都会对威胁治疗的行为和付诸行动进行控制，并且告诉她，如果她有不受自己控制的症状，完全可以去精神病医院的急诊室，但是在治疗过程中，她不能与我联系。如果病人能够控制病情而不需要到急诊室，那么我们将在下一次治疗时进行讨论。我跟她说，我只接她打来的一些与无法预知的突发事件相关的电话，但是我不接受她就我们之前讨论过的事情打电话。对于自杀的冲动，她很清楚该怎么处理。我说得很清楚，凡是带有自杀威胁的电话我都不接。如果她再打来，我就一个星期不接；如果她继续这样下去，一个月、一年，如果需要的话，我会一直不接！当她意识到我有一个月都没接电话时，便不再打电话了。

但是后来，莎莉产生了一个幻想：我有个秘书偷偷地给她打过电话，然后闭口不言，或者在电话里嘀嘀咕咕地骂她。有时候，莎莉会接到错误的电话，然后她就会想象，所有这些事情都是针对她的一种贬低。最后，她确信我的秘书不停地打电话到她家里，她希望我把她开除，并扬言如果我再不做点什么，她就要向州医学委员会投诉我骚扰她。她对这些假想的电话攻击既害怕又生气。

我把这些恐惧诠释为幻觉体验和妄想，这些都是移情退行的一部分。在这种退行中，她对自己施虐的、全能控制的行为的投射起主要作用。病人觉得，我想

190

要通过秘书偷偷地折磨她，扰乱她的生活，就像她的姨妈过去所做的那样。对于这一点，我做了一个系统的诠释：我从来都没给过她什么安慰，例如她对电话有什么误解等；我也没有试着用理智去说服她，例如我不会容忍秘书做出这种行为。我用移情诠释的方法解决了她的这种信念。有一段时间，她甚至打算结束和我的关系，去找其他的治疗师，以摆脱我的"虐待"。

我采用了针对"不一致现实"的诠释方法，因为我们在康奈尔人格障碍研究所工作时，已经证明它对于精神病性移情是有效的。这种干预旨在让病人明白，不管他们现在认为的是什么，我们都可以拥有与他们所认为的截然不同的看法，而不必将我们的观点强加于对方。问题是治疗师的看法是否诚实，换句话说，治疗师从根本上认为病人是对的，但是为了某些理由，他却故意装出另一副样子？或者，即使拥有与病人截然相反的看法，治疗师也能坦诚相告？治疗师对某些事情的看法是否真的和病人所认为的截然相反，甚至是根本不一致？

在这个案例中，我们可以达成的共识是，其中一个人的看法一定是与实际情况相矛盾的——要么是病人，要么是治疗师。而且，没有办法确定哪一个人的看法是符合实际的，哪一个人的看法是脱离实际的。因此，两个人都不得不承认，一种对他们俩都有影响的精神病性事实（psychotic reality）正逐渐形成，需要根据其自身的是非曲直进行检查。通过围绕精神病观念建立一个边界，我们可以分析移情中的基本情境，并在移情中解决它，而非争论哪一方正确、哪一方不正确。这是一种在出现精神病性移情退行时，对移情进行诠释的有效方法，对于边缘性人格组织治疗中可能出现的严重精神病性退行具有很好的效果。但是，对于精神病性人格组织的病人，这种方法往往不起作用。

迈克尔的案例

与此相似，另外一个精神病性移情的案例是迈克尔（Michael）。他是一位40多岁的医生，患有严重的自恋性人格障碍和性滥交。在进行了4年的精神分析之后，迈克尔开始向一名和我相识的护士求爱，当时原始的俄狄浦斯议题在移情过程中占主导地位。他相信自己能够跟她做爱，但被她拒绝后，他变得很生气，不但跟她生气，还跟我生气。他产生了一种妄想——我不让医学院服务部门的任何护士与他发生性关系。

第二天早晨，他带着满腔愤怒来到了我的诊所，想要揍我一顿。在他向我承诺不会对我进行人身攻击后，我才邀请他谈谈这个问题。我运用了针对"不一致现实"的诠释方法，告诉他，他认为我不让任何护士和他上床，这在我看来简直是荒唐透顶。尽管我不打算让他接受我的看法，但是，我希望他能理解，我们两个人有着不一致的看法，而且，就像我刚才所说的，其中一人肯定疯了。我的第一个提议就是，我可能向他说谎了，并且不承认给护士们下过命令。有意思的是，他并不认为我会当众吩咐护士们拒绝他，反而觉得我也许会暗中或者在自己没有察觉的情况下，用自己的行动告诉全体医护人员，谁也不能跟他上床。我清楚地表示了我的异议。因此，归根结底，这显然是一个与我们有关的精神病情境。我指出这个情境的主要内容，是一个有权力的男性会让另外一个依赖他的男性无法对一个女性产生性诱惑，这就如同后面这个男性受到了象征意义上的阉割。这个发现使病人猛然记起，在他六七岁时，有两条小狗整夜狂吠，于是他爸爸就把它们的声带给割掉了。这是一位在儿子童年时期就一直对其进行威胁的残暴父亲所采取的暴力行为。而此时，病人的强烈情感使这个场景变成了现实。他的妄想信念是一种移情重复——不断地重复着他与父亲的冲突所引起的愤懑和恐惧。

我希望通过以上案例，就丧失现实检验能力的病人的精神分析诊断与治疗提出一些额外的建议。不是每一个案例都反映了精神病性人格组织。有些人说，在不同程度的移情退行中始终存在着精神病性人格，我对这一点持质疑态度。当自我表征与客体表征发生显著的再融合时，即使这种再融合仅存在于亲密的个体情境且处于强烈的情感激活状态，也可以被称为"精神病性人格组织"，即使对那些临床诊断不是精神病的人来说也是这样。治疗师可以通过仔细的精神状态检查来诊断精神病性人格组织，而这一检查过程可能会引发现实检验能力的丧失。

对于这类病人，即存在精神病性人格组织但不符合精神病临床诊断的病人，治疗师可以根据他们的症状采取不同的治疗方法。但是，由于精神分析的退行效应可能会诱发移情性精神病，因此，我们并不清楚这些病人是否能接受精神分析。而且，精神分析性治疗（包括精神分析和 TFP）可能无法解决移情性精神病。同时，如果病人有明显的精神病症状，精神分析性心理治疗可以起到一定的作用，尽管它与标准精神分析和 TFP 有很大的区别。这篇文章中的安娜和伊丽莎白就是例子。本文不打算对这一方法进行详细的阐述。对于一些有移情性精神病危险的病例，治疗师可能仍需使用精神分析性方法（如使用 TFP 代替标准精神分析），但治疗师需要做好转向支持性疗法的准备，以防可能引发慢性精神病。

TFP 对存在边缘性人格组织的病人非常适用。然而，某些边缘性病人也可以使用标准精神分析，同时结合某些 TFP 技术，如针对"不一致现实"的诠释方法。本文中莎莉和迈克尔就是例子。精神分析性技术可以有效控制精神病性移情的发展，但没有理由将其应用于正在接受精神分析的病人身上。精神病性移情不同于移情性精神病，精神病性移情的幻觉和妄想仅发生在移情情境中，而移情性精神病的精神病症状却会延伸到病人的全部生活中。路易斯和玛利亚就是这样的例子。

在确定哪一种治疗最有效之前，一个重要的先决条件就是对病人进行详细的诊断评估。然而，很多精神分析师仍有一个传统的倾向，认为只有在治疗过程中，才能做出充分的诊断理解，而非一开始就进行诊断的概念化以指导治疗。这导致了很多治疗的失败，而我并不认为这是一种恰当和负责的方式。治疗师应根据每一位病人的主要人格结构，对其进行初步的评估，以区分病理严重程度。如果发现问题，治疗师就应该仔细诊断病人的现实检验能力。在所有案例中，治疗师对于原始防御机制的分析，以及在此背景下所引发的前俄狄浦斯冲突与俄狄浦斯冲突，均需在精神分析性治疗过程中进行充分探讨，而每个病人在这一点上都有不同表现。

迄今为止，我所做的论述表明，从一般的精神分析策略来看，分析人格结构具有很大的实用价值。但是，治疗师一旦确定了治疗的性质，就每一次治疗中针对每一个病人的治疗方法而言，这种结构性的考虑就没有什么意义了。针对不同精神分析性疗法的疗效，已经进行了大量的临床研究。我们不能想当然地认为所有的病人都应接受同样的治疗方式，而是要创造性地运用这些精神分析工具。一些病人在接受精神分析之后，情况会变得更糟，而另一些病人则能从新的、创造性的方法中获益。

总而言之，对于自我表征与客体表征存在显著的原发融合或再融合（特别是在强烈的情感激活下），反映出对临床精神病或移情性精神病的病人，应给予精神病性人格组织的诊断。在诊断方面，这些病人通常在人格结构诊断访谈中表现出现实检验能力的丧失，但只有在治疗过程中才会退化为移情性精神病。精神病性移情在精神病性人格组织和边缘性人格组织中都可能出现，但通常只有在边缘性病人的移情中，才可以采用特定的精神分析性方法加以解决。精神病性移情可能会演变为移情性精神病，并延伸到病人的总体生活中。它们通常与精神病性人格组织有关，反映了精神分析性心理治疗的潜在局限性。表 8-1 总结了人格组织、结构性访谈和精神病发展（包括在移情中和病人生活中）之间的总体关系。

参考文献

Förstl H: Theory of Mind, 2nd Edition, Heidelberg: Springer Medizin, 2012.

Förstl H, Hautzinger M, Roth G: Neurobiologie Psychischer Stöungen, Heidelberg: Springer Medizin, 2006.

Garrett M: Psychotherapy of Psychosis, New York: Guilford, 2019.

Hart S: Brain, Attachment, Personality, London: Karnac, 2008.

Hyman SE, Cohen JD: Disorders of Thought and Volition: Schizophrenia, in Principles of Neural Sciences, 5th Edition. Edited by Kandel ER, Schwartz JH, Jenal TM, et al. New York, McGraw Hill Medical, 2013, pp. 1389–1401.

Jacobson E: Depression. New York, International Universities Press, 1971.

Kernberg OF: the Structural Interview, in Severe Personality Disorders. New Haven, CT, Yale University Press, 1984, pp. 27–51.

Kernberg OF: New Perspectives on Drive Theory, in Aggression in Personality Disorders and Perversions. New Haven, CT, Yale University Press, 1992, pp. 3–20.

Kernberg OF: Psychoanalytic Object Relations Theories, in Contemporary Controversies in Psychoanalytic Theory, Techniques, and Their Applications. New Haven, CT, Yale University Press, 2004, pp. 26–47.

Kernberg OF, Caligor E: A Psychoanalytic Theory of Personality Disorders, in Major Theories of Personality Disorder. Edited by Lenzenweger MF, Clarkin JF. New York, Guilford, 2005, pp. 114–156.

Klein M: Notes on Some Schizoid Mechanisms. Int J Psychoanal 27:99–110, 1946.

Oyebode F: Sim`s Symptoms in the Mind: Textbook of Descriptive Psychopathology, 6th Edition. London, Elsevier, 2018, pp. 83–128.

Panksepp J, Biven L: the Archeology of Mind. New York, W.W. Norton, 2012, pp. 95–144.

Rosenfeld H: Notes on the Psychopathology of Confusional States in Chronic Schizophrenia. Int J Psychoanal 31:132–137, 1950.

Searles H: Collected Papers on Schizophrenia and Related Subjects. New York, International Universities Press, 1965.

Spillius EB, Milton J, Garvey P, et al: the New Dictionary of Kleinian Thought. London, Routledge, 2011, pp. 466–469.

Stone M: Abnormalities of Personality. New York, W.W. Norton, 1993.

第九章

爱情关系中的自恋性病理

性爱的临床观察及自恋病理的影响

在评估人格障碍病人时，如同评估所有精神疾病一样，我们会关注他们目前在工作和职业、性生活和爱情、社会生活和家庭关系领域的功能，以及他们的创造力和对业余爱好的追求。其中最容易被忽略的就是病人的性生活。尽管对精神疾病病人或器质性脑疾病病人进行其他方面的初步评估可能更为迫切，但对其性生活及亲密关系缺乏探索在人格障碍病人中尤为普遍。这同样适用于那些因为焦虑综合征或者各种类型的非重度抑郁症而寻求心理咨询的病人。

近来，性关系中的一个关键部分，即关于性别认同冲突的本质，以及性别认同障碍的一般性话题，已引起越来越多人的兴趣，因此，治疗师对这一领域的诊断兴趣也就越来越大。但是，有一个重要的方面，即人们为了表达自己的爱意和性欲望所投入的关系的性质仍然被忽视（Carroll and Mizock 2017; Yarbrough 2018）。玛斯特和约翰逊的开创性研究表明，性伴侣间的心理关系（及其冲突）对性欲强度、性满意度有着重要影响（Masters and Johnson 1966; Kolodny et al. 1979）。研究人员发现，性唤起、性兴奋和性高潮(有别于性欲的第一阶段)不仅与情感关系的性质有关，还与双方对于亲密关系的共同兴趣密切相关。这一发现看起来并没有什么特别之处，似乎仅仅是证实了伴侣关系会影响到性行为和性满意度。但是，值得注意的是，这一发现反映出性欲望、性兴奋和性高潮，与爱的体验、理想化和承诺之间的整合（Kernberg 1995）。

在下面的内容中，我将讨论性关系中的这两个方面：第一个方面，爱是与一个被珍视的人的关系，在这种关系中，性亲密和温柔被整合起来；其次，我还将讨论这种关系的成熟方面，以及这些方面与自恋性人格障碍患者的精神病理、婚姻失败或破损的典型表现相比如何。我认为，这种比较应该能够扩大对病理性自恋诊断特征的分析。

在康奈尔人格障碍研究所，在对人格结构和病理的评估面谈中，我们经常向病人提出下列问题：

· 你现在是否有亲密的性伴侣？你爱他 / 她吗？他 / 她也爱你吗？

· 你是否有过一段稳定的感情？

· 在这些关系中，尤其是你现在的关系中，哪些是最重要的？能否谈一谈？

无论病人的性取向和性别认同如何，只要他（她）能在一段时间内保持一定的恋爱关系，治疗师都可以探索这些恋爱关系的特点。我们将在本章接下来的部分介绍不同的情感反应——从激烈的情感叙述到令人困惑的混乱，希望能展示出病人对亲密关系的"理想"投入。这并非提出一种必须被遵循的"规范"，或一种必须被实现的理想，而是要建立一个理论架构，以便我们可以评估病人是否在情感生活中建立并巩固了爱情关系。它对处理病人的心理及人际冲突具有重要的预测及治疗意义（Kernberg 2018）。

爱情关系的基本要素

成熟的爱的第一个要素是对伴侣的人格感兴趣，即一方想要知道对方的感觉、兴趣、思想和欲望；好奇对方的抱负和目标，并且愿意与之相伴，即使与伴侣兴趣相关的努力和活动并非你的主要兴趣。在情感冲突中，当两个人的需求存在巨大差异或潜在矛盾时，这种对另一个人生活体验的关注构成了一种非常宝贵的共享空间。此时，如果双方都能从另一方的角度看待情感冲突，那将会获得某种理解，从而有助于解决这场冲突。向另一半敞开心扉，可以帮助双方重新进行沟通与妥协，减少怨恨，避免因彼此的投射性认同而加剧冲突。

与此形成鲜明对比的是，糟糕的亲密关系恰恰缺少这样一种兴趣，他们关注的焦点都在"我得到了什么""他／她对我是否公平"或者"我的需要是否被满足了"。这些问题反映出一种趋势，那就是失望和怨恨会随着时间的流逝而在彼此心中积累。这种"正当的愤怒"（justified indignation）和"自我正当性"（self-righteousness）积累得越来越多，最终就会在某种情况下爆发出来。

自恋性病人不能细致地描述其伴侣的人格，他们更倾向于关注那些他们认为突出的行为特点。他们对另一半的描述是肤浅、俗套的，这并不能给访谈者一个真实的个性化形象。有时，自恋者对伴侣重要的积极方面（这些方面代表着他们自身的重要性）的强调，能使治疗师明白到底是什么因素导致了病人的不满。在正常情况下，我们会对他人的内心世界产生兴趣，这也意味着，有时候，我们会对他人需要退回到自己的内心世界抱有一种耐心。因为，我们也经常用这种方式来处理自己的内心冲突和议题，或者用来创造性地构思自己的想法、计划或对未来的展望。但是，自恋的人却不能容忍另一半的分离和自主，他们会把另一半的这种暂时退缩看作一种冷淡或忽略。

成熟的爱情关系的第二个要素是，双方相信另一半对自己感兴趣，认为自己的喜悦、成功和幸福都可以分享给另一半，相信另一半对自己的困难、困惑、失败和失望有一种亲密而实际的理解和共情。因此，他们可以向另一半倾诉自己的不安和软弱，谈论自己解决不了的难题，坦陈自己无法与其他人分享的经历、回忆和恐惧。这反映出他们对伴侣的信任——他们信赖伴侣的理解和共情能力。实际上，如果你想和另一半分享自己所有的体验，包括你的兴趣、问题、计划、日常经验和新的领悟，这意味着你会对伴侣的体验感兴趣。这是一种成熟的信任感,同时也显示出一个人有能力依赖自己的伴侣。

有一点很重要,那就是:"依赖"别人来满足自己的需要,与真正依赖别人的能力是不一样的,真正的依赖意味着承认别人是有价值的、亲近的。自恋者缺少的就是后者,在他们看来,依靠另一半就意味着自己低人一等。对这些病人而言,暴露自己的软弱和犹豫都是一件可耻的事。其他人通常只是自己的一个背景,主要被用来作为肯定与崇拜的供给者。

成熟的爱情关系的第三个要素是,夫妻双方对某些事情有共同的兴趣,例如社交、朋友、艺术、音乐、运动和政治等。这涉及一起制订计划,比如改善日常生活、生活环境、居住条件,或者为孩子做些什么。共享这些也意味着双方都有权单独行动,并且理解对方也有类似的需求。两个人都有自己的个人自主权,可以不参与对方的活动,而且这种兴趣上的暂时分离,并不意味着两个人之间的爱与承诺会因此减少。它指的是一个人能容忍对方对自己不愿意参与的领域感兴趣,既不会因为对方对这个领域感兴趣而心生妒意,也不会因为自己被排除在外而心生怨恨。也就是说,双方都有一种内心的确信:最终,双方中的一方所学到的或经历的一切,都会通过共同分享的方式回报给彼此。伴侣双方对于一段长久的感情有着坚定的信念,这一信念源自两人共同经历的时刻,也源自其他时刻,其中包含爱的奉献、承诺,以及对各自独立的兴趣的关注。自恋的人往往对伴侣的个人目标和兴趣领域表现得很冷淡(甚至完全忽视),也不愿意参与进去。这种兴趣的缺失是一种防御,使得病人不会嫉羡伴侣积极从事某项工作、研究或创造活动的能力。

当然,如果两个人都有不同的工作和职业,那么这就会成为两个人的潜在财富。即使是在同一个领域工作的夫妻,对于各自所处的社会环境、工作性质,也难免会有不同的视角和看法。如果两个人能互相分享自己的经历,这会给他们的工作生活增添一份激动人心的乐趣。然而,自恋性病人往往面临着嫉羡、竞争等心理问题,这可能会导致他们因共处一地而产生长期的怨恨情绪。

成熟的爱情关系的第四个要素是，双方都对对方有一种持久的性兴趣和性欲望，能够共享性唤起、性爱游戏和性爱激情，享受对方的性高潮。对性兴奋的体验既包括自身的主观感受，也包括伴侣的主观感受，以及在性接触时对彼此无意识身份认同的激活、内在客体关系中同性恋方面与异性恋方面的无意识表达。人们通常认为，性兴趣、性欲、性唤起和性兴奋在性关系的初期最为强烈，随着时间的流逝而逐渐消退。但是，这与长期和谐相处的伴侣的经验不一致。长久相爱的伴侣在性欲活跃和性欲相对缺乏之间存在着周期性的交替。性兴趣的周期随性伴侣的不同而不同，且与年龄有关，反映出一种持续一生的爱情关系，除非受到身体疾病等外因的干扰（Hunt 1974）。

在性体验方面，自恋者最普遍的病理特征就是不自觉地贬低配偶的作用，并逐渐对两性关系中的性爱部分失去兴趣。新的迷恋对象也许会激起自恋者强烈的性欲和兴趣，但最后还是会重复这个循环。一些病人长期存在着一种习惯性的分离，也就是说，他们只在情感上对某些人产生兴趣和理想化，而对另一些人则只有性欲望及性兴奋。它反映了另一种行为模式，在心理动力学上更接近由俄狄浦斯冲突引起的性抑制。然而，这两种模式可能存在重叠，需要结合受虐病理进行鉴别诊断。

如果自恋者的另一半对性有敏感的反应和成熟的情感，自恋者可能会不自觉地产生强烈的嫉羡心理，从而导致一种竞争的感觉：谁在性生活中更享受？如果伴侣享受得更多，病人会认为这是性剥削。一般而言，在成熟的关系中，性唤起的性质是随着时间的流逝而变化的。从最初的理想化到后来的珍爱，伴侣代表了两个人共同的性爱史。随着时间的流逝和年龄的增长，这一变化常常具有温暖的个人意义，并成为一种象征性的叙事，贯穿于整个关系史。随着时间的流逝，对方的身体也在发生着变化。这不仅象征着亲密关系的共同历史，也意味着两个人越来越有信心分享对方的幻想和欲望，并且找到新的途径去满足对方。这一切在自恋者的爱情生活史中都是缺失的。

对性的兴趣以及想要与他人发生性关系的欲望，也许是一个人的内在性自由充分发展的必然结果。具有保护性质的共同超我（joint superego）功能、性关系和持续的亲密体验会抵消伴侣间的无意识冲突。婚外情以及各种各样的三角关系打破了伴侣间的界线，这通常反映了他们情感生活中的无意识冲突，而非单调乏味的性生活所带来的结果。同样，当一对伴侣的独占式亲密受到威胁时，就会产生忌妒，并带来强烈的忧虑。这些感觉会提醒对方注意第三者的闯入会对两人的关系造成威胁，并促使对方采取防范措施以降低或消除威胁。

成熟的爱情关系的第五个要素是一种想要保护伴侣关系的界限、维护关系的独立性，使其免受外界威胁的内在愿望，以及内在的相互承诺与忠诚。成熟的爱情关系的一个重要方面是，能够体验不可避免的三角关系带来的诱惑、被激起的忌妒心理以及由此而产生的保护性反应、尊重并反思自己与另一半的这些感受。自恋性人格病人在情感投入上存在困难，他们在性爱关系上长期存在冲突，往往表现为三角关系、婚外情、多重平行关系等。这些行为反映了一种长期的防御性结构，用来对抗在主导爱情关系中出现的直接攻击性。他们没有发展出成熟的超我，也不能建立共同的伴侣关系价值体系来抵御第三者的侵入，他们对伴侣的冷漠可能是缺乏忌妒心的表现。

共同的价值观是维护伴侣间亲密关系的重要因素之一，包括基本的诚实，以及对伴侣的善意态度的信任。善意的诚实为双方涵容冲突、差异和误解提供了一个框架。该框架保护了伴侣双方，避免了攻击性的过度激活和投射。当关系中的相互指责越来越多时，两人都会被这样的攻击性影响，从而危及两人之间最基本的信任。就像我们看到的那样，在很多自恋性人格病人中，这个超我的维度是不完整的。冲突在所难免，其中最重要的原因就是伴侣双方在长期婚姻中无意识地激活了过去与父母之间未解决的俄狄浦斯冲突（Dicks 1967）。这些未解决的冲突会在当下的相互投射性认同下被无意识地激活，在伴侣互动中表现出绝对的控制力，同时还有一种无意识的愿望，即期待在当前关系中解决先前无法解决的问题。过去未解决的冲突的无意识激活，以及通过"重演"（replaying）解决它们潜在的意图，可能会在双方的主导无意识情结中造成危险的，有时甚至是有害的平衡。这一点决定了关系冲突的强弱，而这种强弱可能压倒了爱情关系的积极方面。

当然，严重的婚姻冲突也可能是由双方的人格病理造成的，但是这些人格病理的形成往往也是童年时期未解决的冲突与创伤的反映。如果伴侣之一或者双方都是自恋性病人的话，就可能导致最严重、最顽固的婚姻冲突。这就引出了一个基本问题：伴侣治疗真的有用吗？抑或应采用长程心理动力学疗法或其他方法，如针对一方或双方的 TFP 疗法，或者上述疗法的个性化组合？

好的爱情关系有个有趣的特征，那就是对另一半的理想化，从某种意义上反映了理想的父母客体的某些方面，这些方面源于人们在童年时期对父母的婴儿式理想化。而且，随着一个人价值体系的发展，以及对他人的理想期望的演变，这些方面也会不断地调整和修正。根据弗洛伊德的观点，把爱的客体理想化意味着把自我理想投射到他人身上，同时也意味着对自己的自恋投注变得贫乏（Freud 1957）。我们现在知道，在正常情况下，和自己理想中的人一起生活是一种丰富的体验（Kernberg 1995），只有自恋者才会觉得这是个负担。对于自恋的人而言，将他人理想化会威胁到他们病理性的夸大自我。边缘性人格组织的病人（尤其是边缘性人格障碍病人），由于对自我与他人缺乏整合感，严重影响了他们与他人的关系，使他们对理想的伴侣产生失望、贬低和强烈的攻击行为。

边缘性人格障碍病人没有能力把理想化客体的矛盾方面结合起来。对一些出现严重退行的病人而言，缺乏整合的身份认同，看似没有阻止他们热忱地投入爱情中，却不可避免地使他们的关系长期处于混乱之中，无法对伴侣形成稳定的理想化。有些自恋性人格障碍病人不能整合地感受他人，但这也许对他们而言无关紧要，因为他们视他人为奴仆，并不关心他人的内在生活。只要伴侣能够满足自恋性病人自己被服务的预期，他们的一切都得到了照顾，伴侣将从病人的头脑中彻底消失。与此相反，边缘性人格障碍病人对关系的投入虽然是强烈和稳定的，但是由于不能对伴侣保持可靠和持久的印象，可能会不断地索要爱的保证。

如果我们能以正常的理想化态度看待伴侣的人格、肉体和心灵，自然就会为找到理想的另一半而感到喜悦。我们将满意的爱情关系视为一种恩赐，并深深感激对方的存在。这种感激可能表现为希望通过意外的礼物或特别的行动取悦对方，以表达或象征自己的爱意。不同于传统的人们期待在特定的、有文化背景的日子里得到认可或者礼物，这种自发的、不受约束的表达爱意和感恩的方式，是爱情关系持续的重要标志。自恋的人很少对伴侣表达的爱表示感激。

成熟的爱情关系的第六个要素就是，能够容忍那些与在关系中习惯扮演的角色不同，有时甚至是相反的角色。或许，最典型的例子就是，一个平时十分独立的人，因工作或生活遭遇挫折产生强烈的依赖感，向另一半寻求理解和安慰，而另一半也能为他提供包容和满足。一方长期患病，另一方转变为照料者，这就需要双方都能够接受这种依赖性甚至是无助状态，自然而然地承诺并承担起照顾病患的义务。这种改变可能意味着一个通常是积极的、主导性的人与一个相对被动、依赖性的人之间的角色发生了巨大的转换。如果这一长期的角色转换是因为其中一个人受到了严重的威胁，或者患了不治之症，那么这就会成为其关系和承诺的最终也是最有挑战性的考验。当然，这种变化反映出所有伴侣共同的命运：幸福的时光终有一天会因为一个人的去世而终结，或者另一个人也会因为生理和情感上的需求而结束关系。正如我在其他文章中所说（Kernberg 2012），如果幸存下来的配偶能度过哀悼期，并且能承受这段痛苦的人生经历，那么其可能会对建立新的爱情关系有更充分的准备（如果客观上仍有可能发生的话）。

在不同的生活环境中，一个人是否能够接受迅速、极端的角色转换，与其处理与权力有关的冲突的能力相对应，而权力冲突是伴侣关系的组成部分。相对于传统意义上伴侣之间不可避免的竞争和权力斗争，关系好的伴侣可以建立有效的任务和责任分配机制，在分工中体现出公平、尊重和信任，以及相互不利用也不被利用的安全感。在一段成熟的爱情关系里，伴侣双方都享有同等的权利，承担同等的义务，并且可以通过寻找折中方法解决分歧，尽可能满足双方的愿望或需要。当出现争议时，其目的不在于争辩"谁是对的"，而在于"我们怎样做才能使双方都满意"。这可能涉及职业选择、工作与家庭的平衡、养育孩子等。

虽然其他类型的伴侣冲突（如施受虐、偏执、社会意识形态冲突等）也会导致权力斗争，但这类冲突在一方或两方均为自恋性人格障碍的伴侣中较为常见，且发生频率较高。最大的威胁在于，当其中一方或者双方激活了过去与父母客体之间未解决的、迫害性的关系时，攻击性就会成为伴侣生活的主旋律。在此情况中，主导性的投射性认同呈现出一种互相投射与分裂的恶性循环，而这种恶性循环正是双方敌对关系的根本原因。强烈的报复心理往往伴随着严重的自恋病理特征，尤其是恶性自恋综合征（Kernberg 2018）。

考虑到人与人之间的各种关系普遍存在着矛盾心理，表达爱意的普通方式可能会在不知不觉中被"招募"用于攻击，而这意味着在爱情关系中存在着深层的问题。有时候，一方会觉得自己受到了对方的攻击，从而暂时丧失了性欲望，这段性关系也因此受到了限制。围绕攻击产生的冲突不可避免，而这些冲突也可能是人类正常矛盾心理状态下攻击成分的一种健康表达。当这些攻击性被表达出来后，我们就有了一种潜在的安全感，那就是这些愤怒的纷争并没有威胁到基本的爱与承诺的关系。回顾一下是什么引起了双方的不和和争吵，并且认识到自己也有责任，也许会使伴侣关系在经历冲突后变得更加亲密。如果彼此之间的性吸引、情感承诺和理想化，以及对爱情和诚实的基本信任依然存在的话，激烈的冲突往往能够被解决。

同理，在一段成熟的爱情关系中，两个人都不会拿关系中令人满意的那一面要挟对方。那就是，谁也不会出于权力斗争和报复的目的，威胁说要收回或者扣下一部分爱。在有些案例中，一方常常会因为对方的"不良行为"而拒绝与对方进行性爱交流和互相满足，这是一种报复或者"惩罚"。有意地拒绝性爱以达到控制或者报复对方的目的，显示出一方或者双方都不具备成熟的爱的能力。

成熟的爱情关系的第七个要素是，能够认识到自己或者另一半所犯下的错误，并且能够原谅彼此。宽恕能力来自对自己过去或现在所犯下的攻击和过错的深刻理解和重视，并以此为基础建立信任，相信背叛者也有能力体验到罪疚感，并且愿意进行修复，从而重建新的感情基础。这一能力将面临严峻的挑战，尤其是当婚姻出现不忠时，这将是对双方承诺和信任的严峻考验。如果伴侣中的一方是自恋性人格障碍病人，不管是谁提出宽恕，不管是出于什么原因需要宽恕，对他们来说都是一件非常困难的事情。如果涉及自恋性病理，只有特定的长程精神分析性治疗可以帮助他们解决这个问题。

在通常情况下，伴侣间的性关系可以成为一种终身的纽带。其中一方的性欲和性唤起将会提升另一方的性欲和性唤起，从而产生一种激情的体验。随着时间的流逝，性伴侣之间的信任和信心不断增强，他们开始分享彼此的性幻想生活，扩大共同的性幻想和行动，创造出一个私人的性爱世界——从深层次来说，就是一次对传统性爱的"两人革命"（Alberoni 1987）。了解伴侣的性生活是一件有趣的事情，比如他们做爱之后会发生什么事情，这种性体验会带来更深层次的亲密接触，还是双方会满足地结束"亲密"？抑或恰恰相反，他们的性行为与生活中的其他部分相互隔离？有别于传统的假设，我认为激情的性爱是伴侣一生都能共同享受的体验（Hunt 1974;Wallerstein and Blakeslee 1995）。自恋性人格病人在经过有效的治疗之后，可以挖掘自己的潜能，重新获得爱的能力。这也是病理性自恋特定治疗的主要目标，在本章结尾，我会通过扩展的个案加以说明。

随着子女的出生，以及与原生家庭的代际冲突、自身家庭中代际冲突的产生，伴侣之间的关系会变得日趋复杂，伴侣关系的界限也会面临挑战。此时，伴侣双方需要维护他们的界限，使他们的关系免受外来因素的"入侵"。这些因素包括孩子正常成长的要求，以及对伴侣关系的干扰。象征性地说，每对父母都应该锁好自己的卧室，并且应该保护好他们的性生活，以免受到孩子们的"威胁"。

这似乎无关紧要。然而，伴侣双方可能会因为他们取代了父母的原生家庭，成功地建立了他们想要的爱情关系而潜意识地感到内疚。其中一个主要表现就是，他们的自我设限和容忍边界被侵犯，这实际上是无意识内疚的一种活现。他们以这种自虐、自我挫败的婚姻互动模式，以及其他许多方式，活现了俄狄浦斯内疚。一般来说，成熟的爱情关系能使伴侣双方更快乐、更安全，这体现了人类爱情潜能最大限度的发挥，同时也能使双方在事业上获得更大的成功。这是一种合乎逻辑的治疗目标，虽然并非总能奏效，正如我们将在以下关于自恋性病人的精神分析性治疗的探讨中看到的那样。

性方面的自恋病理

自恋性病人最普遍也是最显著的缺陷，就是不能与他人建立成熟的爱情关系。成熟的爱情关系代表着多方面的整合，包括性唤起和满足的能力、情感上的兴趣和承诺、对所爱的人的理想化，以及在爱情关系中产生的强烈的激情体验。对于有些人而言，这一缺陷可能会促使他们在经历多次亲密关系失败或者婚姻破裂之后去寻求心理治疗的帮助。这也可能意味着病人开始认识到，他们失去了生活中重要的一部分。随着岁月的流逝，他们越来越觉得孤单，这种孤单常常是因为他们不能和伴侣建立根本的情感联结。

然而，对于某些人而言，这种爱的缺陷只有通过探究其心理病理才能发现，而病人本人并未认识到这一点。强烈的性欲，渴望建立一种新的、充满激情的性关系，并且不停地更换性伴侣，可能是他们在生活中获得满足的主要目标之一。自恋性病人因性出轨而产生的快感，以及同时与多个性伙伴交往，也许可以使他们免受潜在的孤独感的困扰。他们可能存在性滥交现象，其亲密能力被反复的迷恋和失望的循环替代。这样的循环可能持续很多年，直到一次又一次的重复让其产生长期的幻灭感，以及越来越强烈的空虚感。

在这种缺乏爱的能力的背后，往往隐藏着一种无意识的动力，那就是对于性伴侣（或者异性关系中的另一个性别）强烈的无意识嫉羡。对"性唤起"和"性行为"的理想化是一种自我防御机制，使病人不会意识到各种与攻击相关的深层心理冲突

（Kernberg 1995）。前俄狄浦斯期动力，即对一位令人兴奋的、挑逗性的、性欲强烈的母亲的无意识的渴求和嫉羡，可能伴随着俄狄浦斯期的禁止，以及对父母形象的认同而产生的冲突，从而妨碍了俄狄浦斯期冲突的解决。在这种情况下，病人可能会在伴侣关系中呈现出一种对俄狄浦斯现实的防御性否认，也就是病人将自己想象成一个专一的母亲心目中的好孩子。这种看起来长久而稳定的伴侣关系，实际上掩盖了病人的自我中心和不容置疑的优越感。

自恋性病人的性幻想，尤其是在自慰活动中反复出现的性爱画面，可以揭示出无意识欲望的方方面面。在这个高度象征性的幻想世界里，这些欲望完全脱离了病人平时的行为以及自我反思，因此更能揭示潜在的自恋冲突。举个例子，一位女病人幻想，只要她的举止充满诱惑，任何男人都无法抗拒她的魅力。虽然她并不喜欢大多数对她感兴趣的男性，但是对于那些她认为优秀、通常有名或有势的男性，她还是会有性冲动。这位病人能够与社会上公认的优秀男人建立关系，起初她对此感到满足，但不久之后，她就厌倦了这些理想人物并贬低他们，而这无疑削弱了她相对于其他女性获得的胜利感，并迫使她寻求新的性爱活动。有一位男病人，自慰时幻想自己有一根巨大的阳具。他在沙滩上炫耀自己的阳具，引得周围的女性羡慕不已，争先恐后地想要靠近他勃起的阳具。有些病人表面上将性伴侣理想化，但在其有意识的幻想生活中，却显露出明显的矛盾心理与攻击性。举个例子，一位病人反复地幻想自己用一支箭射穿女性的乳房，这反映出他既对女性赤裸的乳房感到兴奋，又有一种想摧毁她们的幻想。

自恋性病人对于伴侣的表征缺乏整合性，因此他们对伴侣的人格和情感体验缺乏兴趣，而且总是不断地评判伴侣是否满足了自己的需要。如果伴侣不能满足病人的需要，则说明病人有正当的理由感到怨恨和受挫，可能会偶尔或经常表现出敌意，最后甚至抛弃伴侣。当新的性关系带来的新鲜感退去后，病人对另一半也就失去了兴趣，这使得病人反复觉得"被困住"、厌烦、空虚，甚至不可避免地感到孤独。

自恋关系的一个典型表现是：病人不能坦诚、信任地依赖伴侣，无法感受到被关心、被理解和被保护，不能使伴侣对自己有平等的依赖感。对自恋性病人来说，伴侣的依赖行为被认为是不公正的要求；伴侣应尽力满足病人的需要，而非期待病人满足自己的需要。

自恋性病人对于自己所获得的爱缺乏感恩，这反映了他们缺少向另一半提供幸福和满足的动机。这是因为他们不能享受和认同伴侣的快乐。在这种情况下，持续的婚姻或者长期的伴侣关系，使自恋性病人觉得自己被束缚在空虚的生活中。只有在同一时间内和别人发生关系（这是一种性滥交），婚姻才有可能被容忍。非常矛盾的是，这样的性滥交使得很多婚姻关系更加稳定，因为它使病人隐晦地表达了对另一半的攻击性贬低。这些婚外情的发生，必须和那些虽然会扰乱伴侣关系但并不影响病人继续深入发展其他关系的无意识冲突相区别。但是，自恋性病人的所有客体关系都被破坏了。

移情发展

在自恋性病人的精神分析性治疗中，这些爱情生活的核心特点会在典型的自恋性移情中显现出来。这些病人很难和治疗师建立深度的移情关系。他们给人的第一印象就是，他们和治疗师之间并无情感联系。他们把心理治疗看作一种商业往来，他们向心理治疗师付费是为了获得关注和赞赏。治疗师需要帮助病人感觉好受些，能更有效地处理与重要他人之间的关系。这种情感距离在"厚脸皮的"自恋性人格病人的治疗初期表现得尤为显著（Kernberg 2014），然后，这种情感距离往往转化成一种激活的内在客体关系，其中包含病人病理性的夸大自我，以及受挫、创伤和严重冲突的婴儿式自我，后者是被贬低和分裂出去的。夸大自我是对婴儿式自我的一种结构性特征防御（Diamond et al. 2021）。这种移情关系的典型特征是，病人需要对治疗师保持足够的优越感，以使他们在关系中有一种安全感。然后，病人可能会以某种方式破坏治疗的可能性以贬低治疗师，而这会威胁到治疗关系。病人竭力维持着对治疗师的某种欣赏，同时又有一种隐含的优越感与控制感，以防止自己体验到角色的反转——治疗师被认为表现出病理性的夸大自我，比低人一等和受羞辱的病人更优越。这类移情关系在自恋性病人治疗初期和中期出现的频率最高，持续的时间最长，并且反复出现。病人在移情中会表现出病理性夸大自我，会把自己被贬低的部分投射给治疗师，并试图阻止关系发生可怕的角色反转。

随着时间的推移，移情中逐渐表现出与有意识嫉羡，尤其是无意识嫉羡相关的潜在冲突。在工作或社交中，自恋性病人往往会体验到一种嫉羡性（envious）的比较，这种比较对他们有很大的影响。因为这会导致一种竞争关系的形成，会给他们的社会生活带来极大的困难，会严重威胁到他们必须保持的自尊心和优越感。在治疗期间，自恋者的这一夸大表现为：当治疗师希望帮助病人提高自我觉察，理解自己的冲突时，病人会表现出一种隐晦或者不太隐晦的贬低。

自恋性病人几乎不会意识到他们对治疗师深深的嫉羡，他们会对治疗师进行防御性的贬低，可能会表现为刻意忽略治疗师说出的任何不符合自己信念的话。在移情中，这可能会体现为一场智力竞赛，或者迅速地把治疗师的诠释纳入他们的自我理解中，从而感到自己不再需要治疗师。病人对治疗师的行为进行理性模仿，并重新建构自己的理论，这或许可以保证他们不依赖治疗师也能生活。一些病人在心理学或精神分析领域接受过培训，他们用一种理智化的方式与治疗师竞争。对于这些病人，这种移情发展特别难以处理。最坏的情况是，它会导致一种毫无意义的理智化交流，严重阻碍治疗师对病人的生活进行反思性探索。

举例来说，一位接受过心理学培训的病人宣称，他将不再依靠任何一个女性，因为他忍受不了和女性分离的痛苦。这位病人从来都没有真正体验过分离，所以对别的病人来说，这可能是真实的自我觉察，但是对这位病人来说，这只是一个借口，用来合理化他和性伴侣之间没有情感联系这一事实。病人与嫉羡相关的痛苦体验可能会表现为对伴侣的怨恨，因为对方对生活有浓厚的兴趣，或者在社交领域极有魅力，而病人无法容忍伴侣比自己强。一个病人开始可能会因为有一个美丽的妻子而感到骄傲，最后却对她产生了怨恨——因为妻子在社交场合显得格外迷人，所以她显然吸引了很多男人的注意。还有一个病人不满意她丈夫与那些在运动或政治发展上有共同兴趣的同事之间的关系，这种关系使她觉得自己受到了排挤。在移情中，嫉羡冲突的付诸行动往往表现为一种负性治疗反应。举例来说，当病人长期抱怨得不到帮助之后，治疗就会出现明显的突破，病人对自己情感生活中的某些新方面有了理解，接着就会产生更强烈的抱怨，认为治疗无效。有些病人因其伴侣强烈的爱而愤恨不已，因为他们自己无法产生如此强烈的情感。这些病人可能会对治疗师的情感可用性以及对他们的真实兴趣产生类似的怨恨。

嫉羡所引发的冲突可能表现为：病人想象治疗师在性方面引诱他们，并防御性地否认治疗师的任何情感和好奇心。通常，患有自恋性人格障碍的女性很难与男性治疗师形成正性的俄狄浦斯移情，因为对治疗师的兴趣会使病人产生依赖感，从而变得低人一等，甚至有可能被贬低。只有到了治疗的后期，病人才会对治疗师产生性欲和幻想。在这之前，如果病人对治疗师有这样的渴望或欲望，会使其觉得自己很卑微和丢脸。但是，病人可能有一种愉快的移情幻想，认为治疗师一定对其有性方面的兴趣，从而以此确认自己比治疗师高人一等，这也反映出病人对治疗师的贬低。对于自恋性同性恋病人和同性治疗师来说，病人可能会表现出对于性关系的渴求，以否认与治疗师在性生活方面存在的差异和未知，这些差异和未知激发了病人的嫉羡。有时，病人会将移情中的强烈攻击性付诸行动，并试图诱惑治疗师，从而体现出病人的优越感和控制力。当男性自恋性病人接受女性治疗师治疗时，很可能会通过对治疗师的诱惑幻想来证明自己的优越性，并破坏治疗师的职业角色（Diamond et al, 2021）。

随着治疗的推进，自恋性病人会逐渐认识到，他们拒绝或者破坏治疗师给予的东西，反映出他们对自己的强烈嫉羡感觉的防御。病人同时也会对治疗师可能会报复自己产生恐惧，以及对自己攻击治疗师产生负罪感和忧虑。但有时，治疗师也会被看作一种好客体，即使他们的攻击性很强，治疗师也不会放弃他们。因此，病人可能会产生一种偏执移情。病人对治疗师和治疗的负罪感和忧虑，可能会表现为移情过程中的强烈转换：在病人对治疗师的理想化体验与对治疗师的贬损体验之间会呈现出更加明显的分裂状态；病人有时会出现退行，更加意识到并公开地表达自己的嫉羡和分裂出去的偏执倾向，有时又会表现出感激与内疚。

一个病人在治疗的后期才意识到她对丈夫的怨恨倾向，因为丈夫对那些能给自己带来快乐的事情很投入，而不是优先考虑她想要什么。她现在意识到，这对他们的关系极具破坏性——她认为如果丈夫真的爱她的话，就应该时刻关注她的需求。她从来没想过，他有权做自己喜欢的事情，哪怕这些事情与她无关。她生平第一次为自己一直以来对丈夫的苛刻和剥削而感到内疚。同样，她还认识到，如果丈夫的所作所为违背了她的意愿，她马上就会认为他是自私、自我中心的，或者想要控制她。另一个病人也在治疗后期认识到，他之所以在晚上回到家时有一种长期的烦躁感，是因为他的妻子和孩子们想要他听一听他们一天中发生的事情，却不知道他已经忙得焦头烂额，需要一个人静一静。他也认为妻子应该照顾到他对晚餐或晚间活动的期望，而不应该对他有任何要求。

有些病人表现出严重的抑郁反应，有强烈的负罪感，甚至出现自杀幻想。他们也许会开始哀悼，因为他们的行为毁掉了一些友情和机会。在此情况下，过去重要的关系可能会重新浮现，而病人可能也会回顾那些长期的、持续的、与过去有关的个人故事。当他们有了新的情感洞察能力时，这些故事也发生了很大的改变。病人对移情关系与外部关系的内疚感能承受到何种程度，以及病人对其目前的反应和行为有何种程度的忧虑，则因个案的不同而不同。举例来说，一位过去总觉得父亲好斗、专横、暴躁、令家人害怕的病人，开始回想起自己与父亲相处的美好时光，以及早年对他的崇拜和爱。这些情感被病人对父亲形象的刻板贬低，以及对父亲负面品质的无意识认同淹没，而这些负面品质催生了病人的权力感和优越感——这是病人病理性夸大自我的一部分。另一个病人意识到自己过去曾和兄弟姐妹有过激烈的竞争。在此之前，他拒绝承认自己是孩子，也拒绝承认自己的家庭背景，他通过这种否认使自己在竞争中胜出。这些对过去的反思，使长期成为病人病理性夸大自我一部分的信念得到澄清和面质，并最终发展成为一种新的复杂的认识，那就是，在与朋友和治疗师的关系中，他如何重演了过去对家人的诋毁和孤立。

病人所能回忆起的良好关系——能够在过去整体负面的、具有破坏性的生活中幸存下来的良好关系，可能是判断病人预后的一个重要指标。如果病人能识别他们与父母过去关系中的俄狄浦斯特征，克服与之相应的无意识内疚感，努力修复被损害的伴侣关系，则说明病人对自我反省有了更高的容忍度，并努力摆脱病理性夸大自我的支配。这个时候，病人能够意识到并反思他们过去贬低治疗师的行为，并且能够感激治疗师和他人给予他们的一切，也能容忍别人拥有好的东西而不去贬低。在经历了数年具有破坏性和贬损性质的关系之后，病人可能会在伴侣的人格中找到自己一直忽略的有价值的新方面，并且为自己破坏关系的行为感到失望和难过。这是一种既痛苦又欣慰的体验。现在，病人可能会意识到自己曾得到过爱和友谊，但却不能用感恩的态度去承认、接受和回报。这样，病人开始发展出建立成熟关系的能力。

另一方面，也有一些病人无法忍受内疚和自责，因为他们认识到自己忽视了伴侣对自己的爱，而且长期虐待对方。他们可能会很抗拒放弃由自己的优越感所提供的保护，他们幻想着能够自给自足，不必在情感上依赖任何人。经过几个月甚至几年的治疗，一些自恋者可以意识到自己对伴侣的剥削和虐待，但不会产生内疚或者忧虑。与此相反，治疗师对其行为的迁就和不报复式的容忍，会让病人产生一种继发性获益，即病人会忽视治疗师明显的价值观，表现出轻蔑的负性治疗反应，并且拒绝为自己的攻击性感到内疚。这样，病人就可以确保自己不会嫉羡治疗师，但却可以保持治疗关系，而不需要承认自己对治疗师的依赖，这就是"继发性获益"。自恋性病人对于治疗关系的持续依赖可能会使治疗存续多年，直到治疗师解决问题或者终止治疗为止。然而，对病人来说，这一僵局意味着他们有效地挫败了治疗师。

这导致了一种常见的倒错综合征（syndrome of perversity），就是把他人出于关爱而给予的东西，转化为一种充满攻击性和施虐快感的东西。有时候，这种倒错可以修通，有时候无法修通。这些病人对治疗没有反应，是因为他们没有内疚感，还是因为他们有很大的道德缺陷？其中有没有未被诊断出的反社会人格障碍呢？遗憾的是，对于这类案例，我们几乎没有任何记录，其中大部分都是在治疗师之间的保密咨询与沟通中提及。有时候，我们能分析并处理倒错综合征的动力；很明显，它们牵涉一种最原始、最极端的嫉羡和恨，以及治疗师在反移情上所面临的相应困难。

这种倒错综合征引起了人们的疑问：对于这种长期和困难的治疗，何时以及如何确定它的预后？病人在哪些方面显示出对某种价值甚至他人的真正投入，而不只是因为关心自己的利益？病人能真正投入超越个人利益的工作中去吗？病人是不是想要做个善良诚实的人，而非做一个趾高气扬、自命不凡的人？病人是否会感到越来越明显且强烈的孤独感？在最理想的状态下，自恋性病人可以通过移情克服与嫉羡和攻击有关的激烈冲突，并最终获得建立成熟的爱情关系的能力。正是由于缺乏这种能力，他们才会在治疗之初感到空虚，觉得生活毫无意义。

案例：有严重的性障碍的自恋性病人

这位 35 岁的生意人之所以寻求咨询，是因为他在与妻子分居、离婚后得了严重的抑郁症。他感觉到，虽然这些年他的事业蒸蒸日上，取得了很大的成就，但是他对自己目前的生活状态感到深深的不满，觉得很孤独。他服用了好几种抗抑郁药都不起作用，后来内科医生建议他来接受心理治疗。他向我求助时，带着一种急切、略带绝望的态度，但同时带着一种微妙的傲慢，轻而易举地把我的话贬得一文不值。这表明他在自卑与优越感之间有着严重的冲突。

这位病人出生于美国中西部小镇，他的父亲是当地的一名商人，因其冷漠孤僻的个性而备受尊敬，但在情感上却被孤立。病人因幼年时遭受父亲的严厉责骂而惧怕父亲，但自青春期早期起，病人便对父亲有了强烈的轻视。他的母亲是一位自命不凡的女性，虽然在社会上声名显赫，但是出身卑微，为了克服这种情况，她在社交圈里散播着一些有损她朋友的流言蜚语。她有原教旨主义的宗教背景，这一点从她禁止病人（她的独子）发生任何性关系就能看得出来。她总是严厉而又有控制力，不过，她始终关注着病人的表现，督促他学习、遵守学校的要求，以及在朋友和社交圈里保持好名声。她对病人过分保护，却在情感上疏远病人。在学校里，他总是一名优等生，轻而易举地就从一所一流大学毕业。后来，他继承了父亲的事业，又开拓了另一种产业，因此，他比父亲更加成功和显赫。

在他的童年时代，他表面上顺从占统治地位的母亲，同时也表现出一种隐秘、激烈和复杂的手淫行为，这些都使得他在回忆童年经历时呈现出一种戏剧性效果。他在8~10岁时就开始监视父母和邻居的性生活，并且与其他男孩子互相自慰，直到青春期晚期才停止同性性行为，因为这时他变得喜欢女孩子了。从十三四岁起，他就对异性产生了浓厚的兴趣，并且经常与异性交往。但是，因为他的挑剔、霸道和好斗的行为，这种关系往往只会持续几个星期或者几个月。在青春期，他被女孩子们拒之门外，但随着年龄的增长，他对几周前还觉得是他梦寐以求的女孩们大失所望，并最终放弃了她们。他逐渐可以与女人建立更长久的性关系。他专挑自己认为最理想的女人，特别是那些男人倾慕的女人。在大学及研究生时期，他在工程学专业上取得的成功和杰出成就，使他有很多机会与异性交往。

在经历了多年短暂的恋情后，病人与一个漂亮但腼腆的乡下姑娘坠入爱河，这个姑娘是他到欧洲旅游时结识的。她回应了他的爱，并对他受过良好的教育以及他成熟稳重的处世态度表示崇拜。他带着她来到美国，她迅速地学习英语，然后进入了大学。他的朋友们都很欣赏她的人格魅力，纷纷赞赏她，而他也很高兴自己对她产生的影响。但当她毕业有了自己的事业，成了他们社交圈里受人敬仰的人物后，他们的婚姻却发生了变化。病人既嫉妒又怨恨，感觉自己被人瞧不起，对他们的性生活也没了兴趣。他开始了一段婚外情，并提出两人可以建立一种开放式的婚姻，最后他成功地说服了她，让她和他一起参加群体性聚会。在加入一个以性交往为核心的社交组织后，他们之间的联系被进一步削弱了。终于有一天，他在一次聚会中看见自己的老婆和好几个男人做爱。他把她贬得一无是处，并要求离婚。离婚给他带来的强烈的悔恨、孤独，以及对将来的忧虑，让他下定决心看心理医生。

病人在刚开始接受治疗时感觉很空虚，而且对于和女人之间的关系也很失望。他很担心现在和新女友的关系，因为他已经对她感到厌烦了。他对自己不能和女人保持良好的关系越来越焦虑。现在，他的大部分朋友都已成家生了，对他们的工作感到很满足，但病人仍然在抱怨人际关系中不断出现的空虚感和冲突。虽然他在财务上很成功，但总是对自己的成就能否持久感到担忧，同时也害怕自己会被同行的竞争对手击垮。他也逐渐丧失了刚开始和女性交往时迸发的短暂激情。他有个怪病。起初他只是随口一说，但后来事实证明这很重要：他对于汗衫和衬衣碰到乳头的感觉很敏感，而且他还有一个长期养成的习惯，那就是不管穿什么衣服，都不能和它们直接接触。他拉扯自己衬衣的动作，使我联想到他正努力地把自己的身材拉长，仿佛他拥有女性的胸部。他已经看过很多次皮肤科医生，但都没有查出什么特别的病理，而皮肤科医生推荐的护肤产品也不管用。

在我的建议下，他开始在我这里接受精神分析治疗。他很快就开始质疑精神分析治疗的有效性，同时也对精神分析能帮助他解决对人生的不满，特别是对女性的不满产生了怀疑。这些疑问最终都变成了一种幻想，即他的爱情生活也许比治疗师的更有趣、更让人满足。在他的心目中，我是一个毫无竞争心、在与女性交往时也很害羞的传统男子，而他却更具吸引力、更有可能获得成功。他对我做的诠释表示怀疑，于是重构了我对他观察后得出的整体看法，并得意地对我说，他早已料到我会说些什么。简单地说，他和我在"智力交流"上的竞争越来越激烈，而他所显示出来的优越感，使他开始担心持续的治疗是否有价值。这让我想到了他的童年生活：对他来说，我的不足就像他那冷漠而遥远的父亲一样。对母亲的认同愈来愈明显地体现在他的思维、世界观以及对其他人的整体贬损上。他过去很讨厌母亲对自己的强势控制，也很讨厌母亲对自己没有情感支持，但同时也很欣赏母亲的权威和优越感。

在接受治疗期间，病人与一名从事艺术创作的女性开始了一段新的恋情。他对她的画和雕刻很感兴趣，她也很喜欢弹钢琴，这是她早年的爱好，但最近几年一直没有投入其中。就像他所有的女友一样，她很有魅力，所到之处总是引人注目。一开始，他很为自己的新女友感到自豪，并下定决心要和她结婚。与此同时，当我问他，他是否在不断地重复着同样的行为，以及他对自己所做的承诺有多么笃定时，他坚持认为这是他自己做出的决定，和治疗没有任何关系。现在，他更了解自己，而不是我告诉他的那样。

然而，在这个过程中，一个深层的幻想浮现了，那就是他认同了一位强大、有控制欲的母亲，还有他关于小学及高中同学的温馨回忆。同时，他也对自己与男孩或者青年男性的关系产生了一些思考，他发现这些关系都建立在彼此关心的基础上，与他和女性的关系截然不同，不存在为了与女性发生性行为而必须关心她们以及被她们控制的问题。在这一点上，他对父亲的记忆转移到了童年早期。那个时候，他很怕父亲，生怕父亲会在母亲的命令下惩罚他。他在这段时间以及青春期早期与同龄男孩之间的亲密关系，如今看起来似乎是在寻找一种理想的、能让他信赖的父亲形象。对这个他所仰慕的父亲形象的性欲，是和他十几岁时的同性恋经验相关的。

我和他的关系目前很不稳定。一方面，他对我们之间可能产生的敌意感到担忧；另一方面，他又为荒废了自己的才能而感到懊悔，希望得到我的理解和宽慰。他对自己无止境地与别人竞争感到怨恨，同时也对自己早期交往过的那些女人感到嫉羡和恨，这些都表现为一种攻击性的自慰幻想。他的乳头敏感在治疗初期就得到了缓解，但是我们并没有继续探索。现在，这又成了一种主要症状。与此同时，他还认识到，他对女性的厌恶之处在于，她们拥有一对性感的乳房。这具有一种裸露的挑逗作用，也就是说，乳房总是被展示出来，但是他却无法触及。他发现自己总是渴望看到女性的乳房，幻想着她们赤裸的身体，以及可以用弓箭射中她们的乳房，这是他最喜爱的运动项目之一。他感到女人们在迫害他，她们好像串通好来捉弄他。他跟新婚妻子一起坐在咖啡厅里，看着街道上来来往往的女性，眼睛直勾勾地盯着她们的胸部。这一爱好，再加上对妻子的怨恨（怕她发觉他有这方面的爱好），使他怒不可遏。他产生了一种同性恋者在自慰的幻想，其中一位男性会吮吸他的阴茎，这让他觉得自己也拥有一对乳房，能为对方提供母乳喂养。这是一种令人惊奇的体验，因为他可以同时作为一个男人和一个女人。回过头来看，我觉得他此时的乳头敏感，或许是一种对同性恋性质的情欲移情的防御反应。那时，他对于生意伙伴、亲戚，特别是新婚妻子的才华的嫉羡和愤恨，已经完全进入意识层面，并象征性地成了他的囊中之物。自相矛盾的是，这使得他对我所提供的东西进行了长期、公开和报复式的贬低，以此防御移情中出现的嫉羡感觉。他难以觉察到自己的无意识嫉羡，这种嫉羡以一种典型的负性治疗反应表现出来。比如，每当他对那些支配着自己日常生活的矛盾情感有了更多理解时，他就会感到更糟糕。

对我做出的诠释性评论，他进行了愤怒的贬低，后来演变成了怨恨。因为他认为我对他不屑一顾，既不了解也不关心他。他把我对待他的态度看作一种傲慢，他认为我对他与新婚妻子的矛盾无动于衷。在与当地一些精神科的朋友聚会时，他常常拿我开玩笑，说我作为他的治疗师做出了一些荒唐的事情。一开始，我对此一无所知。这种情况持续数月后，有一次，他的一位朋友说了一句讽刺我的话，他认为这句话是他以前说过的。这句话传到了我的耳朵里，这让他很不安，所以他选择了直接向我"坦白"。治疗进入了一个非常艰难的阶段，在对他行为的意义进行分析时，我必须处理自己对他所产生的强烈的负性反移情。最后，对移情的分析清楚地显示他认同了母亲"八卦的"一面，而这正是他病理性夸大自我的自大和傲慢的组成部分。现在，病人开始为他一再地贬低我而感到内疚，并感谢我没有抛弃他。他现在对自己的贬低行为产生了一些反思，这些反思中包含着焦虑和悔恨，因为他认识到自己破坏了很多美好的关系。他也意识到自己贬低了新婚妻子，有时流露出强烈的负罪感和忧虑。

有一次，他听着收音机里播放的音乐，认出这是新婚妻子经常弹奏的德彪西（Debussy）的《贝加玛组曲》（*Suite Bergamasque*）。她专注于音乐的形象以及表现出来的深沉的爱意征服了他，于是他开始哭泣。在接下来的治疗中，当他向我讲述这个故事时，他再次哭泣。经过一段时间的哀悼、沮丧和对过去的痛苦探索，伴随着一种关心和遗憾的态度，他对自己对我们关系的矛盾心理有了更深刻的理解，同时也意识到自己嫉羡新婚妻子的生活乐趣、创造性以及她与别人相处时的欢乐。虽然他知道自己有很多缺点，但是当他意识到妻子能从他们的婚姻中感受到幸福和爱时，他对此深怀感激。他开始对妻子的衣服、他们卧室里的很多东西，以及她白天在干些什么产生了兴趣。他深深地意识到，一直以来他都对她的生活漠不关心，而这也标志着两人的关系进入了一个新的阶段。

以上进展表明，他已开始进入精神分析治疗的最后阶段。当他认识到自己对女性乳房的嫉羡和怨恨反映了他早年与母亲的关系中富有挑逗性的一面时，他的乳头敏感就消失了。他发现自己曾经渴望与母亲建立一种亲密而长久的关系，但母亲却总是不耐烦，漠视他的意愿，令他感觉被拒绝。母亲给他的印象是，只要他照她的意思去做，他就可以确信她是幸福的，这样他们也就不必再亲密无间了。在与女人的所有关系中，他无意识地重新创造了这个世界。现在，他以一种完全不一样的方式对待新婚妻子，关心她的生活，感激她的爱，并且分享她的喜悦。他在生意上的嫉羡感和竞争之心也变少了，因此，长期的工作压力减轻了，他开始在日常工作中体验到一种创造性的乐趣。大约在他结束治疗10年之后，我们才重新联系。那时，他仍然与妻子过着美满的婚姻生活，并育有一子一女。总之，他对自己的生活很满意。

参考文献

Alberoni F: L`Erotisme. Paris, Ramsay, 1987.

Carroll L, Mizock L (eds): Clinical Issues and Affirmative Treatment with Transgender Clients, in Psychiatric Clinics of North America, Vol 40–1 (The Clinics: Internal Medicine, Vol 40). Amsterdam, Elsevier, 2017.

Diamond D, Yeomans FE, Stern B, Kernberg OF: Treating Pathological Narcissism with Transference Focused Psychotherapy. New York, Guilford, 2021.

Dicks HV: Marital Tensions. New York, Basic Books, 1967.

Freud S: On Narcissism: An Introduction, in the Standard Edition of the Complete Psychological Works of Sigmund Freud. London, Hogarth, 1957, pp69–102 .

Hunt M: Sexual Behavior in the 1970s. New York, Dell, 1974.

Kernberg OF: Love Relations: Normality and Pathology. New Haven, CT, Yale University Press, 1995.

Kernberg OF: The Sexual Couple, in the Inseparable Nature of Love and Aggression: Clinical and Theoretical Perspectives. Washington, DC, American Psychiatric Publishing, 2012, pp247–272.

Kernberg OF: An Overview of the Treatment of Severe Narcissistic Pathology. Int J Psychoanal 95(5):865–888, 2014.

Kernberg OF: Erotic Transference and Countertransference in Patients with Severe Personality Disorders, in Treatment of Severe Personality Disorders: Resolution of Aggression and Recovery of Eroticism. Washington, DC, American Psychiatric Association Publishing, 2018, 215–233.

Kolodny R, Masters W, Johnson V: Textbook of Sexual Medicine. Boston, MA, Little, Brown, 1979.

Masters WH, Johnson VE: Human Sexual Response. Boston, MA, Little, Brown, 1966.

Wallerstein JS, Blakeslee S: The Good Marriage. Boston, MA, Houghton Mifflin, 1995.

Yarbrough E: Transgender Mental Health. Washington, DC, American Psychiatric Association Publishing, 2018.

第四部分

客体关系理论的应用

第十章

人格障碍病人的精神分析性住院治疗^①：
一个被忽视的维度

自 20 世纪 20 年代起，当代精神分析方法已开始应用于精神病专科医院中的严重的人格障碍病人。当时德国最早的一批精神分析取向的精神科医师试图把精神分析运用到这些病人的住院治疗中。早期的尝试侧重于帮助病人在日常生活中学会如何适应环境、与其他病人合作完成特定任务、利用病人的人格资源以提高其整体的社会功能。这种治疗方法植根于德国精神病学的悠久传统——对病人进行再教育，不过它经过了修改，加入了新兴的弗洛伊德自我心理学。

这一做法还在英国及美国的许多医院得到了独立发展，在 20 世纪四五十年代堪萨斯州托皮卡的门宁格纪念医院早期的项目中得到了更为现代的体现。

在 20 世纪 50 年代，英国精神分析学家罗森费尔德开始在医院用精神分析性疗法治疗精神病病人，住院病人会被带到临床医生的办公室接受治疗（Herbert Rosenfeld 1955）。精神分析性个体治疗是住院治疗的一个组成部分，相对独立于其他住院治疗形式。在哈里·沙利文（Harry Sullivan）精神分析社会文化学派的影响下，美国栗树草屋诊所（Chestnut Lodge Clinic）也进行了类似的实践（Harry Sullivan 1953a, 1953b）。他探索了早期病理经验对家庭互动的影响，认为在精神病

① The first part of this chapter is a translation of my prologue to the text by Dulz B, Loohmer M, Kernberg OF, et al.: *Borderline-Persönlichkeitsstörung: Ubertragungs-Fokussierte Psychotherpie*. Göttingen, Hofgrefe Verlag, 2021. Copyright © 2021 Hogrefe Verlag. Used with permission. The second part of the chapter, "Recent Developments," is an overview of sa lient contributions of this same text.

性移情中，退行的病人会重现这些经验。作为整体住院治疗的一部分，治疗师会在个体治疗中对这些移情进行精神分析性的探索。应该强调的是，这些工作针对的是私人精神病院里的精神病病人，他们的住院时间长达数月甚至数年之久。然而，在20世纪50年代末和60年代初，美国现代精神药理学治疗的发展使这种情况发生了根本性的变化。

严重的人格障碍——自20世纪30年代以来被称为"边缘"病人——的治疗开启了一个议题，即将精神分析性治疗作为一种社会结构用于住院治疗，并使其成为整体治疗的一个组成部分。在堪萨斯州托皮卡的门宁格纪念医院，以及在马萨诸塞州的波士顿精神病院（作为哈佛大学教学体系的一部分），临床医生采用精神分析性方法来治疗边缘性病人。这一探索侧重于自我导向的（ego-oriented）再教育性质的精神分析性方法，秉持支持性的心理治疗立场，力图在病人的自我防御机制与本能冲动之间寻求一种更具适应性的折衷。

这一点由于两种平行、各自独立但最终又有联系的治疗方法的出现而彻底改变。其中一种方法是将医院看作一个社会系统来研究，同时研究特定的住院病人服务文化对病人和员工的影响。斯坦顿和施瓦茨（Stanton and Schwartz）对耶鲁精神病院（位于康涅狄格州纽黑文）所做的经典著作将这种社会学方法推向了顶峰。与此同时，在英国，由托马斯·梅因（Thomas Main）领导的伦敦城堡医院采用了英国新兴的精神分析概念（尤其是费尔贝恩和梅兰妮·克莱因的取向），对所谓特殊的边缘性病人进行了研究（Thomas Main 1946, 1957）。

斯坦顿和施瓦茨（Stanton and Schwartz 1954）通过研究住院情境对病人治疗的影响，发现在医生、护士、管理者和病人之间，存在着一种潜在的、活跃的、非言语表达的紧张关系，这种紧张关系可能会在管理病人方面引发冲突，并导致病人产生混乱反应。这一点特别适用于特殊病人，正如托马斯·梅因所述。与护理工作有关的紧张气氛，使得针对不同医护人员及病人的理想化、迫害性和矛盾反应进一步加剧。这影响着医院社会系统内的隐性冲突，加剧了在管理边缘性病人方面存在的分歧和冲突。病人是个体，也是特定病房文化中的一员，他们会以自己独特的方式来回应，这使得医护人员在管理病人的过程中表达的无意识冲突更加突出。简单地说，医院社会系统内的冲突会触发矛盾行为，尤其是病人间的分裂和投射。当治疗师有机会澄清整个病房病人群体中存在的紧张关系，以及与医护人员间隐性冲突相关的紧张关系时，就可以使这些冲突得以表达和解决，从而使病人的行为得到改善。

这一研究结果和伦敦城堡医院的研究结果相吻合。托马斯·梅因研究了重度精神疾病病人如何直接地将心理冲突"输出"至医院情境。在社交情境中，这类病人往往会表达出原始的防御和互动行为。医护人员之间经常出现分裂：一部分员工对病人积极回应，被病人理想化；另一部分员工则不被病人信任，病人对他们甚至带有敌意和偏执的态度，这些员工对病人的反应也是一样的。这两个群体形成了一个典型的分野，导致了员工间的分歧和争斗，而其根源就是病人通过分裂的互动和投射所表达的心理冲突。

这些观察是在梅兰妮·克莱因所描述的早期心理发展性质的新知识背景下发展起来的（Melanie Klein 1946）。事实上，当与攻击性有关的心理冲突占主导地位时，个体的偏执－分裂倾向会通过原始防御表现出来，这些原始防御包括投射性认同、分裂、否认、原始理想化和全能控制。在长期住院的环境中，治疗师可以通过病人与专业服务机构的互动来观察病人的这种原始防御，进而从精神分析的角度来分析病人的人际反应。这样，住院治疗的关注点主要集中在诠释病人的防御机制和客体关系，而不再是规范病人的行为或减少不恰当行为，以及帮助病人适应医院的工作，利用医院的学习机会。

此外，对于个体行为和人际发展之间相互作用的研究，麦克斯维尔·琼斯（Maxwell Jones 1953）和梅因（Thomas Main 1946）提出的治疗集体（therapeutic community）这个概念是一个非常有价值的贡献。治疗集体的概念强调医护人员与病人是一个有组织的集体，应该共同探讨影响整个集体的所有互动，这对治疗有重要意义。麦克斯维尔·琼斯认为，通过对群体中各种活动和互动的分析，能够帮助病人实现再教育和社会康复的目标，并帮助病人建立新型的人际互动模式。琼斯和梅因认为，生活 – 学习 – 面质（living-learning-confrontation）模型可用于打通病人与医护人员间的交流通道，对病人的问题行为及反应进行及时反馈。

治疗集体的原理，在大团体和小团体的治疗中得到了体现。此外，这些团体治疗还借鉴了比昂群体过程研究的新成果，如战斗/逃跑、依赖、配对等基本假设团体，以及工作团体和基本假设团体之间的对比（Bion 1961）。麦克斯维尔·琼斯提出的治疗集体模式，隐含着医患共同进行民主决策的理念，这不同于传统的分级诊疗模式，后者往往会在实施过程中出现矛盾。新模式以社会政治学为导向，重点在于帮助病人学会重新组织其社交环境。与之相比，梅因的研究受到了比昂群体心理学理论的影响，侧重于揭示病人内心冲突的动力学机制，以及这些冲突在分裂的人际行为中的表达。治疗师必须搜集、整合这些材料，通过个体治疗或团体治疗的方式与病人交流。

在比昂、伊兹瑞尔（Ezriel）、萨瑟兰（Sutherland）以及福克斯（Foulkes）和安东尼（Anthony）等人工作的基础上，伦敦塔维斯托克中心从精神分析的角度对群体进程进行了研究，专门开发了一种精神分析性的团体疗法，可作为研究医院内团体及社会过程的补充工具。塔维斯托克中心的团体关系项目，标志着精神分析理论向应用方向迈进了一大步，不仅可以用于小团体和大团体研究，也可以用于社会组织和组织领导心理学。这一研究由肯尼斯·赖斯（Kenneth Rice）和他的同事们开创（Kenneth Rice 1963, 1965, 1969），玛格丽特·里奥奇（Margaret Rioc）将其推广到美国（Margaret Rioch 1970a, 1970b），为将精神分析原理应用于住院治疗增添了一个关键因素。所有这些研究，都把医院组织的功能结构和为严重的人格障碍病人提供的特殊住院服务联系在一起。

精神分析理论在严重的人格障碍治疗方面的所有上述应用，包括它们在团体过程中的功能、个体内在动力对团体过程的影响、机构动力对个体治疗的影响，以及二者之间的交互作用，启发我发展出一种整合的医院治疗模式，用于治疗严重的人格障碍。在1969到1973年间，我在门宁格纪念医院担任医疗主管时开创了这一方法。继任我职务的彼得·哈托科利斯（Peter Hartocollis）博士在我离开托皮卡后继续采用这一方法。

1969年7月，我受命担任门宁格纪念医院的医疗主管，在一群杰出的精神分析师及资深同僚的协助下，我得以发展出一套全院性的治疗方法，用以治疗严重的人格障碍。与我合作的人有恩斯特和格特鲁德·蒂科（Ernst and Gertrude Ticho）博士、劳伦斯·肯尼迪（Lawrence Kennedy）博士、彼得·诺沃特尼克（Peter Novotnik）博士、彼得·哈托科利斯博士（Peter Hartocollis）、安娜和史蒂夫·阿普尔鲍姆（Ann and Steve Applebaum）博士、伦纳德·霍维茨（Leonard Horwitz）博士、保利娜·肯伯格（Paulina Kernberg）博士。我们的模型以精神分析客体关系理论为基础，借鉴了团体和组织功能的精神分析观点，包括来自梅因的研究和萨瑟兰博士领导下的塔维斯托克中心的研究（Jack Sutherland 1952）。萨瑟兰博士后来成为该项目的主要顾问。我们得到了门宁格基金会主席罗伊·门宁格（Roy Menninger）博士的关怀和持续有效的支持。多年来，这项重要的实验所取得的经验，为严重的人格障碍病人的住院治疗提供了重要的理论依据。我会对相应的方法做一个简短的概述。

接下来，我将介绍这个治疗模型所需的基本条件及操作步骤。精神病医院里的病区通常住着12~25个病人，理想情况下不会超过30人。在病区里，每一位病人都必须拥有自己的私人空间，虽然空间可能不大，但他必须对此负责，这样他的个人物品就不会受到侵犯。但有一个例外，那就是每样东西都必须公开以供检查，以免病人隐藏那些会给自己或别人带来危险，甚至会导致自杀的工具。病区工作人员包括以护理主任为首的护理人员，以及一组从事治疗活动的心理学家、精神科医生、精神科社工和心理治疗师。每位病人均由一位心理治疗师进行个体治疗。每个病区配备1～3名精神科行政医生，负责安排每一位病人的生活起居。在教学医院里，住院医生一般都由精神科员工担任。

白天，病人们会在治疗师的带领下，与他人一起从事手工制作或个人创造性活动。每一项活动都具有特定的功能，同时也具有非特定的共同功能。后者是指治疗师通过参与病人的活动，或以特定的专业角色与某个病人自由互动，在互动过程中体验病人人格的影响，也就是治疗师在当前环境和病区中产生的特定反移情反应。我们会召开专门的员工会议来讨论病人对于员工的印象，以及员工在与病人接触的过程中产生的反移情反应。在这些会议上，员工对病人的印象与反应会有很大的差异，而严重的人格障碍病人的原始防御机制也会显露出来。也就是说，病人的投射性认同——把员工分成理想化客体与迫害性客体两类、攻击和贬损行为、胆怯或绝望地寻找支持和同伴的行为、互相冲突的依赖需求、企图全能地控制环境的行为等，都会在员工会议上展现出来。

病人不仅会参加具有特定工作职能的任务型团体，这可以让医护人员观察病人之间的互动以及病人在社会团体中的整体功能；还会参加日常生活集体会议，讨论病区内共同生活中出现的问题，尤其是涉及病人和医护人员的困难和冲突，并且可以从多个角度进行检查。全体工作人员及病人每周召开一次集体会议，集中讨论影响到整个病人－员工社区的问题。病人和员工的完全参与，使得所有的信息都能被迅速、广泛、清楚地共享。

病人的心理治疗师可能来自同一个病区，也可能来自不同的病区。无论在哪种情况下，都需要一个机制帮助治疗师了解病人在治疗间歇的所有互动，从而可以利用病人在病区内的日常生活状态，来探索并分析病人在病区内反复被激活的问题。

治疗师在探索病人的原始冲突和防御机制时，会运用"此时此地"的原则。虽然医护人员，尤其是治疗师，有必要了解病人的过去，并将其纳入对病人当前状况的分析中，但治疗师的任务是帮助病人理解自己目前的体验、行为、互动和痛苦，了解自己的潜能和困难，从而为其出院后继续接受心理治疗做好准备。

我们的治疗模型的一项重大改变可能是采用精神分析性的团体治疗，与对病区中的日常生活问题进行探讨不同的是，它将严格遵循对比昂团体分析模型进行修正后发展出来的技术方法。在此不讨论比昂学派方法（Bion 1961）、伊兹瑞尔－萨瑟

228

兰方法（Ezriel 1950; Sutherland 1952）、福克斯和安东尼方法（Foulkes and Anthony 1957）的技术细节。不论采用哪种方法，重要的是：病人参加团体治疗的频率要与其个体治疗有明确的关系，以避免移情被过度稀释或分裂出去的风险，并保持个体治疗的整合功能。精神分析性团体治疗的高频使用可能会导致个体治疗在客观上被取代，但这是一个悬而未决的问题。不管怎样，每一位病人都配备一位具有管理职能的精神科医生，负责设计该病人的整体治疗单元，这样才能保证治疗过程不致支离破碎和前后矛盾。

这一疗法的一个重要方面是，医护人员可以相对自由地和病人进行交流，既可以发挥他们特定的作用，也可以发挥他们非特定的作用。在这方面，医护人员需要接受专门的训练，并具备一定的成熟度。更重要的是，医护人员需要拥有一种内在的自由感，能够与他人分享对病人的反应，从而通过移情和反移情分析，探索病人在住院期间人际互动中被激活的内在体验的整体表达。

发展这类项目的一个重要的先决条件是达成某些共识，包括对病人精神病理的理解、在病区进行治疗探索的性质以及治疗方法的本质等。所有这一切不仅需要训练、知识和经验，还需要一种促进性的医院环境。

在病房的运作中，要营造尊重、务实、非权威的氛围，而不是营造让员工对权威抱有强烈恐惧、矛盾和怨恨的专制性偏执氛围，后者会削弱员工之间就病人发展问题进行公开交流的可能性。要实现这一务实而非权威的环境氛围，需要病区主管（通常由精神科医生担任）的有效领导，以及团队成员之间超越专业界限的合作。每一位员工都有自己独特的功能，这是一个真正的跨学科工作团队。这一务实氛围的形成，也需要医院领导层从总体上支持这一计划，在各病区或部门间形成一种合议的氛围，并对医院实施一种参与式的务实管理，在此基础上对资源、时间分配，授权和行政控制等问题，以公开和务实的方式进行协商和解决。

门宁格纪念医院的经验告诉我们，实施这种治疗计划完全可行。我得到了医院的医务主任（我在发展这一计划的 4 年中担任该职务），以及门宁格基金会主席和行政部门的领导的支持。如果医院的管理是对抗性的，而这一计划被设定为孤立的实证试验的话，则注定会失败。实际上，试图在其他地区复制这一模式的努力表明，该项目存在着一种风险，即在一座孤岛上创造一种"理想的工作环境"，而这将导致整个机构产生一种嫉羡、嫉妒、怨恨和矛盾心理。而且，该机构的其他成员通常都没有参与到这个项目中，这会使整个项目受到影响。同样需要强调的是，上述安排隐含着一定程度的实用主义领导属性，而非"民主"政治体制。从这一点来看，本项目与麦克斯维尔·琼斯（Maxwell Jones 1953）提出的治疗集体模式有很大的区别。我们的项目是与"传统医学模式"兼容的，但前提是"传统医学模式"并不仅仅是被专制扭曲的现代实用医学模式的委婉说法。

这类项目的另一大风险在于，在一个开放、尊重人性和大家都感兴趣的工作环境下，员工之间可能会变得更亲密，并可能因此强化他们对工作满足感的渴望，但同时也可能会为此付出一定的代价。实际上，如果过于理想化地让自己投入这种理想世界，就有可能激活员工间复杂的人际期望和冲突，并最终引发典型的倦怠（burn out）综合征。造成这一现象的原因在于，过度的理想化和对工作的执着影响了许多员工在工作之外的正常生活。

20世纪六七十年代可视为与上文所述相似的美国"环境"主义发展的鼎盛时期，在住院病人治疗中融入了精神分析客体关系理论、团体过程和组织管理方面的新知识，以及在治疗过程中充分利用社交环境。但是，这些项目潜在的制约因素使它们的发展受到了限制。第一，这些项目需要经验丰富、受过良好训练的专业团队，而这很难在世界上其他地方复制；第二，这些项目对人员投入的要求相对较高，各类团体会议所需的时间较多，而这使得该项目相对复杂，也就是说，即使有足够的人员，也需要较多的可用时间；第三，这些项目需要合格的环境条件，不管是在私立机构中，还是在州和联邦的精神病院中，都需要一种良好的氛围。

与此同时，一些现实的发展性因素也制约了这些计划，也许在美国的影响尤为明显。首先，精神药理学的进步，尤其是针对精神分裂症及重度情感障碍的治疗，使得精神病医院降低了使用精神分析性疗法治疗精神疾病的积极性。一开始，人们预期药物在治疗严重的人格障碍中也会产生类似的积极作用，这导致了对药物治疗的过度强调，长时间、高强度的精神分析性治疗的有效性也因此遭到了质疑。最重要的原因之一是，在20世纪七八十年代，开展了一场基于社区的精神病学运动，使得病人的住院时间缩短，也使得公共和私人报销资金向门诊倾斜（费用更低）。可笑的是，精神病病人虽然得到了精神药物治疗而出院，却没有得到足够的社区资源，这就导致一大批慢性精神病病人生活在糟糕的社会心理环境中。医院病床和员工人数的下降，自然影响了对严重的人格障碍病人进行长期治疗的服务。出于经济需求，美国出现了一股"管理型照护"（managed care）的浪潮，这导致重度人格障碍病人的住院时间明显缩短，对重度人格障碍病人的药物治疗也以门诊为主。到20世纪90年代，重度人格障碍病人的长期住院治疗几乎全部消失。

在20世纪八九十年代，对严重的人格障碍病人进行认知行为治疗的发展，也是造成这种状况改变的重要原因之一。辩证行为疗法（Linehan 1993）对边缘性病人自杀、准自杀等症状的治疗效果显著，并且由于相关技术可在较短时间内被广泛掌握，且治疗周期较短，显示出较强的经济可行性和有效性。团体疗法是一种较为经济可行的治疗方法，但保险公司担心，花在长程个体治疗上的费用会被长程团体治疗所取代，这导致团体疗法的发展被破坏。由于长程团体治疗的条件限制，以及文件中越来越多的官僚主义要求，这种治疗方法已经形同虚设，只有短期的认知行为疗法因为有时间上的限制而得以幸免。

在这种普遍的趋势下，马萨诸塞州斯托克布里奇的奥斯坦里格斯精神病院（the Austen Riggs Psychiatric Clinic），是一个突出的例外（Plakun 2011）。该中心发展出了一套复杂的精神分析性长程治疗方案，将个体分析性治疗和团体分析性治疗结合起来，创造性地运用上述多种分析取向的团体治疗模式，对重度人格障碍病人进行治疗。

尽管存在种种不利的文化环境，但在卓有成效的专业研究的推动下，重度人格障碍（不管是在个体心理治疗还是医院管理层面）的治疗仍在继续发展。

1973 年，我离开了美国堪萨斯州的托皮卡，来到了纽约哥伦比亚大学的精神病学院。根据门宁格基金会的模式，我在纽约州精神病学研究所开发了一个住院项目。几年过去，一个包括迈克尔·斯通博士、斯蒂芬·鲍尔（Steven Bauer）博士、霍华德·亨特（Howard Hunt）博士、凯瑟琳·哈兰（Catherine Haran）博士和我自己在内的研究团队逐渐成熟起来。我们致力于发展边缘性人格组织这一概念，这是一套针对严重的人格障碍的精神病理学理论框架。同时，我们也致力于开发一种最新的精神分析取向的心理治疗方法，以治疗这些有严重的人格障碍的病人，尤其是住院病人。同时，我们也将重点放在培养心理动力学治疗师上，因为所有精神病学院的住院医师都会在第三年服务期间进行轮换。

1976 年，罗伯特·米歇尔（Robert Michels）博士（他当时是威尔·康奈尔医学院精神病系的系主任）邀请我担任纽约医院威斯彻斯特分院的医疗主管，继续进行我在门宁格医院最初开发的治疗项目。我们的整个团队，包括前精神病研究所心理学主任亚瑟·卡尔（Arthur Carr）博士、迈克尔·斯通博士、斯蒂芬·鲍尔博士、凯瑟琳·哈兰博士以及我本人，都搬到威斯彻斯特分院，并按照上文所述的心理动力学治疗模型的特点，建立了一套针对严重的人格障碍的住院治疗方案（Kernberg 1998, 2012）。

后来，约翰·克拉金（John Clarkin）博士加入了我们。他在研究设计上有独到的专长，因此，他成为我们实证研究计划的主要成员。威斯彻斯特分院为边缘性人格组织的病人提供专门的住院服务，弗兰克·约曼斯（Frank Yeomans）博士成了该项目的主管，凯瑟琳·哈兰博士也加入了他的队伍，成了这个项目的护理主管。在接下来的 20 年中，我们继续研究人格障碍以及其治疗方法。1996 年，也就是我从门宁格医院医务主任的职位上退休之后，康奈尔精神病学学院的新院长杰克·巴沙斯（Jack Barchas）博士在威彻斯特分院成立了人格障碍研究中心（PDI）。在精神病学学院的支持下，该中心的成立使得我们的团队可以继续进行心理治疗与实证研究。

人格障碍研究中心率先开展了边缘性人格组织的精神病理学研究，探索新的临床评估方法，最终发展出了 TFP。它是一种针对边缘性人群的精神分析性疗法（Yeomans et al. 2015）。多项随机对照研究证实 TFP 具有良好的临床疗效，为边缘性人格障碍这一极为常见的严重精神疾病提供了一种新的精神动力学疗法。我们也发展出一套改良后的精神分析性团体疗法，将 TFP 应用于团体环境中，实质上是对伊兹瑞尔 – 萨瑟兰方法的改进（Kernberg 2012）。

考虑到缩短住院时间的迫切需求、管理型照护需求的日益增长、住院部门员工数量的不断下降，以及针对短期住院病人的认知 – 行为取向团体治疗的不断发展，我们的精神动力学项目的研究方向转向了严重的人格障碍的门诊治疗。对那些急需开展严重的人格障碍长期住院治疗的国家而言，进一步发展相应的心理动力学疗法仍是一项必不可少的工作。同时，对于重度人格障碍病人的治疗，其实质是一种心理治疗，药物治疗只能起到辅助作用，并不能替代密集、专门化的心理治疗。具有讽刺意味的是，医疗体系对长期住院的回避，导致这些病人经常反复住院。一些病人有一二十次甚至更多次的住院经历，并且频繁地使用急救服务。

这种反复的、间断的和短期的住院治疗，常常会破坏那些试图恢复病人社会功能的建设性方法，比如，会使病人无法和同一个治疗师进行持续的长程心理治疗。显然，为患有严重的人格障碍的住院病人提供长期护理计划是非常必要的，但目前它的实施在包括美国在内的很多地方都受到严重限制。目前，只有在欧洲的精神病医院环境里，还有机会开发、更新和改进这些治疗方法。

鉴于篇幅有限，我不能对 TFP 的基本特征进行详细阐述，在此，我推荐一本名为《边缘性人格障碍的移情焦点治疗》（*Transference Focused Psychotherapy for Borderline Personality Disorder*）的治疗手册给大家参考（Yeomans et al. 2015）。

下面，我将简单地概述以 TFP 为基础的团体治疗框架，它是严重的人格障碍住院和门诊治疗的一个重要部分。

团体 TFP 方法在伊兹瑞尔－萨瑟兰方法的基础上，对比昂（Bion 1961）最初的团体分析性方法进行了改进。伊兹瑞尔和萨瑟兰不仅分析主要的团体主题，还分析每一位病人对基本假设团体中激活的冲突的反应。具体来说，就是团体领导者邀请成员自由讨论心中所想，观察他们在团体过程中的反应。可以预见，这些基本假设团体会走上战斗／逃跑、依赖或配对的道路。

在指出团体情境中激活的基本假设团体的性质的同时，团体带领者还会指出不同成员对该情境的反应中存在的矛盾在何种程度上反映了当前影响所有成员的潜在无意识冲突。伊兹瑞尔认为，团体的张力是一个信号，反映出团体内部的一种"必要态度"，它对团体中对立的"回避体验"有防御作用。所谓"回避体验"是指那些需要回避的体验，这些体验可能会导致灾难性的情境或相对应的必须回避的关系。治疗师会对团体中呈现的冲突主题做出诠释，然后会继续指出每一位成员对共同主题的反应，也就是他们对于冲突的个人倾向性。在这一过程中，团体治疗师始终保持技术性中立的立场，在适当的时候对占主导地位的主题做出诊断，并且只有在团体情境得到总体澄清后，才会依次指出每个成员在这一普遍的团体张力中的位置。

简言之，团体 TFP 方法的基本策略为：治疗师根据团体过程中被激活的原始客体关系的性质以及与之相关的防御机制，对基本假设团体进行诠释。治疗师的兴趣不在于诠释团体成员个体主导移情的序贯激活，而是更多地关注团体过程的发展顺序，以及团体张力的前进和退后波动，这些波动经过个体的不同"效价"（valence），促进了个体冲突的激活。这一方法可以有效地解决个体在共同团体张力作用下发生的心理病理激活问题。TFP 的原则之一是对主导情感的冲突进行诠释，它既可以用于分析团体的张力，又可以用于分析每一位成员面对共同团体张力时如何活现内心的冲突。治疗师在团体治疗中的干预遵循与个体 TFP 一样的原则，并且通过三种途径进行：第一，团体中的主导情感；第二，团体中主导移情的性质；第三，治疗师的反移情。

治疗师对团体发展所持的技术性中立态度会受到限制，因为治疗师需要明确规定哪些行为是不能容忍的，尤其是对治疗师和团体成员的人身或财产攻击、粗俗的性骚扰以及自毁行为，比如割破自己的皮肤或者烫伤自己。治疗师运用的技术包括诠释、移情分析、技术性中立和反移情应用，并遵循 TFP 的一般原理和指导方针。治疗的整体策略就是，探索并解决这些病人分离的原始内部客体关系的主导情感。治疗师按照这些客体关系作为团体退行的一部分占主导地位的顺序，系统化地运用这一策略。

综上所述，部分边缘性人格组织病人由于病情恶化、无法参与门诊治疗、不良预后指征（如存在严重反社会行为或继发性获益）、酗酒、成瘾等并发症而需要长期住院治疗。最后，我们可以在门诊继续使用该疗法，尤其是因为 TFP 的目标是改变病人的整体人格结构，而非单纯地改善症状。本章所总结的边缘性病人住院治疗的经验，可以作为进一步发展的参考。这些方法可以提高这些疾病的整体疗效，而不是短视地以缩短疗程为目的。此外，它也不同于那些仅仅以暂时缓解症状为目标的住院治疗。

最新发展动态

虽然在美国，长期住院治疗实际上已不再适用于严重的人格障碍病人，但在欧洲，尤其是德国、瑞士和荷兰，长期住院治疗仍是一种重要的方法。最近，杜兹（Dulz）等人概括了这些项目的最新进展，尤其是 TFP 在专科住院病人的密集治疗中的应用（Dulz et al. 2021）。下面是杜兹等人对这些进展的简要概述，这些进展源自他们在巴塞尔、汉堡、慕尼黑和明斯特林根医院的相关工作经验。

他们不仅整合了本章前述美国的开拓性经验，而且还参考了迄今为止有关这些疗法的有效性的有限的实证研究（Agarwalla et al. 2013; Dammann et al. 2016; Häfner et al. 2001; Solberger et al. 2014）。边缘性病人住院治疗适应证的一般标准包括：出现严重影响到他们在门诊治疗中发挥功能的退行危机，尤其是严重的自杀危险，而这种危险不能通过门诊治疗来控制；对生命构成威胁的自毁行为；完全丧失社交能力（包括失去工作能力和长期与社会隔离）；表现出与人格障碍有关的合并症，如上瘾及严重的进食障碍；出现长期而严重的负性治疗反应。住院治疗同样适用于那些接受了适当的认知行为疗法及精神动力学疗法但效果不佳的病人。

发生急性退行的病人可能只需短期住院治疗，这也同样适用于那些处于混乱环境中需要暂时脱离的病人。上述所有适应证都适合长期住院治疗，欧洲方法（Dulz et al. 2021）对它们做了研究。对于重度抑郁症和性格抑郁症病人，尤其是长期抵抗治疗并伴有自杀倾向的病人，治疗师需要谨慎地进行评估：在多大程度上，应该将病人由短期诊断性住院改为以 TFP 为代表的长期住院治疗。

该疗法有几个潜在的禁忌症，包括病人在认知功能方面存在严重缺陷、有严重的犯罪行为，或者有攻击其他病人及医护人员的危险。

在治疗环境方面，需要配备一个能容纳 25~30 位病人的特殊病区，用来收治存在广泛和长期人格障碍的病人，临床医生需排除急性或慢性器质性精神疾病，以及严重的人格障碍（尤其是使用共病物质时）可能出现的短暂性精神病发作。相关的培训很重要。TFP 的基本原理应该被每一个病房的医护人员、活动治疗师、教育者以及相关的心理学家、社工、精神科医生和管理人员所掌握。培训内容包括：当代精神分析客体关系理论、精神动力学对严重的人格障碍精神病理的理解，以及精神动力学疗法关于移情和反移情的一般理论。治疗性框架的一项重要内容就是，病区主管需要不断地交流和阐述这些知识，并借由病人病理学呈现的临床例证来说明如何将这些理论方法运用于医患互动。

如果原始的防御机制占主导地位，员工之间就会因与病人的互动而产生严重的分裂。强烈的投射性认同会影响员工对病区中社会交往的感知，也会影响病人之间复杂的互动。这些都是病区生活中无法避免的问题，必须引起重视。在技术性中立的基础上维持有组织的社交环境，涵容退行反应和互动，是管理病区员工的一个关键方面。其中一个重要方面是，心理治疗师应从情感上涵容由病人与员工、病人之间的互动引起的紧张，进而探究这种互动的意义，并追溯病人个体的心理病理。基本治疗目标包括：第一，稳定病人在日常病区生活中的功能；第二，通过评估病人的治疗动机或动机的缺乏程度，来判断能和病人接触到什么程度，以及如何增强病人的治疗动机。

治疗过程一般需要3个月左右。首先，治疗师通过结构性访谈及相关的诊断工具，对病人进行详细的诊断评估；其次，就评估结果和住院治疗的目标与病人及家属进行初步讨论。治疗师将与病人签署一般性合同，后者详细说明了病人接受3个月住院治疗的条件，以及病人对个人接受治疗及参与治疗活动的认识。治疗分为三个主要阶段：前两个星期主要是使病人适应治疗方案，随后的六个星期是使治疗方案得以执行的中间阶段，最后四个星期是过渡期和结束期。在最初阶段，首先进行的是个体化治疗，尤其是针对那些有自杀倾向、酗酒、药物依赖以及自残行为的病人。针对这些并发症的个体化治疗使得每个病人都能得到不同的治疗，并决定了病人每天活动中的优先事项。

病区具有明确的社会性结构，其中包括日常共同活动的计划。社会规范主要包括对病人着装的规范及言语表达的期望，病人应对个人及集体共用房间的清洁、卫生及秩序负责，病人之间的互动规则、对攻击行为的接受程度、确保病人性行为及亲昵行为的适当性，探视、用餐、游戏、看电视以及留出的查房和团体会议的时间。病人被要求不能在团体会议以外谈论其他病人的事情，并对所有外来访问保密。病人不仅要为自己的健康负责，也要为社区的健康负责。与此相对应的问题，如对他人的宽容、爱和性、尊重和自由、政治和宗教等，也是病人产生冲突的根源。这些冲突被控制在社交边界内，并为病人的个人治疗提供了探索的素材。

在治疗初期，治疗师对病人个体行为的期望值相对较低。每一位病人的治疗计划，都是依据病人与员工的个人互动，以及病人参与团体会议的情况单独制订的。病人的个体TFP治疗由医学博士、博士或社工硕士负责（他们同时也是病区员工），治疗频率是每周 2 次。心理治疗师将参与会诊，对病人进行集中讨论。其中包括大约在病人住院 3 周之后，针对病人情况、病情发展以及治疗进行的一次全面讨论。此时，收集到的所有资料都能传达给病人的治疗师。相应地，治疗师也可以传达他认为重要的内容，以及员工应该了解的病人当前体验中的主导客体关系。

所有和病人相关的员工都应该了解这些主导的客体关系，这些议题将通过病人与员工以及其他病人之间的互动来解决。需要探索的客体关系冲突决定了治疗的主要目标。当然，病人通常不会把这些冲突看作主要的问题。举例来说，有些病人坚信自己所有的问题都来自童年性虐待，他们认为别人的问题才是造成他们困扰的焦点。每位病人都有一个治疗团队，团队成员会针对病人特定的情感主导的客体关系开展工作，这些客体关系反映了病人主要的心理病理。

在治疗中期，病人与员工通常能够对反映病人移情的典型二元配对，以及相关员工的反移情形成清晰的认识，并基于技术性中立的立场进行探索。事实上，从 TFP 的观点来看，对病人的深层问题，工作人员通常都有切合实际的认识；治疗团队成员（包括在团体治疗中）能够对病人的行为进行澄清和面质，这表明病区社会系统对病人的治疗有了广泛的认识及参与。有一种特别的方式可以促进这种交流，那就是成立反思小组。这一方法是指针对某个病人（该病人也参与）的小组讨论，每位病人每星期都有机会参与一次此类小组。

在治疗的过渡期和结束期，反思小组将探讨病人离开病房时面对的分离、丧失等问题，以及病人对外界环境的适应问题，尤其是当住院期间已经缓解的症状再次出现时。

正如前面提到的，病人每星期接受 2 次个体治疗，使用标准的 TFP。作为治疗的一部分，治疗师会探讨自己的双重角色——他既是一位治疗师，又是一位特殊的管理人员，属于住院治疗的组成部分。在管理方面，病房主任拥有最终的权威。团体治疗和个体治疗是完全分开的，并且有别于反思小组及病区会议，后者用于探讨病区中的日常问题。团体治疗有其自身的结构，专门对团体内部的发展进行分析。

本项目的团体 TFP 是对精神分析性团体治疗的一种综合改进，后者源于比昂（Bion 1961）和伊兹瑞尔（Ezriel 1950）的方法。一般而言，一个团体应配备两位可相互协助的领导者，他们能够运用此方法对团体的发展进行综合分析。团体治疗包括两种相互结合的方法，用来处理被激活的病人的主要内部客体关系。一个主要的焦点是，治疗师将探索病人如何面向其他病人表现出其主导的内部客体关系，以及积极地探索成员间的互动——各自主导的内部客体关系的交互表达。与此同时，带领者还关注团体的整体退行，也就是比昂团体分析方法所定义的"基本假设团体"的退行。每一次团体会议的内容，是通过对被激活的基本假设团体的分析和对病人间主要互动的分析而决定的。这种方法既不去分析团体作为一个整体对带领者的反应，也不去分析团体中的成员对带领者的反应，所以内部客体关系明显侧重于病人间的互动。这就像伊兹瑞尔的方法，把对主导团体的主题、团体阻抗和"回避的主题"的分析，与对这些发展如何影响每一个病人的分析结合在一起。这是 TFP 的原创性应用，它明显区别于美国早期开发的团体治疗模型。对于客体关系配对的诠释，以及团体成员对配对讨论的回应，都是病人学习的重要方式。病人在一天余下的时间里与工作人员进行互动交流，这些个人体验与上述学习方式相辅相成。

由一位工作人员或一位病人带领，所有病人每天都召开一次病区会议。会议内容主要包括：讨论病区的日常生活和活动计划，探索问题，欢迎新成员，告别出院的成员等。在每周的开始及结束时，将会有一次团队会议，讨论所有的管理议题、轮班及职责等，并再次从病人内在客体关系激活和互动的视角分析有待探讨的具体问题。每个星期都有一次临床会议，用来深入讨论病例，组长在会议上提供资料、教学和行政层面的决策。这些会议为病区提供了一种高水准的工作环境。病人每周都会和治疗团队会面，讨论他在病区里的情况，这个过程是秘密的，不会有其他病人在场。这也给了病人一个机会来表达他们对病区的整体感受，以及哪些是他们满意的、哪些是他们不满意的。

病区主任对于该项目的一个总的准则就是，要保证病区和周围环境的和谐。最典型的矛盾就是病区的特殊环境与一般观念之间的矛盾，以及病区与病区的"外部世界"之间存在问题的互动。

医护人员是该项目的组成部分，其功能是多种多样的。他们负责管理病区的日常生活，观察病人之间的互动，维持病区的社会关系，记录病人的发展情况。他们要保护病人日常交往的"真实空间"，协调病人参与的各种个性化治疗方式，应对病区社交活动中出现的危机，在病人出现退行时维持病区的稳定。另外，医护人员对每位病人也有特殊的作用。每位病人都配备了一位医护人员，在每周一次的例会中，该医护人员与病人一起讨论影响病人的所有问题、项目活动以及与其他病人的关系。病人可以与该医护人员说明具体情况，并商讨解决方法。该医护人员会告诉病人，其他病人是如何看待他的，哪些问题是病人自己可能没有意识到的。在与病人的互动中，医护人员应自发、真实地做出回应，面质病人行为中的移情议题，支持病人共情他人，包括有选择地和病人沟通自己的反移情。这样可以帮助病人检验自己所处的社会环境，提高共情和理解能力。一般而言，接触病人的所有医护人员都受过训练，以便详细地向病人反馈其行为对他人（包括医护人员）造成的影响。如果病人能积极地运用这些反馈调整其行为，则其与其他病人及职员的关系将会有所改善。并非所有的病人都能接受这样的反馈，因此他们的人际关系会出现问题。这种人际沟通是微妙、开放且自由的，这就要求员工接受高标准的训练。同时，这些人际互动也为病人提供了潜在的重要学习经验。

正如前面提到的，团队会议中的报告可以帮助医护人员理解他们自己的反移情反应，这对医护人员和病人之间密切的互动很有帮助。重要的是，医护人员与病人进行交流时，不应被个人情绪所左右，而要明确地保持技术性中立。这需要技巧，也需要把握时机。当然，夜晚是病房发生问题的关键时刻，因为那时候医护人员较少，病人付诸行动的机会较多。这些夜间活动必须被认真考虑，并在团队讨论病区的日常生活时进行处理。

社工的作用是在病人的病房生活与外部现实之间建立和发展连接。在观察外部现实如何不断地影响病人这方面，精神科社工起着很大的作用。住院治疗打破了病人以家庭、工作及亲密关系为代表的现实，因此增强对外部现实的认识，可以为病人及医护人员提供更明确的治疗重点。这可以防止病人因只关注外部生活而远离治疗环境，或者沉溺于一种舒适的"精神病病人"身份中，即他们乐于待在这种被保护的环境里，却没有得到治疗。

根据病人的具体病理、专长、兴趣和才能，病人可参与的个性化治疗包括：与其他病人建立社会关系和参与一些活动，通过参与特定的工作治疗、物理治疗、艺术治疗以及特殊产品的研发发挥自己的创造性。治疗团队将集中讨论病人的行为，包括病人的协作能力、活动能力和胜任力，以及他从事的创造性工作。在此背景下，技能培训和心理教育可被纳入其中，并且可与精神分析性疗法结合，后者强调探究内部客体关系的重要性。医护人员必须经过训练才能为病人提供技能培训和心理教育，这样就可以在日常生活中帮助病人。然而，医护人员不会尝试通过认知－行为方法来降低病人的焦虑，减少病人与重要他人之间的冲突（这反映了被激活的内部客体关系）。专门的训练、工作和社交活动是一种支持性的方式，明显区别于持续关注病人因人际关系紧张和冲突所涉及的心理议题的方法。

维持病区社会结构的一个重要方面就是对医护人员进行约束，有些医护人员可能会采取过分严厉的措施来纠正病人的"不良行为"，也可能强制那些造成强烈的负面影响的病人出院。另一种极端情况是，当病人的退行严重威胁到病区社会结构的维系时，如果治疗师试图给予宽大的理解，就有可能变得过于灵活。要解决这一难题，一方面需要部门领导进行持续的内部监督，另一方面也需要针对病人进行督导，如有必要，也可以请外部顾问来处理极端困难的个案。治疗师需要保持适度的坚定，在不屈从于极端的反移情的情况下维持病区的社会结构。这些带来困扰的问题一般包括：病人之间的性关系，以及需要评估病人之间的亲密关系在多大程度上可以被治疗，因此可以被容忍；或者病人在多大程度上被利用了，因此有必要让某个病人出院；病房内的违法行为，如病人偷窃他人物品等，也要考虑病人的反社会行为能否被治愈，或者是否对病区造成了一定的威胁，需要让病人出院。

因此，如何有效地保护团队成员免于病人的威胁是非常重要的。一般认为，反社会人格障碍是该疗法（也可能适用于所有心理疗法）的禁忌证。病人的极端消极态度和"伪愚"（pseudostupidity）意味着在病区接受治疗只会浪费时间，因此可能也会让这些病人提前出院。技术性中立、主动干预以维持社会秩序、面质病人的付诸行动、治疗管理、尊重治疗师在特定情境下的涵容能力有限，这些因素相互影响，既是对治疗师的挑战，也是推动该疗法进一步发展的动力。

参考文献

Agarwalla PA, Küchenhoff J, Sollberger D, et al: Ist die Stationäre Störungss-pezifische Behandlung von Borderline-patienten einer Herkömmlichen Psychiatrischen/Psychotherapeutischen Stationären Behandlung Überlegen? Schw Archiv Neurologie Psychiatrie 164(6):194–205, 2013.

Bion WR: Experiences in Groups. New York, Basic Books, 1961.

Dammann G, Riemenschneider A, Walter M, et al: The Impact of Interpersonal Problems in Borderline Personality Disorder Patients on Treatment Outcome and Psychotherapy. Psychopathology 49(3):172–180, 2016.

Dulz B, Lohmer M, Kernberg OF, et al: Borderline-Persönlichkeitsistörung: Übertragungs-Fokussierte Psychotherpie. Göttingen, Germany, Hogrefe, 2021.

Ezriel H: A Psychoanalytic Approach to the Treatment of Patients in Groups. J Ment Sci 96:774–779, 1950.

Fairbairn WD: An Object-Relations Theory of the Personality. New York, Basic Books, 1952.

Foulkes SH, Anthony EJ: Group Psychotherapy: The Psychoanalytic Approach. Baltimore, MD, Penguin, 1957.

Häfner S, Lieberz K, Hölzer M, Wöller W: Wann Kommt ihr Patient in Die Klinik? Indikationen für die Stationäre Psychotherapie. MMW-Fortschritt der Medizin 43:28–31, 2001.

Jones M: The Therapeutic Community: A New Treatment Method in Psychiatry. New York, Basic Books, 1953.

Kernberg OF: Ideology, Conflict and Leadership in Groups and Organizations. New Haven, CT, Yale University Press, 1998.

Kernberg OF: Psychoanalytic Individual and Group Psychotherapy: the Transference-Focused Psychotherapy (TFP) Model, in The Inseparable Nature of Love and Aggression: Clinical and Theoretical Perspectives. Edited by Kernberg OF. Washington, DC, American Psychiatric Publishing, 2012, pp 31–55.

Klein M: Notes on Some Schizoid Mechanisms, in Developments in Psychoanalysis. Edited by Klein M, Heiman P, Isaacs S, Riviere J. London, Hogarth, 1946, pp 202–320.

Linehan MM: Cognitive Behavioral Treatment of Borderline Personality Disorder. New York, Guilford, 1993.

Main TF: The Hospital as A Therapeutic Institution. Bull Menninger Clin 10:66–70, 1946.

Main TF: The Ailment. Br J Med Psychol 30:129–145, 1957.

Plakun EM: Treatment Resistance and Patient Authority: The Austen Riggs Reader. New York, Norton, 2011.

Rice AK: The Enterprise and Its Environment. London, Tavistock, 1963.

Rice AK: Learning for Leadership. London, Tavistock, 1965.

Rice AK: Individual Group and Intergroup Processes. Human Relations 22:565–584, 1969.

Rioch MJ: Group Relations: Rationale and Technique. Int J Group Psychother 10:340–355, 1970a.

Rioch MJ: The Work of Wilfred Bion on Groups. Psychiatry 33:56–66, 1970b.

Rosenfeld H: Notes on the Psychoanalysis of The Super-ego Conflict in An Acute Schizophrenia Patient, in Psychotherapy of Schizophrenia and Manic-Depressive States. Edited by Azima H, Glueck BC. Washington, DC, American Psychiatric Association, 1955.

Sollberger D, Gremaud-Heitz D, Riemenschneider A, et al: Change in Self Functioning and Psychopathology in Patients with Borderline Personality Disorder during TFP-Based Disorder-specific Inpatient Treatment: A Prospective, Controlled Study over

12 weeks. Clin Psychol Psychother 22(6):559–569, 2014.

Stanton AM, Schwartz M: The Mental Hospital. New York, Basic Books, 1954.

Sullivan HS: Conceptions of Modern Psychiatry. New York, 1953a.

Sullivan HS: The Interpersonal Theory of Psychiatry. New York, Norton, 1953b.

Sutherland JD: Notes on Psychoanalytic Group Therapy, I: Therapy and Training. Psychiatry 15:111–117, 1952.

Yeomans FE, Clarkin JF, Kernberg OF: Transference-Focused Psychotherapy for Borderline Personality Disorder: A Clinical Guide. Washington, DC, American Psychiatric Publishing, 2015.

第十一章

恶性自恋和大团体退行 [1]

我们必须承认，对于由退行大团体和病态领导者相互作用而引发的复杂社会力量，精神分析领域尚缺乏深入的研究。有一些重要因素影响着"领导者－追随者"团体的发展，其中包括：某些决定了亚团体形成的历史因素，某些文化、社会、政治、宗教和社会偏见根源，某些造成了创伤环境的因素，某些强化了大团体退行的政治制度。那么，我们能否运用现有的知识来预防这类灾难的再次发生？在这一点上，精神分析理论能提供什么帮助呢？

本文将探讨大团体退行与一类特殊领导者（恶性自恋领导者）的产生之间的关系。我的主要假设是：研究大团体退行的本质，需要探究这一群体所具有的特殊人格特征，即具有"恶性自恋综合征"的个体往往渴望成为领导者，而在这种情况下，他们又能很好地领导退行团体。退行团体的文化以及由此产生的意识形态，与恶性自恋领导者的特征行为（characteristic behaviors）存在相互作用。退行团体的文化对领导者的典型行为起到了激励作用，而相应的领导者又加强了退行团体的某些基本特征。为了探讨这一关系，我将简要回顾团体过程中的退行概念，以及关于大团体与"大众"（masse）的团体心理、小团体心理的研究，并对弗洛伊德、比昂、特奎特（Turquet）、沃尔肯（Volkan）等人的相关研究进行评述。在此基础上，我还将探索不同团体结构下领导者的个人偏好特征，并探讨与群体退行中表现出来的需求相关的有效领导与病态领导的关系。接下来，我将简要地概述恶性自恋症候群，以及这种症候群在社会制度和政治进程中衍生出来的领导特质。

关于团体的精神分析研究

在 1921 年出版的《群体心理学和自我分析》(*Group Psychology and the Analysis of the Ego*) 中，弗洛伊德概括地阐述了动力无意识研究中相对来说最原始和悲剧性的贡献之一，即德语中所谓的"大众"行为。这一术语指的是群众运动，或者指一大群人为了共同的理想而联合在一起，他们因为共同的种族、宗教、民族身份或特定的意识形态团结起来，由某一个人领导。这种"大众"必须与普通的群体区分开来，后者是很多人作为普通社会交往的一部分偶然聚集在一起，没有任何共同的目标或特定的相互关系。弗洛伊德早在很久以前就描述过政治群众运动，而群众运动的共同特征及其后果在若干年后才戏剧性地展现出来。

弗洛伊德认为，当一个人感觉到他是这种群众运动的一分子，其独立判断能力、理性决策的能力都会下降。参加群众运动的个人，会有一种共同的认同感，会因为参与到这样巨大的行动中而体会到一种归属感和力量感。与这种共同的认同感相一致，他们也会共同地对领导者产生认同，即对一个强有力、理想化但又令人生畏的领导者产生认同。与此同时，领导者自觉地承担起引导运动方向的责任，其他人都不需要做决策。一般而言，团体心理会引导个人将自我理想投射给领导者，从而使得道德觉察变成了领导者的责任。群体中的个人会觉得自己脱离了道德的束缚，获得了某种自由。伴随着这种自由，人们普遍具有的、强烈的情感倾向得到了典型的激发，特别是那些针对群众运动以外的、具有攻击性和破坏性的情感倾向。作为群体运动的一部分，参加者可以自由、无拘无束、无须承担个人责任地攻击某些外界团体——这些外界团体被视为群众运动的威胁，令人畏惧、憎恶和鄙视。这让群众运动中的每一个人都觉得自己很强大、安全和团结，他们都有一种平等、权力和不受道德约束的共同感受，与此相对应，领导者的命令具有高度的暗示性。由于团体心理的影响，人们的理性和独立判断能力下降，导致这种暗示性得到了加强。

比昂（Bion 1961）对团体与领导者之间关系的分析，为研究团体心理提供了新的精神分析思路。在"一战"期间，他是一位英勇无畏的坦克兵指挥官，之后的"二战"期间，他担任军队精神病院和战役署甄选委员会的精神科医生。他在高效的工作团队、低效的退行工作团队及其领导等方面积累了丰富的专业经验。他把自己所受的精神分析训练、在塔维斯托克诊所的工作经验、克莱因学派关于分裂和投射性认同的个体治疗概念，与他对团体的研究和经验结合起来。团体心理逐渐发展成一个新的精神分析研究领域。

比昂（Bion 1961）对小团体心理的研究提供了一种关于亲密过程的补充，他指出当亲密行为成为团体过程的一部分时，会对个体的退行产生影响。他阐述了10~15人组成的团体的行为演化，团体成员在1~2个小时的有限时间里可以自由地谈论自己的体验和行为，并进行观察。比昂观察到了一些典型的演化过程，将其描述为三类基本假设团体，即依赖型、战–逃型以及配对型。这些基本假设团体通常出现在这样的情况下，即一个小团体没有特定的任务来体现其存在的必要性，并通过必须实现的具体目标与环境相关联。如果一个团体聚集在一起研究某一特定课题、开发某一特定项目或创建某一特定目标，那么它们就是理性运作的"工作团体"，这些工作团体对特定团体任务的开发有着现实的组织。当这样的特定任务不存在，而唯一的团体任务是观察团体本身以及缺乏特定任务的情感后果时，基本假设团体就出现了。

依赖型基本假设团体的成员都具有一种普遍存在的不安全、不确定和不成熟的感觉。他们希望有一位领导者能帮助他们认识自身的状况，指导他们，满足他们的需要，给他们提供知识、意义和安全。如果一个领导者看起来很自信、有力和博学，是支持性的、令人放心的，那么他将会激发团体成员把他理想化，并产生依赖他的愿望。团体成员会争当领导者的"宠儿"，互相妒忌，争先恐后地想得到理想领导者的重视。这些现象表明：当一个自信、知识渊博、慷慨大方的领导者成为团体中的一分子时，会给人安全感，而当一个人被排斥在这样一个有保障的团体之外时，这个人则会产生恐惧和不安。当领导者无法提供足够的保障时，团体成员会产生强烈的失落感和幻灭感，会寻找替代者来取代原来的领导者，把新的领导者理想化，把前任领导者所具有的特质归结到他身上，期望他能发挥出依赖型团体所需的领导职能。

而在战-逃类型的基本假设团体中，情况却截然不同。这里存在着一种紧张和冲突、一种对抗外来组织的准备、一种团结一致的感觉，这是对抗外来组织的作战部署的一部分。有时候，如果没有明显的外部团体作为竞争对手，团体就会分裂：其中的一部分是支持领导者的"内部团体"，另外一部分则演变为与领导者和内部团体对立的"外部团体"。这个时候，团体需要的是一个强有力、顽固、多疑且控制欲强的领导者，在对抗外来组织和反叛的小团体时发挥领导作用。在依赖型团体中，人们普遍存在着原始理想化、退行依赖以及否认与权威有关的冲突等机制。而在战-逃型团体中，在"我们"与"他们"之间，在团体内部与团体外部之间，既存在着明显的分裂机制，又存在着显著的分化：一方面，人们将团体内部理想化；另一方面，人们将敌意和攻击投射到团体之外，并倾向于服从领导者，这是对抗假想敌人所必需的共同纪律。与团体的分裂、投射性认同以及对攻击的否认相一致，团体需要的是一位能满足该组织需求的领导者。通常来说，只有偏执的强人才能满足该组织的需要——在团体内部的理想世界与外部的危险和威胁之间造成一种鲜明的对立。

第三种基本假设团体是配对型，它们有着完全不同的气氛。这类团体会选出一对受人敬仰的伴侣（异性恋或同性恋），他们被公认为是因为彼此认同、相爱和承诺而结合。成员们之所以崇拜这对伴侣，是因为这一对伴侣满足了他们对爱情的渴望。这一理想化的方式既表达了他们的共同理想，也消除了人们对这对伴侣的嫉羡。

这个团体里存在一种性爱的气息，这种氛围与依赖型团体里的退行依赖，以及战－逃型团体里的紧张、争斗、挑衅和猜疑的气氛完全不同。依赖型团体会选择具有强烈自恋特征的领导者，战－逃型团体会选择偏执的领导者，配对型团体则会选择能够容忍情色关系，并帮助其维护情色关系发展的领导者，这向团体传递了一种保证：这一情色关系是可以被接纳的。配对型团体代表了一种退行程度较轻的"俄狄浦斯性质"的团体体验。

由于塔维斯托克诊所开发的比昂方法引起了越来越多人的兴趣，特奎特（Turquet 1975）的工作在这一领域脱颖而出。特奎特也有类似于比昂的军医背景，他将对退行团体的研究扩展至更大规模的家庭、社会组织，并采用比昂等人的研究思路对更大的团体进行了实证研究。他对大团体的行为进行了研究。这些实验团体由100~300人组成，团体建立的目的仅仅是在1.5~2个小时内研究其体验和行为的本质。大团体也有领导者，与小团体中的领导者一样，该领导者的任务也仅限于评论团体中的主导情感体验，并不承担团体期望的具体领导功能。当团体清楚地表现出依赖、战－逃和配对三种状态时，团体成员会对领导者产生某些期待；"专业"的领导者不会满足成员的情感需要，相反，他们会对其进行分析。因此，根据不同类型团体的心理特点，团体成员会选出符合其要求的领导者，并引诱他去履行领导职责。同样的情况也出现在大团体中。正如前面提到的，大团体一般由100~300人组成，团体成员围成一个同心圆。与小团体一样，大团体中的成员也可以互相看见彼此并做出反应，但是很明显，这大大减少了形成小团体的机会。相较于小团体，大团体中的每一个人更多地相互隔离。

大团体中的成员聚集在一起并没有具体的任务，只是为了体验并讨论团体自身的发展。每一位团体成员在任何时候都有权发表意见，专业的团体领导者只是偶尔才会注意到影响团体的主导情感议题。在此过程中，领导者从不干涉团体讨论的任何话题。同样，如果大团体形成了"结构化"的组织以完成一项任务，比如讨论或者决定一个特定的话题，它就会围绕这个话题建立一种秩序或者程序，并且给每个人规定发言的时限，这就会把团体变成一个真正关注任务的"工作团体"。与此相反，对于团体里的任何人想说什么、想做什么，无组织的大团体都完全保持开放。

在这样一个大团体里，一种典型的发展就是：由于个体无法可靠地与他人找到共同点，其个人认同感会遭受巨大的丧失。当团体规模较大时，成员往往会根据其能寻觅到的共同点（需要、语言、宗教、职业、政见、种族、外貌等）来尝试组建子团体，但这往往以失败告终，并很快形成一种强烈的集体焦虑。尽管人们能够自由地表达自己的想法，但是他们往往不愿意去听别人说些什么。那些主动发言的人没有得到任何回应。由于人们很难关注并控制别人对自己的反应，所以那些明显的投射性认同也以失败告终。成员们普遍感到无力和恐惧，害怕团体中可能爆发的攻击性。有时候，成员们会识别出某些内部小团体或外部小团体，并发展出指向他们的强烈的共同憎恨。通过这样的方式，大团体暂时转化成共同对抗外敌的小团体，但是即便如此，这种尝试往往也会以失败告终。

在这种团体里，总有那么几个人试图理性地分析正在发生的事情。然而，大团体的特点之一恰恰是，那些特别聪明、善于自我反省以及能够保持理智的人会迅速被压制；与此形成鲜明对比的是，那些幼稚、总是老生常谈的人，仅仅凭借简单的口号，就能以一种略带贬低的、滑稽的方式赢得整个团体的拥护。但是同时，团体成员也会因此感到如释重负，因为他们知道，那些只会老生常谈的庸才将被优先推选为大团体的领导者。团体给人的印象是，那些保持自己的个性、有安全感、试图理性地领导团体的人总是遭人嫉羡，而平庸的领导者却让人安心，给人一种平静的安全感，同时，人人都在暗中贬低这种被选出的领导者。

大团体中发生的另一个变化就是，当焦虑和攻击性情绪过于强烈时，团体可能会变得偏执。在这种情况下，会有一个偏执狂被选出来，他会找出一些对抗的理由，通常是某个团体或者令人难以忍受的社会境况，总之，就是来自外部世界的什么东西，人人都觉得有必要对抗和消灭它。如此一来，一般来说，这个大团体要么会寻找一位自恋的领导者；要么会选择一位不具威胁性的、单纯的领导者，这位领导者可能会被贬低，但愿意保持一种冷静的被动态度；要么是一位强有力的、偏执的领导者，这位领导者会用一种战斗的姿态把整个团体凝聚在一起，把这个大团体变成一个如弗洛伊德所说的"大众"团体。

沃尔肯（Volkan 2004）提出的大团体退行大大扩展了人们对于团体心理的认识，但它不同于特奎特（Turquet 1975）等人最初对大团体的描述。比昂和特奎特研究的都是人为组成的团体，团体成员为了进行团体行为研究而被召集在一起。沃尔肯则不同，他的研究侧重于自然形成的团体，特别是那些处于危机中的团体。事实上，沃尔肯指的是由共同的凝聚力、平等博爱的感觉和共同的思想（意识形态）组成的大型集团的大众心理（如弗洛伊德所说）。这些共同的思想既代表成员之间的团结一致，也包含了他们与理想化的、强有力的、指引方向的领导者之间的关系。沃尔肯研究了在国际冲突、民族主义或宗教对立的政治团体间的冲突中发生的群众性行为，尤其是纽约"9·11"恐怖袭击事件带来的创伤性影响。

总体而言，沃尔肯认为，当出现创伤情境、社会变革、自然灾害、经济危机，以及调节个人日常生活的传统文化结构崩溃时，群体退行的可能性很大，此时，保障个人地位（角色关系）的正常社会结构将不复存在。在正常的社会和文化背景下，每一个人所处的位置和扮演的角色都会加强其身份认同感。但是，在上述情况下，每一个人的正常身份都会受到威胁。因此，人们开始寻求"次级皮肤"（second skin），即一种能够使人重获自我认同和安全感的新的外在社会结构。此时，一个领导者的存在显得尤为重要，因为他能够给处于危机之中的团体一个声音，重新确认他们的共同性，并提供一种共同的意识形态，从而保证团体的基本生存、历史使命和美德，并使之与外敌相区别。领导者发出一致行动的号召，带领人们奋起抗争。简单地说，这给所有参加群众运动的人提供了一个新的身份认同。

在生死攸关的社会危机面前，大团体中的成员往往倾向于盲目地团结在某个领导者周围——原本源自家庭归属、与家庭成员的特殊关系以及所属社会团体所赋予的传统地位和角色关系瓦解了。这些领导者会创造一种新的基于历史意义和使命的集体"家庭"结构。整个社会被分裂为两部分:一部分是服从领袖的"好"阶层(大团体),另一部分则是被视为反对领袖的"坏"阶层。"我们"与"他们"变得互相对立。"他们"就是敌人,必须被击退、防卫和攻击。在大团体中,对于"好"的制度,人们逐渐形成一种共同的道德观念,而对于与它相抵触的人来说,这一观念则变得愈来愈专制和严酷。团体成员可能会经历一个大范围的情绪起伏:起初,他们对导致当前局面的关键性或者戏剧性的情境感到沮丧;最后,集体会偏执地把攻击性投射到外人身上。人们内心的善变成了一种权力感,逐渐地扭曲了现实,而现实中令人不快和危险的一面,就在这种扭曲下被否认了。在这个时候,就会出现一些新的文化现象或者改变传统社会习俗的行为,把人们的注意力集中在某些共同的集体伤痛和过去的成就上。人们的时间感被瓦解,这意味着过去与现在是混淆的。通过破坏团体真实历史的延续性,领导者们加剧了这种瓦解——他们创建出一种"新的"国家主义、集体意识和道德体系,使得该团体的真实历史被重新改写。

大团体成员会将一些符号视为"原型",一致地将敌人描绘成某些形象,这些形象经常与排泄物、害虫、危险的或有毒的动物相关。通过与外界划清界限,这些大团体加强了自己的凝聚力。他们密切关注自己与敌人之间的细微差别,努力寻找与自身的共同之处,并以此作为"次级皮肤",维护自己的身份认同。大团体可能会发起某种象征着自身净化的行动。它可能会改变人们对美与丑的看法,并且倾向于将物理环境塑造成不定形的灰褐色(粪便或腐朽样)结构。所有这些特征有助于激活一种基于意识形态的、巩固的、生动且清晰的、独立的"次级皮肤"身份认同,这提供了弗洛伊德在描述大众心理时所说的安全、权力、自由、道德优越感和无责任感的结合。沃尔肯的分析不仅是对特奎特关于大团体心理和弗洛伊德关于大众心理的理论的补充,而且将二者衔接了起来。

从小团体退行到大团体退行,再到大众心理学,学者们对团体退行所做的综合研究揭示出这一过程中存在的某些基本共性。无论在哪种情况下,造成团体退行的动力都来自在稳定的、或大或小的社会文化结构中个体之间的功能性联系(functional relationship）的丧失。这种社会文化结构源于稳定的社会环境中的普通生活，不受重大政治事件、国际局势、经济灾难或自然灾害的影响。此外，对于小团体来说，由于设计或其他情况而导致的团体功能任务的缺失，暂时复制了这种个体功能稳定性的丧失。这种传统社会结构的丧失意味着个体的身份认同受到了威胁，标志着一个人所处的社会心理环境在很大程度上支持和保证了其正常的认同功能。这种保护性环境的大量丧失，同时影响到特定团体或整个群体，会引起强烈的焦虑，并引发团体功能的退行。

重要的是，在所有情况下，焦虑都与明确的危险体验的威胁、负面和充满攻击性的情感状态的激活，以及相应的防御机制有关。在对那些冲突由原始攻击性主导的个体所做的精神病理学研究中，我们能够观察到这种防御机制的存在。这些防御机制包括分裂、投射性认同、否认、原始理想化、贬低、全能控制等，它们是梅兰妮·克莱因（Melanie Klein 1946）描述的偏执–分裂心位的典型特征，也存在于依赖型、战–逃型两类团体中。这些防御机制对基本假设团体有效，但对大团体无效。对于大团体中的个人而言，唯一有效的保护方式是将自己从团体中隔离出来，成为一个"独身者"（Turquet 1975），而这意味着他必须面对一种无能为力的感觉、一种疏离感和一种不能融入社会的感觉。大部分人会被激活强烈的偏执–分裂防御。他们会一起努力，寻找替代个人身份的领导者，用沃尔肯所说的"次级皮肤"来弥补个人身份认同的缺失。换句话说，它是一种新的、与某种领导类型的依存关系相关的公共认同。被选出来的领导者要么是自恋者，例如在一个依赖型团体里，或者在特奎特所说的自恋性大团体里；要么是偏执狂，例如在战–逃型团体、大众运动中，或者在特奎特所说的大团体里——当其中的攻击性过于强烈，使得人们无法耐心地去寻找自恋且冷静的领导者时。在我的早期著作中（Kernberg 1998），我描述过大团体（特别是在大众运动中）选择的意识形态可能会在自恋与偏执之间摇摆。许多政治和宗教意识形态都包含一个人文主义的核心，在团体退行的不同情况下，它们可能会转变为一种偏执或自恋的扭曲意识形态。在对媒体和大众传播的影响进行社会学分析时，莫斯科维奇指出，正如马克思将宗教描述为"人民的鸦片"，媒体和大众传播则是人民的"安定剂"（Moscovici 1981）。

团体领导与恶性自恋

在之前对社会组织有效领导的特点进行分析时，我提出一个有效领导应该具备以下几个基本素质：（1）高智商，也就是对组织的长远发展做出决策的能力（Jacques 1976），能够对未来做出预测，并以此指导组织的发展；（2）整合的人格结构，包括自我反省能力、深度评估他人的能力等，这对委派领导的选择及处理因技术知识和人格特点而产生的冲突具有重要意义；（3）坚定、自主的道德能力和承诺，因为领导工作不可避免地要面对腐败的诱惑；（4）重要的自尊特质，即强烈的安全感和自尊心，能容忍组织内外的冲突和攻击；（5）适度的偏执倾向，即要有成熟的怀疑态度，而不是幼稚，因为幼稚会导致对攻击性的忽视，从而忽视工作关系中存在的潜在威胁。

相对于过分依赖个人需求、对复杂的人际关系抱有幼稚态度的人而言，零星的、合理的、受控的自恋和偏执特征对于领导者至关重要。然而，在团体发生退行、组织运行出现问题时，以及在大规模运动中选出的领导者，尽管具备上述两个特点，却表现出一种过激、病态的方式。卡内蒂（Canetti）总结了"盛宴大众"（festmasse）和"围猎大众"（hetzmasse）两类心理特征（Canetti 1960），描述了由自恋和潜在轻躁狂型领导者主导的两类群体行为：自恋性庆祝行为和激进型迫害行为。与此相反，偏执型领导者会带出一群好斗的暴徒。总而言之，当大团体发生退行时，自恋性或偏执型领导者的非凡潜能就会显现出来。

从这个意义上说，我们必须探究自恋和偏执人格特征的实质。事实上，当社会动荡不安、传统的社会结构被削弱、极端的政治团体和政党出现时，具有上述特点的领导者往往会彰显其重要性，因为他们为各自的团体提供了"次级皮肤"。这其中涉及一种特别的心理病理类型，即恶性自恋综合征，这是一种集自恋和偏执于一体的严重自恋性人格障碍。

在早期关于严重病理性自恋的研究中（Kernberg 1984, 2018），我对恶性自恋综合征进行了定义，它的特征是：（1）存在自恋性人格障碍及其所有特征，具体包括：病理性的夸大自我、过度的自我中心和优越感、强烈的嫉羡表现、贬低他人，对他人进行情感投注的能力严重受限，长期的空虚感，需要不断寻求外部刺激、药物或性行为带来的兴奋；（2）具有明显的偏执倾向；（3）具有强烈的、自我协调的（ego-syntonic）攻击，不管是针对别人还是针对自己；（4）有严重的反社会行为。恶性自恋综合征最基本的心理病理特征是，病人有一种无意识的冲突围绕着强烈的攻击性情感（不管从何而来），并存在夸大自我的补偿性的病理性发展。攻击性动机渗透到病人夸大的自我感中，一方面使病人产生自我协调的攻击性，另一方面使病人以偏执的形式将其攻击性投射到外部。此外，他们在正常身份认同的形成上也存在根本性缺陷，致使其内化的道德价值体系在构建上存在严重缺陷，从而影响其道德结构（超我）的构建，进而引发反社会行为。

恶性自恋综合征病人存在多种社交障碍。多数病人完全失去了社交能力，工作、职业能力下降，亲密关系破裂，同时伴有严重的情绪障碍、人际行为障碍等症状，容易被误认为是边缘性人格障碍。在连续谱较好的一端，部分病人可以保持正常的社交功能，但个人亲密关系总是崩溃，不能与他人建立更深层次的非剥削性的关系。他们抱有一种过分夸大的自我感，并且以极端激进的方式过分地追求自己的利益，甚至无视道德的约束。恰巧，这些人能够很好地适应大规模团体退行的社会环境，而在这样的社会环境下，他们的这些人格特征能够很好地满足退行大团体的基本需要。

一般而言，这些具有恶性自恋倾向的人功能比较好、智商高、技术能力强、有一定的专业知识，渴求在社会组织中获得晋升，可能会成为各种社会组织的领导，如教育、医疗、军事、宗教或工业组织。他们通常会把个人的利益和机构的利益结合起来，从而推动机构的发展。但是，久而久之，我们就会发现，因为他们严重缺乏评估他人的能力，容易被奉承的下属所左右。这些下属不会进行批评，所以不能为机构的运行提供实际而必要的反馈意见。因此，这些机构都表现出了典型的退行。在情绪气氛上，这些组织会产生明显的分化。在组织的最高层，有一群人围绕在恶性自恋的领导者周围，这些人同样表现出自恋性和反社会特征。他们已经学会调整自己，使自己能够满足领导者既令人爱慕又令人畏惧的需要，同时又能避免被领导者的人际关系要求和偶尔出现的反社会行为所困扰。因此，具有反社会特性的领导者会使高层的腐败加剧。组织中的第二层是专业人员和机构员工，他们占了组织的大多数。他们不得不面对这样一位领导：他对批评极度敏感，需要受到他人的爱戴和崇拜，对任何与自己意愿相悖的话都听不进去，这造成了一种极端的偏执恐惧气氛。在组织的高层有一个"偏执来源"（Jacques 1976），经常出现人员更替和崩溃的情况。在组织的最底层，即内部情感环境中的边缘地带，最能干的员工往往会感到挫败、疏远，他们会最先离开组织，从而导致组织失去最具生产力和创造性的员工。至此，我已经大致描述了在有组织的社会机构中所发生的一切。

大团体退行和恶性自恋领导

相对于结构健全的社会性组织，当发生社会混乱或大团体退行时，恶性自恋领导的出现会使社会功能的紊乱及威胁进一步加剧。这些领导有一种自恋性的自我中心与夸大的特质，他们相信自己知道整个团体应该如何思考、如何行动，并且承诺追随自己会有一个更好的未来。这使得退行大团体的成员不再担心个人身份的丧失——领导给团体成员提供了"次级皮肤"，也就是所有成员都会认同一个由领导带来的理想化的共同身份。在大团体中，成员的认知功能水平会下降（Kernberg

1998; Turquet 1975），这正呼应了领导们为了确立自己的价值、独特性、重要性和权威性所提出的简单口号。领导们用简单的口号来代替复杂的思考，这同样符合大团体的需求。团体成员需要感到和伟大的领导关系密切，充分地理解他，并且不用在更深的潜意识水平上嫉羡他。所有人都平等地追求朴素的理想，并以恰当的象征方式表达这些理想。领导直接、粗暴、残酷地对外部群体表达攻击，对其进行贬低、去人性化，同时又宣称其领导的大团体是被选中的、理想化的、有道义的、优越的，以此鼓励对外部群体的合法攻击。对少数群体的攻击性言论受到鼓励和欢迎，而且被视为英雄行为受到道义上的赞赏，因此，自由地表达破坏行为使该团体兴奋不已，并营造出一种具有感染力的庆祝氛围。

恶性自恋领导具有反社会特征，他们几乎是公然地欺骗他人，而又厚颜无耻地加以否认。希特勒始终不肯承认自己曾发出明确、间接的命令，要消灭冲锋队中可能的竞争者；他从来没有在公开场合或书面上承认过自己下令对其统治下的犹太人进行大规模屠杀，虽然这些命令都是他发出的。

在退行团体中，这些领导明显的不诚实以及自信满满的宣称，被看作一种对抗传统和说"不"的勇气。这些谎言可以轻易地被外界观察者识破，也可以轻易地被更大范围的社会或群体识破。如果需要的话，领导可以随时表现出自己改变想法的勇气，转而宣布当前的真正敌人到底是谁。领导们果断地承担起道义上的责任，使人感到一种摆脱道德束缚的自由、一种在强烈的政治不满和冲突浪潮中向前迈进的兴奋。这种政治不满和冲突浪潮由高层操纵，并被大团体中的暗示所加强。他们不断地攻击、嘲弄、贬低和羞辱特定的"敌人"，使这个组织更加享受施虐的快感。

在以任务为导向的制度化组织中，恶性自恋领导的领导职能会受到组织结构本身的制约；领导既要履行自己的技术或专业职责，又要接受外界的约束。如果一位领导不能在正常范围内发挥自己的作用，那么外界就会对他提出质疑。此外，领导也将面对组织效率下降、人际关系恶化等消极影响。长期而言，外部权威、委员会或社区的监督，将会降低领导的缺点所带来的消极影响。相对来说，在开放的政治环境中，大团体退行和恶性自恋领导的出现所带来的破坏性影响是可以被有效控制的。

起初，退行大团体的成员会以一种非正式的方式共同经历子团体的形成。也就是说，人们对于威胁到自己身份认同和生存的经济、文化或政治问题有一种共同的不安全感。人们越来越普遍地感到紧张、焦虑和烦躁，这就促使他们寻找"次级皮肤"，也就是要求领导果断地介入，以维护群体的幸福、安全和稳定。现在的局势需要一个自信、有攻击性、有力量和野心的政客，他可以把民众的怨恨和不满发泄出来，然后把民众的注意力转移到问题的外部因素上，也就是必须要击败的外敌身上。在积极地寻找、识别和对抗特定敌人的过程中，大团体形成了一种普遍的偏执倾向并因此得到了巩固。某些固有的、带有强烈偏执特点的意识形态，或者能够轻易转变成偏执意识形态的事物，可能会被领导利用。在对抗敌对势力的斗争中，它们被用于建立一种历史的延续性。某些历史伤疤和胜利被发掘出来为团体提供一种使命感，号召人们重拾往昔的荣耀或消除历史伤痕，从而激发人们追求正义和权力的欲望（Volkan 2004）。

具有恶性自恋倾向的领导的反社会特质一开始可能只是通过相对零星的欺骗行为显示出来，比如明显的说谎、不实的指责，以及有限的歪曲事实。然而，作为一种隐晦的测试，所有这些行为被大胆地表达出来，用来衡量整个社会对退行团体的这种不诚实行为所造成的威胁给予限制和接受的程度。正如特奎特（Turquet 1975）最初指出以及奥尔布莱特（Albright 2018）和斯奈德（Snyder 2017）所强调的，在整个社会中还存在着一个"第三群体"，他们眼睁睁地看着一群好战的人（退行团体）对另一群人发动了战争，而后者则是那些被极端偏执的意识形态控制的退行团体挑选出来的牺牲品。如果传统的社会结构因当下的灾难性状况、经济危机、失败的战争、自然灾害等因素被削弱，那么由退行团体的领导者鼓吹的煽动性欺诈行为在一开始引起的反应就会很弱。社会大众对此的反应也不够敏锐，不能对社会沟通中的这类歪曲保持足够的警惕。随后，由领导煽动的革命团体散发出来的确定性、自信、道德正义和优越感一旦得到肯定并传播开来，可能会出现更多具有破坏性的袭击、歪曲事实，以及对暴力的公然纵容。恶性自恋领导鼓励攻击、偏执和欺骗，并由此演变成了群体中越来越多的自我肯定和权力感。当领导的自信、偏执、夸大和攻击性行为越来越多的时候，退行大团体成员的权力感、自由感，以及对暴力和胜利的兴奋感也会越来越多。

退行大团体对社会的危害

雅克·赛梅林（Jacques Semelin 2007）描述了这样一种进程：在希特勒统治初期，德国人普遍平静地接受了最初的反犹太思想、工作限制，以及媒体对居住在纳粹德国的犹太人的攻击。而随着最初抵制上述社会暴力的努力被遏制，这些攻击逐渐升级。身体暴力、社会破坏，以及限制犹太人生活和掠夺犹太人财产的随意立法越来越多。总体来说，在这个阶段，相对独立的社会结构，特别是宗教团体、武装力量、金融精英、司法权力、媒体、官方机构的力量和传统，是控制或加强这一退行过程的重要因素。这些相对稳定的社会结构和权力的综合影响，可能会决定在多大程度上退行过程会进一步演变，例如会发展为极端的种族灭绝政权，或者发展为一般的独裁专制政权，还是作为对社会退行的回应，最终恢复到文明状态。一支不倾向于任何特定政治立场的独立军队可能会与极权主义制度对抗。这里的极权主义指的是那些自我陶醉的领导，他们通过强行灌输特定的意识形态控制全国人民。

我需要强调的是，极权制度与普通的独裁制度的不同在于，极权制度实行的是一种强制性的意识形态体制。在这种体制下，你不仅需要对领导怀有敬畏之心，还要对他们怀有爱戴之情。这种对以领导人为中心的意识形态的理想化和屈从，会强化由恶性自恋的领导建立的极权主义制度。普通的独裁政权虽然不那么有效，但同样会对人民产生服从性和破坏性的影响。

社会媒体可以表现出对主导的传统文化的认同，而传统文化可以抵制极端主义，也可以瓦解革命极端主义群体的扩张势力，从而保护不同意识形态的和平共处。互联网允许相互矛盾的意识形态并行传播、流通和扩张，一方面可以保护民主政治体制，另一方面也可能被极端主义团体用于秘密地组织反政府运动，促进退行大团体的沟通。

总之，一旦被极权主义所控制，媒体就成了一种重要的社会灌输工具。独立的司法制度可以起到很好的平衡作用，以防止极权主义的革命集团侵犯个人的权利和隐私。但是，革命政府一旦掌握普通的司法权，法律和法官就很容易腐败。有效的官僚系统或许能在一定程度上保护社会秩序不受破坏，保障个体和机构之间的正常联系。但是，一套高度组织化、受国家控制的官僚系统，却能有力地加强极权制度。

雅克·赛梅林通过对三个不同的种族灭绝事件的比较研究（Jacques Semelin 2007），揭示了社会倒退的最坏情形，即由恶性自恋领导主导的群体退行最终演变成了大规模谋杀和种族灭绝。他比较了卢旺达、波斯尼亚和纳粹德国的种族灭绝事件的历史进程，得出结论说，尽管这三个国家的历史背景、文化和社会政治环境各不相同，但它们都经历了相似的过程。在这三个国家的社会亚群体之间，都存在着潜在的仇恨。例如，在卢旺达，图西族和胡图族之间存在着仇恨；在波斯尼亚，穆斯林和基督徒之间存在着仇恨；而纵观德国的文化史，也存在着反犹主义和对犹太人的排斥。在上述这三个国家，这种潜在的社会分裂首先表现为普遍存在的意识形态倾向性，从而导致了不同族群间极端的意识形态对立。随着卢旺达非殖民化问题的复杂化、南斯拉夫社会主义体制的瓦解，以及德国在"一战"中战败和随后的经济危机的到来，这种分裂的意识形态在这些社会危机中变得更加尖锐。这导致了具有强大的攻击性、偏执性和反社会特征的人物的领导地位的上升，在上述这三个国家，这些领导一开始都有宏伟的抱负。这个过程最终导致了极权主义的结果，即一个由社会强加、将意识形态合理化并得到领导支持的政治计划，被用来消灭敌对团体。关于希特勒，我们现在有了更多的细节来说明其恶性自恋病理特征。这些特征包括：他具有非同寻常的自大和野蛮的攻击性，在折磨敌人时有施虐性快感，为人不诚实和偏执，在评估自己亲信的性格特征时暴露了出人意料的缺陷。不出所料，希特勒认为与他关系最密切的两个人是戈培尔（Goebbels）和戈林（Goering），这两个人与他的傲慢和不诚实最为相似。

当符合退行大团体心理特点的群体以及相应的恶性自恋领导的兴起，在其规模、效力、持续性以及对周边社会产生的戏剧性影响等方面受到社会的制约时，这些群体可能会以极端宗教或邪教的形式出现，并最终走向自我毁灭，或者被更广泛的社会群体和国家所控制。

在早先有关预防社会认可的暴力的文章中（Kernberg 2003），我从精神分析和专业知识的角度，着重探讨了目前可利用的有限手段，其中包括对儿童忽视和暴力的关注，以及与家庭、婴幼儿早期照护、学校相关的干预措施，并有意识地通过积极的社会宣传措施，打击和预防针对社会亚群体的文化偏见，如种族、政治、性别、宗教及其他意识形态方面的偏见。同时，我也对多元文化主义这一概念提出质疑，认为它会使差异巨大的亚文化同时存在于相同的社会背景中。我要强调的是，特别有必要帮助不同文化背景的移居者融入他们所在国家的文化。一直以来，我们都在探讨如何降低社会偏见对亚文化群体的影响，其中一项重要修正措施就是在中小学的教育方式上进行协调一致的努力。至于在社会组织及政治体制中选择领导，我想我们对好领导所需的心理因素有了更深的认识，这不但要在选择机构的领导时予以考虑，更要在评估潜在的政治领导时进行考虑。但是，仅有这样的认识，还不能保证这些知识在实际应用中的有效性。

只有在边界清晰、任务明确、行政结构相适应的社会组织中，才有可能选拔出优秀的领导。一般情况下，被选中的领导必须具有适当的专业知识、高智商、能够与同事进行交流，并且在工作中表现得可信赖和诚实。在选择过程中，最大的难点在于如何确认他们是否具有成熟的情感能力、对同侪的深刻评估能力、适度的"偏执"特性（具有批判性思维，不过于天真）、适度的"自恋"特性（能够经受住批评和来自体制的不可避免的攻击）。在选择政治领导时，面对的情况更加复杂。那些有严重偏执和自恋特征，甚至是具有反社会特征的候选人可能非常清楚：在"时机不对"的情况下，他们必须表现得开放、友好、关注他人的需求，隐藏自己的愤懑、自私、自我关注，同时掩饰自己的真实想法。奥尔布赖特讲述了希特勒在早期采访中带给人的错觉，还讲述了她与委内瑞拉前总统查韦斯（Chavez）以及其他政治领袖交往的经历，这些领袖都没有展现自己的本性（Albright 2018）。在新兴的激进运动中，人们忽略了看似完美的自恋领袖带来的危险，而这往往会导致非常不幸的结果。有一点是非常清楚的：在某些历史时期，强大的社会力量会引起社会亚团体的分裂，其中就包括经济危机以及政治动荡所带来的必然的混乱。

雅克·赛梅林提出了关于国际行动和社会科学责任的主张（Jacques Semelin 2007）。他认为，在国际领域，各国和联合国必须承担起道义上的责任，包括保护人民免遭人为引起的社会危机的威胁。保护人类需要采取适当的措施（包括强制措施在内），联合国应对此做出反应，承担干预的责任，为被保护者接受军事救援干预提供便利，为恢复重建与和解提供援助。在社会科学的责任方面，他认为社会研究者至少有责任让人们了解社会危机，特别是种族灭绝的原因。在社会科学领域，包括精神分析在内，对种族灭绝的研究是一个基础性和迫切性的课题。精神分析能够帮助我们了解大团体退行及恶性自恋综合征的心理，并进一步了解领导病理与群体退行的相互影响。精神分析关于社会组织中好的领导方面的研究，也可以用来评估政治领袖。

在这方面，著名历史学家斯奈德（Snyder 2017）出版了专著《论暴政：20世纪的20个教训》（*On Tyranny: Twenty Lessons From the Twentieth Century*），做出了创造性的贡献。我们必须牢记职业操守，相信事实，调查和听取危险言论。他解释了创建个人生活、捐助慈善事业、向其他国家的同行学习的重要性。他深信，当出人意料的事情发生时，我们应该保持镇定，做一名爱国者，尽量表现得勇敢一些。他用这种方式勾画了一个人的勇气、责任感、独立思考能力和公共行为。我觉得这一切都很有道理，实际上，这也是一个人在退行的大团体里面对危险时，要对抗那些不诚实、自身腐败且腐化他人的领导们所必须具备的品质。在政治领域，不应给恶性自恋领导贴上精神科的诊断标签，而是应当揭发他们在公众场合表现出来的严重病态的典型行为。在精神分析看来，要实现斯奈德所说的个人立场，就必须拥有强大的个人身份认同和相应的能力，包括对自己和他人进行深刻评估的能力，对隐私和个人界限的尊重，以及对情侣和家庭界限的尊重。此外，精神分析对了解小团体和大团体退行的心理及其意识形态所产生的结果很有帮助。了解社会领袖所具有的危险的人格结构，也许能帮助我们消除退行团体与恶性自恋领导结合后形成的"毒瘤"。

参考文献

Albright M: Fascism: A Warning. New York, Harper Collins, 2018.

Bao-Lord B: Legacies: A Chinese Mosaic. New York, Fawcett Columbine, 1990.

Bion W: Experiences in Groups. London, Tavistock, 1961.

Canetti E: Masse und Macht. Frankfurt am Main, Germany, Fischer Taschenbuch Verlag, 1960.

Freud S: Group Psychology and The Analysis of The Ego (1921), in The Standard Edition of the Complete Psychological Works of Sigmund Freud, Vol 18. Translated and edited by Strachey J. London, Hogarth, 1949, pp 63–143.

Jacques E: A General Theory of Bureaucracy. New York Halsted, 1976.

Kernberg O: Severe Personality Disorders: Psychotherapeutic Strategies. New Haven, CT, Yale University Press, 1984.

Kernberg O: Ideology, Conflict, and Leadership in Groups and Organizations. New Haven, CT, Yale University Press, 1998.

Kernberg O: Sanctioned Social Violence: A Psychoanalytic View. Int J Psychoanal 84:953–968, 2003.

Kernberg O: Treatment of Severe Personality Disorders: Resolution of Aggression and Recovery of Eroticism. Washington, DC, American Psychiatric Association

Publishing, 2018.

Klein M: Notes on Some Schizoid Mechanisms. Int J Psychoanal 27:99–110, 1946.

Moscovici S: L`Age des Folles. Paris, Libraire Arthèma Fayard, 1981.

Semelin J: Purify and Destroy: The Political Uses of Massacre and Genocide. New York, Columbia University Press, 2007.

Snyder T: On Tyranny: Twenty Lessons From the Twentieth Century. New York, Tim Duggan Books, 2017.

Turquet P: Threats to Identity in The Large Group, in The Large Group: Dynamics and Therapy. Edited by Kreeger L. London, Karnac, 1975.

Volkan V: Blind Trust. Charlottesville, VA, Pitchstone, 2004.

第十二章

精神分析面临的挑战 [①]

当前的挑战

在精神分析领域有一个普遍共识，那就是，精神分析正处在一个非常困难的时期，许多人认为这是一场真正的危机。在 20 世纪，精神分析在西方文化中占据了重要的一席之地，其影响一直延续到今天。精神分析所关注的心理学基础问题，尤其是无意识过程如何影响人的心理功能，推动了心理学的发展。

在欧洲、北美、南美、亚洲、大洋洲以及非洲南部，作为一个心理健康专业，精神分析已经成为主流。然而，在文化、人文科学等方面做出贡献的同时，其科学地位也受到了质疑。而且，精神分析组织也面临着一个困境，即它在精神健康领域，乃至在整个专业、学术和科学领域，所受到的关注越来越少。精神分析所面对的外在挑战与内在冲突是一致的，后者也影响着精神分析界。作为一门专业，精神分析在其所处的社会和文化背景中的声望正逐渐降低。其有效性之所以受到质疑，归根结底在于对其有效性的研究不够。随着精神药理治疗、认知行为治疗等其他治疗方法的出现，精神分析也面临着激烈的竞争。

精神分析被划分为二部分：一部分是由专门机构教授的经典精神分析，另一部分是由多种疗法组成的精神分析性心理治疗，这给外界以混乱的印象。由于缺乏系

---

① Published in the *American Journal of Psychoanalysis* 81(3):281–300, 2021. Copyright © 2021 Association for the Advancement of Psychoanalysis. Reprinted with permission.

统化的训练和研究投入，精神分析在客观科学方面的贡献几乎处于瘫痪状态。精神分析与新的替代疗法之间的内部争议，还没有被科学地研究过。对于精神分析和其他方法，也没有任何科学上的比较分析。因此，对任何一种方法的支持都主要基于思想观念上的保证，而非对其效果进行客观的比较。

由于精神分析师的培训制度存在诸多争议，使得许多精神分析组织和研究机构面临困境。传统的精神分析教育组织通过培养一群由训练分析师（training analysts）组成的精英团队，对整个精神分析协会和培训项目施加了一种不正常的专制权力。精神分析培训中的矛盾导致了两大问题：首先，没有对精神分析能力的定义达成共识，也没有对一个培训机构为保证候选分析师具备该能力而必须提供教育和实践的标准达成共识；其次，这些冲突对候选人、教育工作者，以及认证程序都产生了负面影响。再者，对于专业能力的明确定义及达成标准，也有相当多的反对意见，这对专业教育及精神分析作为一门重要学科的声誉造成了很大的影响。

近几年，在精神分析学界，对于如何解决这些问题，出现了两种不同的观点。一种意见认为，精神分析研究应被看作一项科学事业，应遵循科学探索和实证研究的一般标准，并具有清晰的方法论和评价标准。另一种反面观点则认为，精神分析是人文学科，不应受客观科学的普遍规则和衡量标准的制约，因为精神分析研究的是个人（包括伴侣关系中与精神分析有关的特定方面）独特的主观性、创造性和丰富的探索体验。

事实上，这种对立已经体现在人们对精神分析师"身份认同"的反复关注中，包括它在多大程度上反映出所有专业人员具有的适用性（当他们从事相关工作时所具有的专业价值）。与此形成鲜明对比的是精神分析的一种假说，认为精神分析的独特之处在于它对动力性无意识的探索，它要求分析师对病人心理机能的精神价值进行特别的共情和投入，而非局限于对专业技能严格的技术性认同。

当前，全世界正致力于改变精神分析教学中的专制倾向。例如，为选拔候选人建立客观标准，并由非训练分析师提供更多的指导（在这些分析师中，有很多人拥有教学的专业知识，但还没有获得训练分析师的认证），这对教学过程的创新有很大的贡献（Zagermann 2017）。然而，这些新发展显示，精神分析界对于自己的教学体系的质量，以及他们所培养出来的学生的能力一直心存疑虑。这就意味着，只有少数毕业生才有资格成为训练分析师。

当然，这也意味着：只要对精神分析能力标准的定义是清楚、透明、客观和可测量的，并且精神分析的教学目标是培养符合标准的专业人才，那么每一位毕业生都可以成为训练分析师。实际上，理想的培训应该能培养出训练分析师，正如其他医学专业一样，一旦达到合适的能力水平，就会具备从事临床、科研和教学工作的相应能力。有些人试图为精神分析建立一种客观的教育、评估和认证标准，以求革新。但是，这些努力常常被一种普遍存在的思想观念所阻碍，那就是精神分析并非一门科学。正因为其所具有的这种模糊不清的性质，所以对它的评估往往变成了精神分析师的某种素质，具体来说，就是一种识别无意识表现的独特能力。因此，精神分析学家是科学家还是人文主义者，这两种观点的冲突不仅保护了行业内的精英阶层，还使得它无须采用客观方法来挑选训练分析师，以履行其教育职能（Kernberg 2016）。

我认为，当我们为精神分析制定标准的时候，一个核心的关注点是精神分析在不同的国家是如何实施的。在法国，精神分析师每星期接受 3 次分析训练；在英国是每星期 5 次；在欧洲和北美，大部分精神分析师接受每星期 4 次的分析训练。从这个意义上讲，传统，而非实证研究，决定着人们对精神分析有效性的主观判断。使用高频分析的学院在某种程度上对进行低频分析的学院持轻蔑态度，常常认为后者做的"不是真正的精神分析"。

这已经演变成一种基于治疗频率来争夺主导地位的政治斗争，取代了对专业能力培养和认证的普遍标准的关注。显然，对不同治疗频率下的训练效果进行研究可以提供有用的资料，但由于没有一种统一、公认的标准，因此无法进行有效的实证研究。

一种合理的假设是：如果采用经典精神分析，那么每周至少进行 3 次治疗是必要的。由于重度自恋性病人很难建立深层次的人际连接和情感投入，所以每周进行 4~5 次治疗才会对他们有帮助。这些决定须视个案情况而定。但是，也存在其他问题，如某些治疗模式有别于传统的治疗方式，对某些特定人群的疗效更佳等。因此，我们现在就来关注一下它们。

改进的精神分析性疗法

实证研究显示，每周进行 1~2 次改进的精神分析性治疗，对某些对标准精神分析反应较差的人格障碍病人有较好的疗效（Bateman et al. 2016; Caligor et al. 2018; Luyten et al. 2015; Rudolf 2019; Yeomans et al. 2015）。它们的成功提出了一个问题，即对更广泛的病人来说，这些技术究竟能起多大作用？许多学者针对 TFP、MBT 以及德国深度心理学疗法（TPOP）等方法进行了大量的实证研究。而且，这些治疗方法都以手册的形式描述了其技术方法以及评估治疗有效性的方法。在我看来，这是一个令人惊叹的、真正具有革命性的确认：精神分析的技术可以作为常规疗法用于治疗精神疾病。然而，尽管已有独立研究证实了这些方法的有效性，但多数精神分析学院仍强烈反对将这些改进的精神分析性疗法纳入教学计划。这一精英主义的立场延续了我们这个行业的教育危机，造成了一种自发的隔离和排斥，以及对研究的忽视（这导致学术界和大学的心理学课程疏远了精神分析）。而精神分析界对此做出的回应则是担心精神分析师训练体系中存在的权威主义，因而发起了关于治疗频率的讨论（在没有实证研究的情况下）。但是，目前还有许多问题没有得到解决，如专业胜任力的界定标准、治疗有效性比较研究的切入点，以及在精神分析性治疗和标准精神分析中发挥作用的有效因素等。对此，我们可以做些什么呢？

可能的解决方案

理论层面面对的特定挑战

首先，我将从理论和技术两个方面进行探讨，包括精神分析的理论及其应用，以及精神分析的技术及其应用。这是精神分析的核心。我认为，当务之急是使精神分析的理论和技术，与我们目前所获得的知识和经验同步，以满足当前和未来发展的需求。

在理论层面，客体关系理论极大地影响和改变了当代精神分析的理论和实践。它帮助我们通过无意识冲突的变化，以及由此而衍生的病理结构，来理解精神分析所探讨的人类心灵的组织、发展、行为表现及精神病理。

在这方面，精神分析可以借鉴神经生物学的相关研究成果，探索无意识过程激活的神经生物学机制、原始动机系统的驱力及其防御机制的本质。与此同时，我们也面临着两个需要与精神分析结合的问题：一是现代神经生物学的情感理论，二是对无意识过程的扩展认识。我们有充分的理由相信，婴儿身上存在一个与生俱来的情感系统，它作为一种天生的倾向发挥作用，并为婴儿与重要他人（主要为母亲）的关系提供直接的动机驱力（Panksepp and Biven 2012; Solms 2015）。

神经生物学的这一基本发展与精神分析的驱力理论有关。那么，驱力理论是否可以被情感理论取代？或者应该问，这两个领域的最新研究如何将这两个理论框架联系起来？心理学家最近发现，无意识的程序性记忆具有极其重要的作用，这一发现是对无意识动力学理论的重要补充和延伸。这引出一个问题：无意识发展的所有这些模式如何与精神分析中的动力无意识联系在一起？婴儿最初有意识的情感过程的证据，又如何与精神分析理论中最初的动力无意识相联系？

为回答这些基本问题，我们需要就神经生物学和心理动力学现象、结构和发展之间的关系，展开更广泛的精神分析研究。关于抑郁症基因易感性的神经生物学机制，我们有了新的发现，这推动着我们在考虑抑郁情绪病理的神经生物学基础的同时，扩展了抑郁症的心理动力学理论。同样，借鉴神经生物学的观点，我们可以更好地理解其他心理症状，比如焦虑反应、解离现象以及评估重要他人情绪的能力。科学家们对神经认知结构、情感系统、记忆发展和先天适应性的研究，将会丰富和完善一些重要的精神分析假说。从出生开始，婴儿的神经生物学倾向性是如何与其客体关系中的情感相互作用的？很明显，精神分析理论必须与神经生物学的研究成果结合，后者既与精神分析的理论相联系，也与其实践密切相关。

同时，当代客体关系理论强调，自我表征本质上是通过与客体表征相互作用而形成的二元关系。作为背景，自我与客体之间存在着一种占主导地位的情感状态。我们发现，婴儿早期的心理发展与很多人际关系密切相关，这些关系包括伙伴、家庭、团体和社会等。我们可以使用客体关系的概念描述病人的无意识动机，这些无意识动机通过人际、思想、政治和社会层面表达出来。

通过对大众心理学的研究，弗洛伊德在该领域开了先河（Freud 1921 /1949）。受精神分析启发的社会学家（Moscovici 1981）和对政治感兴趣的精神分析师（Volkan 2004）的研究，使我们对这一问题的理解有了长足的进步。

精神分析与社会学在许多方面都能互相借鉴。对社会学家来说，了解精神分析的发展对整个社会的影响是非常必要的。举例来说，在 20 世纪以及我们今天所看到的情形中，无意识过程是如何引发群体的退行和自我毁灭行为的——这些行为都对社会平衡造成了严重威胁。精神分析师也必须了解现代社会学、组织学和历史学，才能理解那些会给个体和社会带来心理冲击的社会因素。从根本上说，建立一门精神分析的细分专业可能是必要的，因为这些方面会产生重大的社会和政治影响。

精神分析技术面临的挑战

近年来，神经生物学、社会学等领域对个体和群体行为的研究取得了长足的进步，然而在精神分析领域，这些研究成果并未被充分应用。精神分析学院对扩大自己的知识面，将其他学科融入训练或研究计划，或对社会做出重要贡献一直漠不关心，甚至充满敌意。

在当代，精神分析的各个流派相互竞争，不同的精神分析技术借助许多有益的治疗方法充实了我们的临床实践。其中包括当代自我心理学、当代克莱因学派、新比昂学派、当代关系精神分析学派，以及受拉康思想影响较大的当代法国精神分析学派（Kernberg 2018）。其实，关键不在于这些不同的方法如何相互竞争，而在于如何把这些方法组织到一个整合的精神分析技术概念中，以在整体或局部层面改进精神分析技术。某些改进的技术已经被证实对特定类型的病人特别有效，上面的工作将会加强这方面的研究。

在精神分析技术中，最基本的参照点（中立、诠释、梦的分析、移情、反移情、抱持、付诸行动、治疗结束等）的重要性是不容忽视的。这些参照点是基于心理学和动力性无意识理论的共同原则，并将它们的共同成分整合起来。令人惊讶的是，竟然没有一本教科书从古典精神分析技术中归纳出一套完整的总原则，以确认并教授这些总原则。如果有的话，不同的学派就能根据这些原则，制定可供选择的改进方案。根据我个人的经验，由于缺乏这样的工作，导致精神分析技术的各个部分在教学上成为一团乱麻，也不能为受训者提供一个将基本的精神分析概念内化的方法。这些成分（诠释、移情分析、性格分析、付诸行动、负性治疗反应、梦的分析、治疗结束、涵容、抱持以及治疗联盟）往往作为一个相对独立的主题被教授。更有甚者，一些"人文主义"派的分析师，更是持极端"反技术"的观点。他们提倡某些基于高度个人偏好的做法，很多人都因此而成名。

精神分析技术的有机整合

众所周知，我们的人格障碍研究所针对重度人格障碍提出了一种新的精神分析性治疗方法——TFP（Yeomans et al. 2015）。我想，这表明我们在精神分析技术的改进上取得了很大的成功。我们详细地阐述了四种精神分析技术，即诠释、移情分析、技术性中立和反移情应用。我们描述了这些技术之间的基本联系，以及如何对这些技术进行修改，以使其适用于 TFP。我们所做的这些努力表明：给精神分析的基本要素下定义是可以做到的。这些基本要素不但能在传统精神分析中运用得很好，而且只要稍加修改，就能运用到精神分析性治疗中。

重要的一点是，对精神分析技术进行清晰的概念化，将有助于扩大它的应用范围。并且，这种标准化可能会为不同心理疗法的对照研究提供更多支持。举例来说，我们可以很自然地了解到，相对于面对面的治疗，使用躺椅的比例是多少？此外，我们还可以考察：在不同类型病人的治疗过程中，相对于与移情发展有关的行为分析，自由联想所占的比重有多大？这一具体的精神分析技术的综合运用，与那些受过传统精神分析培训但没有受过精神分析性治疗专业训练的分析师所使用的"稀释"方法有很大的不同。有些从业者错误地认为，让病人面对面坐下（不要躺在躺椅上），根据需要有选择地运用精神分析技术也是一种精神分析性治疗。有实证研究显示，针对特定精神病理设计的手册化的心理疗法，要比模糊的、非结构化的精神分析和心理动力学疗法有更好的效果。

如果精神分析学院能将全面、细致和综合的精神分析技术融入培训课程中，就能帮助精神分析候选人学会治疗不同功能水平的病人，包括严重退行的人格障碍病人，这些病人通常是精神分析领域的禁忌。这些实践将加强精神分析和社会的联系，并使其作为一种可选的治疗方法重新受到人们的欢迎。这些候选人还可以学习一些特定的治疗方法，例如 MBT、TFP、德国深度心理学疗法或支持性疗法，这些疗法都是建立在精神分析理论基础上的。他们还可以学习将精神分析性治疗应用于团体、家庭和伴侣，这些领域都是当前临床上面对的重要挑战。这些领域所蕴含的丰富知识往往与精神分析训练完全脱节，这严重阻碍了对精神分析性疗法的整体疗效（尤其是调节因素和中介因素）进行深入的研究。

研究、哲学和艺术的地位

要开展综合性研究，探索和发展可综合应用的精神分析理论和技术，精神分析学院就需要一些精通精神分析与其专业领域之间关系的专业教师。多元化的师资队伍将会丰富精神分析训练的内容，这也意味着精神分析学院将会有更多的兴趣去拓展他们的知识面。同时，多元化的师资队伍也需要一个强有力的研究部门，他们的职责是研究相关领域的最新发展趋势，并协助内部的研究项目制定相应的研究方案。

大量的实证研究已经在精神分析治疗领域展开（American Psychological Association 2013; Kernberg 2015; Wallerstein 2014），这表明针对精神分析进行专业的研究设计和工具开发是可行的，虽然这还不够。科学的发展以及与之有关的研究，受到了越来越多学者的重视。这突出了精神分析中的科学性。

与此同时，对于个体精神分析中无意识研究的存在主义、主体间性、哲学和人文方面，精神分析界必须时刻保持警惕（Akhtar 2010; Civitarese 2018; Weigert 1964）。

我们必须敞开心扉接受无意识中的创造性方面，对艺术、宗教和哲学等领域的创造性持开放态度，以探讨精神分析对那些明显适用于标准精神分析的轻症病人可能产生的效果。

对于那些没有特定治疗理由的人来说，精神分析也许会让他们更感兴趣，因为它可以促使人们更好地了解自己心智中的无意识方面，丰富他们的个人体验，或者理解影响他们创造力的内在冲突。对于那些关注这些目标的病人和分析师来说，精神分析具有重要的存在性意义。这说明一些分析师比较关注精神分析的思想观念层面，这些分析师主要致力于将标准精神分析应用到功能较好的病人身上。然而，由于这些分析师担心科学研究会使精神分析变得肤浅和机械化，因此他们需要确保精神分析在上述维度得到保护和保证。在这个意义上，精神分析"运动"所具有的人文主义方面必须被保留。精神分析的科学层面与存在主义层面之间并不矛盾，这种矛盾是精神分析组织内越来越多的专制导致的。特别是在对病情更加严重的病人进行治疗的过程中，存在主义与哲学的问题也随之产生。

精神分析与学术界

迄今为止，我谈到的所有问题，包括获取已有知识以及发展新知识的必要性，都强调精神分析在培训和研究方面与学术界密切合作的重要性。这样做的目的是在大学里维持精神分析的存在及其探索精神，并从大学里获得与精神分析理论和技术有关的专业知识。这也会促进一些交叉学科的研究，并且为大学与精神分析组织的发展提供实时的日常交流。这将会激发人们对精神分析的兴趣，促进知识的发展，尤其是相关的研究项目的开发。然而，怎样才能做到这一点呢？

为了消除精神分析组织和大学之间的隔阂，我提出两个主要的方法。首先，正如前面所提到的，所有受训的精神分析候选人都应该接触精神分析性治疗的各个专门领域，即前面提及的 TFP、MBT 等改进的疗法。这将会激发大学的兴趣，让他们更多地关注这些新专业的培训和教职人员。同时，精神分析候选人及其导师应努力在其他领域谋得教职，包括精神病学、临床心理学、社会工作、艺术、宗教、哲学、政治学、行政领导学，甚至是经济学和数学等院系。这样做的目的是在整个大学中保持精神分析的存在和探究精神，并吸收那些可能与精神分析理论和技术相关的相邻学科的专业知识，还将鼓励跨学科研究的发展。这将有助于大学和精神分析组织之间进行实时的日常沟通，激发人们对精神分析的兴趣，促进知识的发展，尤其是相关的研究项目的开发。这样的合作精神并非罕见，在过去的一个世纪里，大部分精神分析家与大学的精神病学或临床心理学院系有联系。将精神分析师引入不同学科（如神经科学、社会学、政治学等）的学生群体和教师队伍中，将为思想的交叉孵化提供重要契机。

而我所说的第二个方法则要微妙和复杂得多，需要依据当地情况而定。各国的精神分析组织都可以通过持续而一致的努力，在领导层和大学教职员工之间建立联系，在最高管理层（尤其是各部门负责人）之间维持协作关系。例如，如有可能，精神分析学会组织的抑郁症精神病理研讨会，可邀请顶尖的神经学家参加并做报告；或者，邀请政治学教授参加探讨社会暴力退行的精神分析研讨会。这不仅可以丰富精神分析课程，还可以加强精神分析和大学之间的联系。

我们必须承认并正视当前大学内对精神分析的偏见和歧视。遗憾的是，这里面包含着对过去时代的合理不满。那时候，精神分析在精神病学或临床心理学中占主导地位，很可惜，对于精神疾病及其治疗的生物层面，精神分析却少有关注，甚至持蔑视态度。我认为，精神分析和学术界的有机结合需要持续的共同努力。

精神分析学院究竟应完全独立还是部分地被纳入大学体系，需要从社会文化传统、大学学术地位等多个角度采取务实的态度加以回答。精神分析理论和临床研究方法的多元化，以及受训候选人的复杂性，似乎都说明有必要建立一套相对独立的精神分析体系。这一点在那些专业种类繁多的国家尤其突出，特别是在自然科学和人文学科方面。在较小的城市里进行整合可能比较容易，而进入大型大学系统对于精神分析的发展也有好处。

精神分析的中心

精神分析组织，或者说"中心"，无论在什么地方，都应当是一个由许多部门组成的综合性组织。第一，理想状态下，应设立研究部，专门从事研究设计，搜集和共享研究信息，推动本部门内部和跨部门研究，提供持续的支持和质量控制。第二，应设立教学培训部，负责组织、开发和整合相关的精神分析性心理疗法，并把它们囊括在标准精神分析的训练中。这可能会涉及一些特殊的领域，比如团体治疗或伴侣治疗，但精神分析的基本训练是所有领域的基础。第三，应设立专业发展部，对精神分析学会的会员进行管理。这些人可组成精神分析学会，并分属不同的专业小组。此部门将负责特定的进修项目、研讨会及会议，以满足精神分析师在各个专业领域的需要。第四，应设立学术关系部，以建立并维护精神分析学院与其学术、文化及政治合作伙伴的关系，这个部门同时也会协调精神分析领域的领导者与学术界及其领导者之间的联系。精神分析中心的概念，将会让它成为四个部分，即研究、培训、专业发展和学术关系的良好纽带。此外，应该设立一个代表各部门的执行委员会，负责对组织进行全面管理，各部门负责人可根据各自的具体职责召开内部会议。在美国，这类精神分析组织已经有了一定的发展。如果它被推广开来，可能有助于结束精神分析学院与精神分析协会之间长期存在的冲突，这在国际上是很常见的。

认证的标准

如何组织精神分析教学，是一个引发长期争论的焦点。因此，这也是值得我们关注的首要方面。如前所述，精神分析教学的第一要务，是对精神分析专业胜任力的界定。因此，精神分析师这个头衔只适用于接受过适当和可靠的精神分析理论和技术训练，并被授权对病人和精神分析候选人提供治疗的精神卫生专业人员。获得此认证，意味着在标准精神分析、TFP、MBT 等领域获得了专业胜任力，具备了广泛而多样的临床技能，能够完成一个或多个以精神分析为基础的临床应用。

这样的认证不仅有可能，也有必要。TFP 及其他精神分析性疗法（如德国深度心理学疗法）为专业胜任力提供了明确而简洁的定义，这些定义同样适用于精神分析学院的精神分析技术。因此，现行的训练分析师制度完全可以取消。

新的课程体系

在精神分析教学中，新的课程体系可能会包含相邻领域的研究进展，而这些领域的专家可能会加入教师队伍。如前所述，这些课程会激发精神分析学院的激情和创造性。许多精神分析研究建立在对弗洛伊德著作的历史回顾上，并没有把重点放在现有理论上。在为期 4 年的培训课程中，我们将整合关于心理发展、心理结构和精神病理学等方面的最新的精神分析理论，并对目前存在争议的一些概念进行详细的阐述。受训的候选人须接受分析治疗，该过程应与培训同步进行，治疗方案由候选人和注册分析师共同决定。关于治疗的频率，我们必须明确一点，那就是咨询师与病人之间频繁地接触可能会更好。但是，我们并没有科学依据证明，每周 5 次、4 次或 3 次的精神分析治疗有什么显著的差异。对于这一问题，不同的精神分析中心有着不同的处理方式，而对于它的重要性，精神分析学界已经争论了超过 50 年，却从来没有人做过实证研究。更清楚地界定治疗干预的有效性也许有助于解决这一问题。这些特别的做法也许还会继续，但是很明显，对于治疗效果的确切研究是很有必要的。

如果在培训期间，受训者能同时治疗某些功能良好的病人和一些患有严重的人格障碍的病人，这将有助于丰富其临床经验，并加强其对精神分析性治疗干预的理解和管理。这还能促进受训者的强化训练，因为这样能够同时为所有受训者提供充足的病人。此外，它还能使受训者在培训期间获得他们迫切需要的收入。

那些对精神分析理论及其应用感兴趣，但又不想成为心理治疗师的其他领域的专业人士，也可以申请成为精神分析中心的准会员。他们可以专注于不同的领域，例如研究、专业发展或学术关系，并且有资格成为正式成员。在治疗、研究、专业发展或者学术交流的任何领域，他们的参与都将对我们大有裨益：他们能激发一些有趣的跨学科研究计划，能为受训者提供更广泛的课程，能参与以及鼓励他人参与精神分析研讨会，并且能够将精神分析作为一个学科、将精神分析中心作为一种资源介绍给更多人。这些活动会大大促进外界资源与精神分析的整合，这个目标在过去一直被严重忽视。

评估胜任力

课程内容的选择，应基于对精神分析专业胜任力的公认界定，并考虑受训者满足胜任力和取得分析师认证所必需的知识及经验。

科尔纳（Körner 2002）和塔克特（Tuckett 2005）对精神分析胜任力的评价标准进行了深入研究。科尔纳认为，对精神分析胜任力的评价应从三个方面进行：知识、技术能力、分析性态度。在当前的精神分析认证中，我们已经制定了一套教学基准和临床标准，用以衡量受训者在各个领域具备的能力。塔克特同时指出，精神分析胜任力包含三大要素：第一，仔细地描述和评估在分析治疗过程中获取的全部信息；第二，形成一种精神分析性假设，把基本的心理动力和观察到的事实结合在一起，作为诠释性干预的主要来源；第三，寻找合适的诠释性干预技术，在适当的时间通过治疗互动将这种动力学理解传达给病人。再次强调，这些要素仅仅反映了总的原则，其组成部分仍须详细阐述。但是，这些研究显示，对于精神分析专业胜任力的定义和现实评估，总体上是完全可行的。

当我们说精神分析的"态度"以及广义上的"认同"时，究竟在指什么？对此，我们该如何进行评估呢？就我们目前的经验而言，评估受训者在精神分析技术层面的胜任力已被公认是可行的。但是，如何评估受训者对精神分析的"认同"呢？除了在与具体受训者互动时凭直觉进行判断，还能怎么做呢？

多年来，各种各样的研讨会和会议都在讨论这一问题，在分析性态度上，似乎主要有两个要求：（1）愿意和能够认真聆听病人，充分了解病人有意识或无意识沟通的所有内容，同时也能辨别自身对这些沟通的内心反应；（2）具有容忍不确定性的能力，"不知道"是一个人理解自己和别人的前提条件，也是任何分析性互动的前提。一方面，分析师的基本任务是帮助病人进行自由联想，并观察病人的自由联想；另一方面，分析师必须开放地关注在治疗互动中产生的各种反移情。近年来，受新比昂学派的影响，学者们对分析师的"退思"（reverie）给予了极大的关注。弗雷德·布施在其著作《分析师的遐思：探索比昂的神秘概念》（*The Analyst's Reverie: Exploration in Bion's Enigmatic Concept*）中对这一略显疯狂的概念进行了探讨。他总结说，在与病人的互动过程中，遐思或白日梦可以帮助治疗师更清楚地理解自己对那些表面材料的反应。

专业胜任力的获得，需要进行广泛且高水平的理论学习和长期的临床实践训练。我们必须详细地阐述这些基本要求，按照合理的次序把它们教授给学员，并把这些要求融入精神分析理论和技术的综合课程之中。同时，我们也要根据课程主题及学年长度进行评估，以找到一条有效的途径帮助受训者成长为具备胜任力的专业人员。

必要的个人分析

虽然每一位想要取得认证的候选人都必须接受个人分析治疗，但是每位候选人所接受的分析治疗，却是完全独立于其精神分析培训课程之外的。合乎情理的是，精神分析组织有权知道候选人是否正在或已经接受过分析治疗。最后，如何评价候选人是否有通过深层的体验和冲突发掘无意识动机的意愿和能力？就看他能不能在接受治疗的过程中捕捉到相应的移情体验。简单地说，候选人在试图治疗他人之前，必须先接受个人的分析治疗。

督导在精神分析教学中扮演着举足轻重的角色。督导机构应为督导师安排一定的培训课时，以使督导充分了解学员的能力、困难和问题，以及在多大程度上可以通过督导解决这些问题。督导之间开放的沟通，督导与受训者之间开放的交流至关重要。团体督导也是一个很好的方法，可以给受训者提供一个更宽广的视野去了解人际之间的冲突及其处理过程，并且能获得来自同行的更多经验。此外，这一方法还可以激发精神分析组织内部的同辈小组的学习兴趣。

领导推选

精神分析中心的部门领导应由该部门的专业教员推选。当然，在一所大学中，部门领导的选择会受到其管理结构的影响，自治的管理方式可能有所不同。不过，由学院所有教员推选其领导层，可以保证其客观性，并便于就其管理架构的问题提出反馈意见。这种由全体教员推选领导的方法，不同于目前由训练分析师挑选领导的制度。彻底废除训练分析师制度，将会给管理机构带来良好的效果。但首先，正如前面所提到的，必须实现几个重要目标：界定精神分析的专业胜任力；制定教学标准，并建立一种明确、客观和透明的认证程序；与国内外精神分析界共同努力，确保所有临床精神分析师对胜任力的定义达成共识。

职业认同

我认为，职业认同源于一个人对某个具体职业的兴趣、投入、效能感和满足感。精神分析师的身份认同应源于他们在分析工作中所获得的满足感。有人担心精神分析性治疗会"稀释"分析师的工作和身份，这是因为他们对于该职业太理想化了，也有人担心这会导致正统的分析师职业的消亡。对此，不管你是接受过训练的提供标准精神分析的分析师，还是专门从事精神分析性治疗的治疗师，都没有必要担心。恰恰相反，通过扩大知识基础和技巧，提高治疗干预的效果，可以让分析师感到满足和自豪，同时也能感受到自己为精神卫生领域所做的实际贡献，甚至可以有效地增强治疗师的身份认同。针对某一类病人工作的专家可能会想要拓展自己的研究思路，使之适用于其他病人。伊芙·卡丽格就是其中之一，她把 TFP 扩展到了整个人格障碍领域（Caligor et al. 2018）。在精神分析学院中，对标准精神分析感兴趣的分析师仍占主导地位。他们可以组成创新性的研究团队，创建研究项目，并在智力上做出重大贡献。精神分析中心会为这些贡献提供基本的支持和协助。

专业化问题

我还没说到专业化的问题。有一个很重要的领域，它可以成为一个单独的教学分支，那就是儿童和青少年精神分析。

对婴儿早期发展的研究是与精神分析理论和技术密切相关的一个基本方面，特别是神经生物学倾向和心理功能之间的关系，早期社会心理特征及其对个体人格形成的影响（Ackerman 2010）。儿童和青少年精神分析方面的专家，可以与其他领域的专家在其共同感兴趣的项目上展开合作。在不同的领域，例如神经科学、生物学、社会学、普通心理学、教育学，或者其他更有相关性的领域，如母婴关系，存在着丰富的专家资源可供借鉴和挖掘。这些专家，或者更广泛的非精神分析专业人士，可以成为中心的准会员，协助我们扩展知识库，并为整个精神分析事业提供更多必要的补充。

在另一个重要领域，精神分析能够对学术界和相关的社会科学做出重要贡献，即关于组织结构和冲突的精神分析研究。例如，在一个合作项目中，精神分析专家与德国、英国和美国的工业部门进行了协商，并展开了一项关于组织结构和冲突的精神分析研究（Sievers 2009）。

这些事例表明，精神分析能够为这个世界做出贡献，这正是它应该学习的。跨学科研究是学习的起点，也是创新和相互促进的起点，正如每个科学领域所经历的那样。

参考文献

Ackerman S: Is Infant Research Useful in Clinical Work with Adults? J Am Psychoanal Assoc 58:1201–1211, 2010.

Akhtar S: Happiness: Origins, Forms and Technical Relevance. Am J Psychoanal 70(3):219–244, 2010.

American Psychological Association: Recognition of Psychotherapy Effectiveness.

Psychotherapy 50:102–109, 2013.

Bateman A, Fonagy P: Mentalization-Based Treatment for Borderline Personality Disorder: A Practical Guide, 2nd Edition. New York, Oxford University Press, 2016.

Busch F: The Analyst's Reverie: Exploration in Bion's Enigmatic Concept. London, Routledge, 2019.

Caligor E, Kernberg OF, Clarkin JF, Yeomans FE: Psychodynamic Therapy for Personality Pathology. Washington, DC, American Psychiatric Association Publishing, 2018.

Civitarese G: Sublime Subjects: Aesthetic Experience and Intersubjectivity in Psychoanalysis. Abingdon, NY, Routledge, 2018.

Freud S: Group Psychology and The Analysis of The Ego (1921), in The Standard Edition of the Complete Psychological Works of Sigmund Freud, Vol 18. Translated and edited by Strachey J. London, Hogarth, 1949, pp65–144.

Kernberg OF: Resistances and Progress in Developing A Research Framework in Psychoanalytic Institutes. Psychoanal Inq 35(suppl):98–114, 2015.

Kernberg OF: Psychoanalytic Education at the Crossroads. London, Routledge, 2016.

Kernberg OF: Resolution of Aggression and Recovery of Eroticism: Treatment of Severe Personality Disorders. Washington, DC, American Psychiatric Association Publishing, 2018.

Körner J: The Didactics of Psychoanalytic Education. Int J Psychoanal 83:1395–1405, 2002.

Luyten P, Mayes L, Fonagy P, et al: Handbook for Psychodynamic Approaches to Psychopathology. New York, Guilford, 2015.

Moscovici S: L'Age des Foules. Paris, Arthème Feyard, 1981.

Panksepp J, Biven L: The Archaeology of the Mind. New York, Norton, 2012.

Rudolf G: Psychodynamisch Denken: Tiefenpsychologisch Handeln. Stuttgart, Germany, Schattauer, 2019.

Sievers B (ed): Psychoanalytic Studies of Organizations: Contributions From the International Society for the Psychoanalytic Study of Organizations(ISPSO). New York, Routledge, 2009.

Solms M: The Feeling Brain. London, Karnac, 2015.

Tuckett D: Does Anything Go? Towards A Framework for The More Transparent Assessment of Psychoanalytic Competence. Int J Psychoanal 86:31–49, 2005.

Volkan V: Blind Trust. Charlottesville, VA, Pitchstone, 2004.

Wallerstein RS: Psychoanalytic Therapy Research: A Commentary. Contemporary Psychoanalysis 50(1–2):259–269, 2014.

Weigert E: The Goal of Creativity in Psychotherapy. Am J Psychoanal 24:4–14, 2014.

Yeomans FE, Clarkin JF, Kernberg OF: Transference Focused Psychotherapy for Borderline Personality Disorder: A Clinical Guide. Washington, DC, American Psychiatric Publishing, 2015.

Zagermann P (ed): The Future of Psychoanalysis: The Debate About the Training Analysis System. London, Karnac, 2017.